歯科衛生士のための
フッ化物応用のすべて

[監修]
荒川浩久

クインテッセンス出版株式会社

発刊にあたって

　21世紀を迎え、歯科界は大きく変動しようとしています。人口はますます少子・高齢化し、歯科疾患の多くを占めていた子どものう蝕が減少する反面、成人・高齢者の残存歯数が増加し、それにともない根面う蝕や歯周病が増加するという傾向を示しています。一方、歯科医療は治療から予防へシフトすることが期待されているものの、公的医療保険制度下では治療主体の診療体制から脱しきれないのが現実でしょう。しかしながら、公的医療保険にも、指導やメインテナンス関連の点数、さらには、う蝕多発傾向者に限るという縛りはありますがフッ化物局所応用（塗布と洗口）の点数も算定されています。

　世の中は、まさに健康志向です。20世紀は疾病の早期発見・早期処置から疾病の予防への転換が図られた時代でした。21世紀に私たち歯科専門家が患者と住民になすべきことは、口腔の健康度を高めるために必要な情報を提供し、その能力を付与し、健康の達成を支援することです。そのための強力な助けとなるものの１つがフッ化物応用であることに間違いありません。現在では多くのフッ化物応用関連書物が出版され、その種類も多岐にわたっています。しかし、日常の歯科臨床において、成書に書かれている原則だけでは対処しきれないことが多いのではないかと思います。さらに、フッ化物応用をなかなか臨床に取り入れることができないでいる歯科専門家も多いことと思います。

　本書は、臨床現場に即してフッ化物応用を分類・整理しただけでなく、臨床で遭遇する場面を想定して、そのヒントとなる内容を盛り込むことを意図しました。そのため、執筆分担者は歯科臨床に造詣が深くフッ化物応用の経験豊な歯科医師と歯科衛生士を中心としました。本年の新春覚めやらぬ１月に東京に参集し、ブレーンストーミングを行い、本書のコンセプトと臨床で必要な内容とおおよその流れを構築しました。その後はメーリングリストを通じた２ヵ月間にわたるやりとりから、目次と執筆分担者が決定されて作業に入りました。

　作業はトントン拍子にはかどり、このたび発刊の運びとなりました。これも一重に編集の木村　明さんと大谷亜希子さんの熱意と人柄と尽力の賜物です。この場をお借りして感謝の意を表するとともに、多くの歯科専門家が本書を有意義に利用されることを期待します。

2005年12月

荒川浩久

歯科衛生士のためのフッ化物応用のすべて
―CONTENTS―

はじめに
1 21世紀におけるフッ化物応用の意義 　　　　　　　　　　荒川浩久　8
2 我国におけるフッ化物臨床応用の分類と選択 　　　　　　　荒川浩久　12

第1部　Q＆Aで学ぶフッ化物の基礎知識
1 フッ化物とは 　　　　　　　　　　　　　　　　　　　　荒川浩久　14
2 フッ化物とう蝕予防効果 　　　　　　　　　　　　　　　海老沼　緑　17
3 フッ化物の安全性 　　　　　　　　　　　　　　　　　　薄井由枝　22
4 フッ化物を取り巻く情報の解釈 　　　　　　　　　　　　薄井由枝　25

第2部　患者さんや地域のリスクを把握しよう
1 効果をあげるフッ化物応用のための情報収集〜患者さん編〜　大橋たみえ　28
2 効果をあげるフッ化物応用のための情報収集〜地域の口腔衛生インフラ編〜
　　　　　　　　　　　　　　　　　　　　　　　　　　　磯崎篤則　33
3 状況に応じたフッ化物応用の組み合わせ 　　　　　　　　磯崎篤則　38

第3部　ホームケアにおけるフッ化物応用
1 一般販売のフッ化物配合歯磨剤 　　　　　　　　　　　　西田まりこ　40

第4部　プロフェッショナル指導によるホームユースでのフッ化物応用
1 歯科医院専売フッ化物配合歯磨剤 　　　　　　　　　　　西田まりこ　44
2 フッ化物洗口 　　　　　　　　　　　　　　　　　　　　浪越建男　49

第5部　プロユースにおけるフッ化物応用
1 フッ化物歯面塗布 　　　　　　　　　　　　　　浪越建男、大西祥子　56
2 メインテナンスプログラムとしてのフッ化物応用 　　　　浪越建男　60
3 知覚過敏予防のためのフッ化物製剤の利用 　　　浪越建男、大西祥子　65

第6部　公衆衛生におけるフッ化物応用

1 フッ化物洗口の集団応用　　　　　　　　　　　　　　　　浪越建男　68
2 水道水フッ化物添加　　　　　　　　　　　　　　　　　　浪越建男　73

第7部　こんなときどうする？　フッ化物応用の実際

1 ひとめでわかるライフステージ別フッ化物応用一覧　　　　　荒川浩久　84
2 ライフステージ別にみるフッ化物応用（1）―幼児　　浪越建男、大西祥子　90
3 ライフステージ別にみるフッ化物応用（2）―幼若永久歯　　　杉山精一　93
4 ライフステージ別にみるフッ化物応用（3）―混合歯列期　　　杉山精一　95
5 ライフステージ別にみるフッ化物応用（4）―若年者　　　　　杉山精一　98
6 ライフステージ別にみるフッ化物応用（5）―障害者　　　　寺田ハルカ　102
7 ライフステージ別にみるフッ化物応用（6）―難病患者　　　尾形由美子　104
8 ライフステージ別にみるフッ化物応用（7）―成人（補綴された歯・二次う蝕予防）　　　　　　　　　　　　　　　　　　　　　　　　　　景山正登　106
9 ライフステージ別にみるフッ化物応用（8）―成人（歯根露出・根面う蝕予防）　　　　　　　　　　　　　　　　　　　　　　　　　　景山正登　109
10 ライフステージ別にみるフッ化物応用（9）―成人（知覚過敏症状）　　　　　　　　　　　　　　　　　　　　　　　　　　　　　　小林明子　112
11 ライフステージ別にみるフッ化物応用（10）―唾液が出ない高齢者　　　　　　　　　　　　　　　　　　　　　　　　　　　　　　河野正清　116
12 ライフステージ別にみるフッ化物応用（11）―在宅療養中の高齢者への口腔ケア時　　　　　　　　　　　　　　　　　　　　　　　　尾形由美子　120
13 治療別にみるフッ化物応用（1）―矯正治療時
　　　　　　　　秋本　進、佐氏朋美、辻上博美、田中味香、宮田麻衣　123
14 治療別にみるフッ化物応用（2）―インプラントが埋入された口腔内
　　　　　　　　　　　　　　　　　　　　　　　　　　　　　　小林明子　126

付録　適切なフッ化物応用のための資料集

1 フッ化物配合製剤一覧　　　　　　　　　　　　　　　　　磯崎篤則　130
2 フッ化物に関するコクランライブラリーの情報紹介　　　　　薄井由枝　139
3 厚生労働省健康政策局歯科衛生課のデータから　　　　　　　薄井由枝　141

■ 執筆者一覧 ■

(五十音順・敬称は略)

●監修・執筆

荒川浩久　　神奈川県歯科大学健康科学講座口腔保健学分野・教授

●執筆

秋本　進　　神奈川歯科大学成長発達歯科学講座歯科矯正学分野

磯崎篤則　　朝日大学歯学部口腔感染医療学講座社会口腔保健学分野・教授

薄井由枝　　国立保健医療科学院口腔保健部・歯科衛生士

海老沼　緑　財団法人ライオン歯科衛生研究所 口腔保健部

大西祥子　　浪越歯科医院・歯科衛生士

大橋たみえ　朝日大学歯学部口腔感染医療学講座社会口腔保健学分野・助教授

尾形由美子　尾形歯科医院・歯科衛生士

景山正登　　景山歯科医院・歯科医師

河野正清　　河野歯科医院・歯科医師

小林明子　　小林歯科医院・歯科衛生士、歯科技工士

佐氏朋美　　神奈川歯科大学附属病院・歯科衛生士

杉山精一　　医療法人社団 清泉会　杉山歯科医院・歯科医師

田中味香　　神奈川歯科大学附属病院・歯科衛生士

辻上博美　　神奈川歯科大学附属病院・歯科衛生士

寺田ハルカ　おがた小児歯科医院・歯科衛生士

浪越建男　　浪越歯科医院・歯科医師

西田まりこ　ライオン歯科材株式会社・歯科衛生士

宮田麻衣　　神奈川歯科大学附属病院・歯科衛生士

はじめに

1 　21世紀におけるフッ化物応用の意義　　　荒川浩久
2 　我国におけるフッ化物臨床応用の分類と選択
　　　　　　　　　　　　　　　　　　　　　荒川浩久

はじめに

21世紀における
フッ化物応用の意義

荒川浩久●神奈川歯科大学健康科学講座口腔保健学分野・教授

健康寿命を延ばしQOLの高い人生を送るために21世紀の我国の健康づくり対策として「健康日本21」が誕生し、健康寿命を脅かす悪性新生物、心疾患、脳血管疾患をはじめとする生活習慣病の予防が推進されています。健康日本21の目標分野は表1に示す9つです。その中に「歯の健康」が取り入れられたのは、よく噛める状態が健康寿命の延長につながることが認識された結果です。そこで歯科では、咀嚼機能を低下させる歯の喪失の主要原因となるう蝕と歯周病の予防対策として、表2の4つを掲げ、フッ化物歯面塗布やフッ化物配合歯磨剤の普及などの具体的な取り組みが展開されています。

1　我国におけるフッ化物応用の経緯

1952年より京都市山科地区で水道水フッ化物添加試験が開始されました。添加フッ化物濃度は0.6ppmであり、7～12歳児で40～50％の予防効果が認められました。当初より期限つきの試験であったことと、給水人口増加に伴う浄水場の変更を契機に中止されました。その後、1964年に厚生省は「弗化物によるう蝕予防対策研究打合会報告書」を提出し、適切に実施された場合の水道水フッ化物添加の効果は認めたものの、水道水フッ化物添加以外のフッ化物応用についても検討を加え、よりよい方法の開発を急ぐことが必要であると結論しました。

その後、1971年に日本歯科医師会が「弗化物に対する基本的見解」を公表し、フッ化物応用の有効性と安全性を確認し、1972年には日本口腔衛生学会がこの見解を全面的に支持し、フッ化物応用普及への糸口が見えたかのようでした。ところが、1974年頃の宝塚市の斑状歯訴訟問題からフッ化物応用反対運動が活発化し、我国におけるフッ化物全身応用の普及は中断しました。

2　我国でのフッ化物局所応用の普及状況

フッ化物応用に熱心な歯科医師が中心となり、フッ化物局所応用が少しずつ普及しました。歯科疾患実態調査によれば、1～14歳の年齢でフッ化物歯面塗布を経験した者の割合は、1969年調査の6％から1999年の42％へと増加しています。また、NPO法人日本むし歯予防フッ素推進会議の調査[1]によれば、フッ化物洗口を集団で実施している人数は、1983年の11万人から2004年3月の40万人へと増加しています。これに家庭での個人応用実施者35万人を加えると[2]、75万人の子どもたちがフッ化物洗口を行っていると見積もられます。しかしながら、子どもの中でフッ化物洗口を実施している人口割合は6％程度にすぎません。一方、財団法人ライオン歯科衛生研究所の調査によれば、フッ化物配合歯磨剤の市場占有率は、1986年の10％から2003年には87％へと増加しています。これらから判断すれば、我国においてもっとも普及しているフッ化物応用はフッ化物配合歯磨剤であるといえます。

3　最近のフッ化物応用関連動向

1999年に日本歯科医学会が「フッ化物応用についての総合的な見解」を答申したのを契機に、フッ化物応用に関連した動きが活発化しています。当時の厚生省は、議員からの質問に対して「水道事業は各自治体に任されているものであり、自治体から水道水フッ化物添加の要請があれば水質基準内で技術的な面で支援する」と答弁しました。一方、2000年からの3年計画（2005年も継続中）で厚生科学（現厚生労働科学）研究「歯科疾患の予防技術・治療評価に関するフッ化物応用の総合的研究」が開始しました。その内容は、「フッ化物摂取基準の確立とそれにともなう我国における水道水フッ化物添加の

表1　健康日本21の9つの健康分野

①栄養・食生活
②身体活動・運動
③休養・心の健康づくり
④たばこ
⑤アルコール
⑥歯の健康
⑦糖尿病
⑧循環器病
⑨がん

表2　健康日本21の歯の健康の目標と対策

1．幼児期のう蝕予防：う歯のない3歳児を80％以上に
　→①3歳までにフッ化物歯面塗布を受けたことのある者の割合を50％以上に
　→②間食として甘味食品・飲料を1日に3回以上摂取する習慣を持つ者の割合の減少

2．学齢期のう蝕予防：12歳児のDMFT指数を1以下に
　→①学齢期におけるフッ化物配合歯磨剤の使用者の割合を90％以上に
　→②過去1年間に個別的な歯口清掃指導を受けたことのある者の割合を30％以上に

3．成人期の歯周病予防：40歳、50歳の進行した歯周炎罹患者（4mm以上の歯周ポケットを有する者）を3割以上減少
　→①40歳、50歳の歯間部清掃用器具使用者割合をそれぞれ50％以上に
　→②喫煙が及ぼす健康影響についての知識の普及
　→③禁煙、節煙を希望する者への禁煙支援プログラムを全市町村で受けられる

4．歯の喪失防止：8020達成者を20％以上に、6024達成者を50％以上に
　→①定期的に歯石除去や歯面清掃を受けている者を30％以上に
　→②定期的に歯科検診を受けている者を30％以上に

検討」「フッ化物予防技術の検討と開発、特にフッ化物局所応用法の検討」「フッ化物の医療経済的評価とフッ化物応用の国際情報比較」です。

　ところが、同じ年にある議員から「水道水へのフッ素添加に関する質問主意書」が国会に提出されました。これに対する政府の回答は、「現在のところ水道水へのフッ化物添加を指導することはしないという政府の方針に変更はない。ただし、水道水フッ化物添加について市町村等から技術支援の要請があった場合、合意形成がなされ、かつ水質基準値内であるという条件つきでその要請に適切に応じていく」というものでした。

　このような中で、2000年末に日本歯科医師会が水道水フッ化物添加に対する見解を公表しました。その内容は、先に示した日本歯科医学会の「フッ化物応用についての総合的な見解」にある、「国民の口腔保健向上のためのう蝕予防を目的としたフッ化物の応用を推奨する」との主旨を全面的に支持するというものです。日本歯科医師会は、世界保健機関（WHO）、国際歯科連盟（FDI）、厚生科学研究、当時の厚生省の水道水フッ化物添加に対する質問への回答を踏まえて、水道水フッ化物添加が各種フッ化物応用の中で、有効性、安全性、至便性、経済性等に対する公衆衛生的に優れた方法であると認識しながらも、水道水への添加という手段の性格上、これの実施は最終的には地方自治体の問題であり、その経過においては地域の歯科医師会をはじめとする関連専門団体、地域住民との合意が前提であるとしました。さらに、2003年1月に厚生労働省は「フッ化物洗口ガイドライン」をまとめ、各都道府県知事に送付し、関係機関への周知を依頼しました。それと同時に、文部科学省からもこのガイドラインが各都道府県教育委員会に送付され、各市町村教育委員会と各学校への周知が図られました。国の示したフッ化物応用に関する指針としては、1966年の厚生省医務局歯科衛生課から出された「弗化物歯面局所塗布実施要領」以来、実に37年ぶりのものとなります。同ガイドラインの要約は次ページ表3に示すとおりです。

はじめに

- 我国ではWHOのフッ化物応用勧告にしたがって、フッ化物塗布や洗口が行われ、成果を挙げてきた
- 健康日本21の目標達成のためにもフッ化物利用は欠かせない
- フッ化物洗口は4歳から老人まで適用されるが、特に4歳から14歳までの継続実施が望ましい
- フッ化物洗口の高い安全性から、地域単位で保育所・幼稚園、小・中学校で集団応用されれば公衆衛生上の利点がある
- フッ化物洗口は他のフッ化物局所応用と併用実施しても安全上問題なく、アレルギーや骨折、癌などとの関連もない

表3　フッ化物洗口ガイドラインの要約(厚生労働省、2003年1月)

4　世界のフッ化物応用に関する動向

　1930年代には、不要な副作用を発現させることなく、最大のう蝕予防を達成するための水道水至適フッ化物濃度に関する研究が進展し、1945年からヒトへのフッ化物応用が開始しました。アメリカとカナダの4都市で水道水フッ化物添加、そして各国で次々とフッ化物局所応用が開始しました。その24年後の1969年に、WHOはフッ化物応用の安全性と効果を確認し、水道水フッ化物添加(または、その代替手段)の導入を検討するよう加盟各国に勧告しました。これに従った国々では、水道水フッ化物添加またはその他の全身応用(フッ化物添加食塩、フッ化物錠剤など)とフッ化物配合歯磨剤が普及しました。

　1945年に世界に先駆けて水道水フッ化物添加を開始したアメリカでは、1971〜1974年当時の中学生と高校生の90.4%がう蝕経験者でしたが、1988〜1991年には67%に減少し、DMFT指数も6.2から2.8に減少しました。一見う蝕問題は解決したかのようですが、アメリカ疾病管理予防センター(CDC)が2001年に公表したフッ化物応用推奨文には[3]、「すべての人々が至適濃度のフッ化物を含む水を利用し、1日に2回フッ化物配合歯磨剤を用いてブラッシングすることを推奨する」と明記され、フッ化物応用によるう蝕コントロールがさらに強化されているというのが現状です。アメリカでは、2005年7月には水道水フッ化物添加60周年記念行事が開催されました。

5　我国におけるフッ化物応用の課題

　フッ化物局所応用はかなり普及しましたが、その中で見劣りするのはフッ化物洗口です。歯科専門家は、この優れたう蝕抑制効果に関する情報を提供していく努めがあります。それには、国の示した「フッ化物洗口ガイドライン」を有効に利用することが必要です。

　また、市場占有率は90%近くに達したものの、歯磨剤そのものを使用しないでブラッシングする人がいることが、フッ化物配合歯磨剤の課題の1つです。歯磨剤を使用しなければフッ化物配合歯磨剤の恩恵にも浴することができません。もう1つの課題は、フッ化物配合歯磨剤は医薬部外であるために、使用方法が個人の裁量に任されることが多いというハンディです。使用方法によってう蝕予防効果が左右されるという事実が示されていることから、歯科専門家による適切な使用方法のアドバイスが必要です。たとえば、歯磨剤をほんの少ししかつけない人、ブラッシング後に何回も洗口する人は、再石灰化促進に有効なフッ化物を長時間口腔内に保持することができません。

　また、フッ化物歯面塗布は利用しやすい塗布製剤と塗布トレーの開発と輸入に力を注ぐべきでしょう。アメリカでは泡(フォーム)状のフッ化物塗布剤が一般的になりつつありますし、ヨーロッパではバーニッシュが利用されています。ようやく日本でも泡状のフッ化物塗布剤が市販され、これからの普及が期待されます。

　一方、全身応用に目を向ければ、天然地区を除いて

表4　フッ化物の口腔内保持を高めるための努力

●フッ化物歯面塗布剤関連
　①pHを酸性にし、3分間作用させてエナメル質へのフッ化物取り込みを高める
　②剤型をバーニッシュにして、フッ化物を長時間歯面上に保持させる
　③剤型をゲル状にし、歯面へのフッ化物保持を高める
　④剤型を泡状にして、フッ化物と歯質の反応性を高める
　⑤塗布直後の洗口、飲食などを控え（通常は30分間）、フッ化物の消失を防ぐ

●フッ化物配合歯磨剤関連
　①フッ化物濃度を500～1,000ppmにするとともに、歯磨剤使用量をある程度規定し、口腔内に供給するフッ化物量を高める
　②剤型をソフトペースト状、泡状にし、短時間でフッ化物を口腔内に分散させる
　③発泡剤を配合し、口腔内のすみずみまでフッ化物を分散する
　④使用後の洗口程度を低くするとともに、使用直後の飲食を控え、フッ化物の消失を防ぐ
　⑤ダブルブラッシング法を行い、フッ化物を有効に利用する
　⑥フッ化物の口腔内停留時間を延長する成分を配合する（研究中）

●フッ化物洗口関連
　①毎日法のフッ化物濃度を100ppm以上とし、口腔内に供給するフッ化物量を高める
　②30秒間洗口し、口腔内局所にフッ化物をいきわたらせる
　③洗口直後の洗口や飲食などを控え（通常は30分間）、フッ化物の消失を防ぐ

水道水フッ化物添加を実施している地域はいまだに存在しません。水道水フッ化物添加は最良の公衆衛生的う蝕予防施策であり、個人の選択の自由がないのではという議論も、公共の福祉は個人の選択の自由に優り、う蝕の弊害から解放される個人の権利と自由があるという理論によって論破されます。今後は、水道水フッ化物添加を含めたフッ化物応用の普及について、住民と歯科医療関係者で十分話し合いがなされるべきです。

6 効果をより高めるために

歯面環境において繰り返される「脱灰―再石灰化」という不安定なバランスを、再石灰化方向に傾けてう蝕予防効果を高めるには、微量のフッ化物が継続的に口腔内に供給され、できるだけ長時間維持されることが重要です。たとえばフッ化物歯面塗布においては、フッ化カルシウムの生成を確保するために、フッ化物と歯面との反応性を高めることが重要です。そこで表4に示すように、他のフッ化物局所製剤についても、"製品と用法に関連する要素"に介入して、できるだけう蝕予防効果を高めようという研究や製品開発が行われています。

参考文献

1. 木本一成，et al．日本における集団応用でのフッ化物洗口に関する実態調査―「健康日本21」における2005年中間評価に向けて―．口腔衛生会誌　2005；55：199-203．
2. 安藤雄一．フッ化物洗口の普及に関する実態調査．平成14年度厚生労働科学研究、総括・分担研究報告書「歯科保健水準を系統的に評価するためのシステム構築に関する研究」．2003：105-118．
3. 米国国立疾病管理予防センター（著），日本口腔衛生学会・フッ化物応用研究委員会（訳）．米国におけるう蝕の予防とコントロールのためのフッ化物応用に関する推奨．東京：財団法人口腔保健協会，2002．

はじめに

我国におけるフッ化物臨床応用の分類と選択

2

荒川浩久●神奈川歯科大学健康科学講座口腔保健学分野・教授

我国で現在実施されているフッ化物応用は、
①ホームケア（家庭応用）
②プロフェッショナルケア（臨床応用）
③パブリックケア（地域・集団応用）
の3つに分類されます。プロフェッショナルケアは、フッ化物歯面塗布に代表される予防処置としてのプロユース（歯科医院で歯科専門家自身によって応用されるもの）と、家庭内フッ化物洗口や歯科医院専売のフッ化物配合歯磨剤に代表される歯科医院での応用指導を通したホームユース（歯科医院を通して患者が入手するフッ化物製剤であって、歯科専門家から使用方法などの指導を受けたうえで、患者自身が家庭内で応用するもの）に分類されます。

これらのフッ化物応用について、ライフステージごとにどのように組み合わせたらよいかの原則を図1に示しました。ただしこれには、地域で使用している飲料水のフッ化物濃度が0.3ppm未満であり、う蝕リスクが低い状態ではないことが前提になります。日本のほとんどの水道水はフッ化物濃度0.1ppmにも達しない程度でありますが、0.3ppmまたは0.6ppmを超える地域であれば、過剰摂取を防ぐために組み合わせをくふうして再考するべきです。また、個人あるいは地域のう蝕リスクの診断結果、ならびに個人、家庭、地域の実状に応じて選択することが必要です。

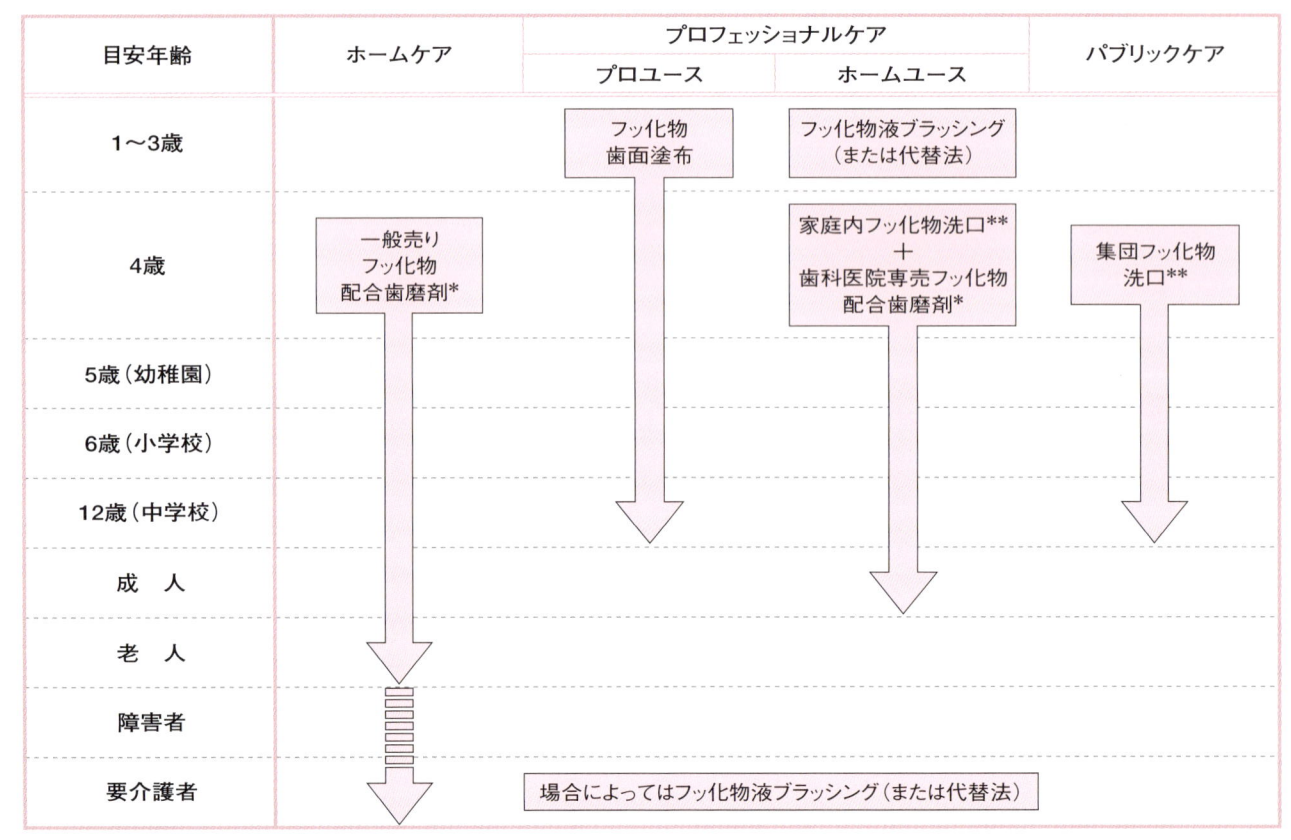

目安年齢	ホームケア	プロフェッショナルケア プロユース	プロフェッショナルケア ホームユース	パブリックケア
1～3歳		フッ化物歯面塗布	フッ化物液ブラッシング（または代替法）	
4歳	一般売りフッ化物配合歯磨剤*		家庭内フッ化物洗口** ＋ 歯科医院専売フッ化物配合歯磨剤*	集団フッ化物洗口**
5歳（幼稚園）				
6歳（小学校）				
12歳（中学校）				
成人				
老人				
障害者		場合によってはフッ化物液ブラッシング（または代替法）		
要介護者				

図1 我国におけるフッ化物局所応用の分類と選択（地域飲料水フッ化物濃度0.3ppm未満の場合）（*ホームケアかホームユースの二者択一、**パブリックケアかホームユースの二者択一）。

第1部

Q&Aで学ぶフッ化物の基礎知識

1　フッ化物とは　　　　　　　　　　　　　　荒川浩久
2　フッ化物とう蝕予防効果　　　　　　　　　海老沼　緑
3　フッ化物の安全性　　　　　　　　　　　　薄井由枝
4　フッ化物を取り巻く情報の解釈　　　　　　薄井由枝

第1部
Q＆Aで学ぶ
フッ化物の基礎知識

フッ化物とは

1

荒川浩久 ● 神奈川歯科大学健康科学講座口腔保健学分野・教授

Question 1　フッ化物とはどのようなものですか？

Answer 1　フッ化物は自然界のありとあらゆるものに存在し、飲食品から日常的に摂取しています。う蝕予防に用いるものは、正式には「フッ素」ではなく「フッ化物」です。

■ 解説 ■

　正式には、「フッ素」(fluorine)とは元素を意味します。う蝕予防に用いるのは「フッ化物」(fluoride)であり、イオンの状態(F^{-1})であっても「フッ化物イオン」といいます。したがって、う蝕予防に用いるのは「フッ化物応用」「フッ化物歯面塗布」「フッ化物洗口」「フッ化物配合歯磨剤」が正しい表現であり、「フッ素応用」「フッ素塗布」「フッ素洗口」「フッ素入り歯磨剤」は慣用的に使用されているものです。化学に詳しい方の中には、「フッ素」と聞くと「フッ素系ガス」や「フッ素コート」を連想し、ヒトに使用するには危険なものと誤解される場合がありますから注意が必要です。

　フッ素は我々の身体を構成する微量元素であり、自然界のいたるところ（動植物、大気、降水、河川水、海水、土壌中）に存在しています。地球の地殻では全元素（92元素）中13番めに多く、また海水には1.3ppmと「水道水フッ化物添加」よりも高濃度に存在しています。ヒトの身体の中では、カルシウムと同じく歯や骨の構成成分として、ミネラルの中では9番め、微量元素の中では鉄の次に多く存在しています。身体全体の平均で42.8ppm（mg／kg）、つまり体重1kg当たり42.8mgのフッ化物が含まれています。また、フッ素は電気陰性度と反応性が強い元素であるため、自然界では遊離の形ではなく、ほとんどが安定な無機の化合物として存在しています。

Question 2　う蝕予防に使用するフッ化物は、自然界に存在するものと違いますか？

Answer 2　う蝕予防に用いるのは、主にフッ化ナトリウム（NaF）です。これは、ほたる石や氷晶石から精製されたものですから、自然のフッ化物そのものといえます。

■ 解説 ■

　自然界に存在しているフッ化物のほとんどが火山活動の結果生じるマグマに由来しており、地球上のあらゆる場所に存在しています。したがって、岩石中には平均100～1,000ppm（0.1～1.0g／kg）、海水中には1.3ppm（1.3mg／ℓ）、そして地表水中には0.01～0.3ppm程度存在しています。ちなみに、水道水フッ化物添加のフッ化物濃度は、海水より少し低い0.7～1.2ppmの範囲で調整されています。

　う蝕予防に用いられるフッ化物は、産業活動で用いる有機系フッ化物とは異なる無機のフッ化物です。その代表であるフッ化ナトリウム（NaF）は、天然の岩石で

あるほたる石（CaF₂）や氷晶石（Na₃〔AlF₆〕）から精製されるものですから自然のフッ化物そのものです。

　フッ化物はまた、すべての食品に自然に含まれています。主なものを表1に示します。この他に飲茶中には0.3〜0.7ppm、海藻類には0.6〜3ppm、フッ化物を多く含む骨ごと食べるメザシやニボシには10〜40ppmと高濃度に含まれています。

表1　主な食品中フッ化物濃度

食品	穀類	豆類	肉類	野菜類	果実類
フッ化物濃度ppm（mg／kg）	0.1〜2.5	0.5〜3	0.3〜2	0.1〜1	0.1〜1

Question 3　フッ化物に栄養的価値はありますか？

Answer 3　フッ化物は歯と骨の健康維持のために摂取すべきものです。哺乳動物に極端なフッ化物欠乏食を与えた実験により、貧血、成長抑制、生殖異常が認められたことから、「必須微量元素」と考えた方がよいとされています。

■ 解説 ■

　ヒトが健康な生活を維持していくには、適正量の三大栄養素（タンパク質、脂質、糖質）と微量栄養素（ビタミン類、無機元素類（ミネラル））の摂取が必要です。また、身体を構成する元素は、存在量により主要元素と微量元素に分類されます。この微量元素のうち、生命と健康の維持のため必ず摂取しなければならない元素を「必須微量元素」といいます。フッ化物は「多分必須微量元素」に分類されています[1]。「多分」という不確かなことばがつく理由は次のようなものです。フッ化物は大きな偏りなくすべての飲食品に含まれているため、生命を脅かすほどの欠乏症がヒトに生じた例はありませんが、哺乳動物を用いた実験で必須性が証明された経緯があるからです。実験結果から、貧血、成長抑制、生殖異常が認められました[2,3]。

　アメリカ食品栄養局では、歯の健康を保つために必要なフッ化物の1日あたりの適正摂取量を、体重1kgあたり0.05mgとしています。また、健康に悪影響を及ぼすことのない1日の摂取許容上限量は、小児から8歳までが体重1kgあたり0.10mgで、それ以上の年齢の子どもや成人では、歯のフッ素症の心配がないので体重にかかわらず1日10mgまでとしています。

Question 4　摂取したフッ化物はどうなりますか？　身体に蓄積しすぎることはありませんか？

Answer 4　ほとんどが糞尿中に速やかに排泄されます。軟組織に蓄積することはありませんが、骨に移行して蓄積します。成長中の子どもには、骨だけでなく形成期中の歯にも移行します。

■ 解説 ■

　口から摂取されたフッ化物は食道を通って胃に入りますが、固形の食品に含まれるフッ化物は吸収されないものが多く、腸を通過して糞便中に排泄されてしまいます。それに対して、水溶性の食品中のフッ化物は吸収率が高いことが知られています（次ページ表2）。吸収は主に胃・小腸で行われ、血液を介して身体の各組織に運ばれます。軟組織に蓄積することはなく、歯や

骨などフッ化物を必要とする組織に沈着します。それ以外はほとんどが尿中に排泄されます。腎臓でのフッ化物クリアランスは非常に高いため、排泄されるスピードも速く、摂取後30分でかなりのフッ化物が尿中に現れます。成人の場合、摂取したフッ化物の約90%は糞尿を中心に、残りは汗や唾液などから体外に排泄されます。

また、いったん骨に沈着したフッ化物は永久的に固定されるのではなく、血液中のフッ化物が不足すると骨から血液に動員され、少しずつ尿中に排泄されます。しかし、発育過程の骨や形成期の歯をもつ子どもなどの場合は、生体がフッ化物を必要とするため、血液を介して吸収されたフッ化物の40%ぐらいは生体に利用されます。

表2 ヒト成人における飲食物中フッ化物の生体利用効率（%）（参考文献4より引用）

飲食品	生体利用効率（範囲）
魚の骨粉	12（7－9）
海藻の粉末	22（14－30）
缶詰イワシ	24（16－30）
ミネラルウォーター	85（82－89）
紅茶	89（81－95）

Question 5 歯磨剤のフッ化物濃度950ppmとありますが、よく意味がわかりません。

Answer 5 フッ化物濃度950ppmの歯磨剤1gには、0.95mgのフッ化物が含まれています。ppmは百万分率ですから1,000,000mgあたり1mg存在すれば1ppmです。歯磨剤1g（＝1,000mg）に0.95mgのフッ化物が含まれれば950ppm（0.095%）です。

■ 解説 ■

日常よく耳にする%（パーセント）は百分率のことで、全体を100とした場合の存在割合を示します。たとえば、1%濃度の砂糖水の場合は、砂糖水100g中に砂糖が1g入っている状態です。一方、ppm（ピーピーエム）も%と同じく存在割合を示すものですが、%よりも存在度が小さい場合に使用します。正式にはparts per million（パーツ・パー・ミリオン）あるいは百万分率と呼びます。ppmは全体を100万とした場合の存在割合であり、1ppmの砂糖水とは、砂糖水1kg（1,000,000mg）中に1mgの砂糖が溶けている状態です。したがって、%とppmの関係は 1%＝10,000ppmであり、ppmという単位は非常に微量な濃度を示すことがわかります。

一般的なフッ化物配合歯磨剤のフッ化物濃度は950ppm程度です。この濃度であれば、歯磨剤1gに0.95mgのフッ化物が含まれます。また、1ppm濃度でフッ化物添加されている水道水1ℓには1mgのフッ化物が含まれ、250ppm濃度のフッ化物洗口液10mℓには2.5mgのフッ化物が含まれています。

参考文献
1. 桜井 弘, 田中 英彦. 生体微量元素. 東京：廣川書店, 1994：1-11, 156-162.
2. Schwarz K, Milne DB. Fluorine requirement for growth in the rat. Bioinorg. Chem 1972；1：331-338.
3. World Health Organization. Trace Elements in Human Nutrition and Health. Geneva：WHO, 1996：187-194.
4. Trautner K, Siebert G. An experimental study of bio-availability of fluoride from dietary sources in man. Arch Oral Biol 1986；31（4）：223-228.

第1部
Q&Aで学ぶ
フッ化物の基礎知識

フッ化物とう蝕予防効果

2

海老沼　緑●財団法人ライオン歯科衛生研究所　口腔保健部

Question 1　フッ化物によるう蝕予防効果はどのようなメカニズムによるのですか？

Answer 1　フッ化物応用法により異なりますが、「歯の耐酸性の向上」「再石灰化促進作用」「プラークの酸産生抑制」という働きがあります。

■ 解説 ■

　フッ化物（F）はエナメル質形成期においては石灰化を促進します。また、エナメル質の結晶構造であるヒドロキシアパタイト（$Ca_{10}(PO_4)_6(OH)_2$）のOH基がFによって置換されフルオロアパタイト（$Ca_{10}(PO_4)_6F_2$）を生成し、化学的に安定した結晶構造に改善します。それにより歯質が強化され耐酸性が向上します。このことは主に全身応用や高濃度フッ化物によって得られるものです。フッ化物洗口やフッ化物配合歯磨剤などの低濃度フッ化物は、初期う蝕病巣に対する再石灰化促進作用が中心になります。唾液などの口腔環境中に、ある一定濃度（0.05～0.1ppm）以上のフッ化物が存在すると、エナメル質表層にミネラルの沈着を促進し、脱灰エナメル質を修復して健全な歯質に回復させます。一方、プラークに取り込まれたフッ化物は細菌の酵素作用を抑制することで酸産生を抑制します（図1、次ページ表1）。

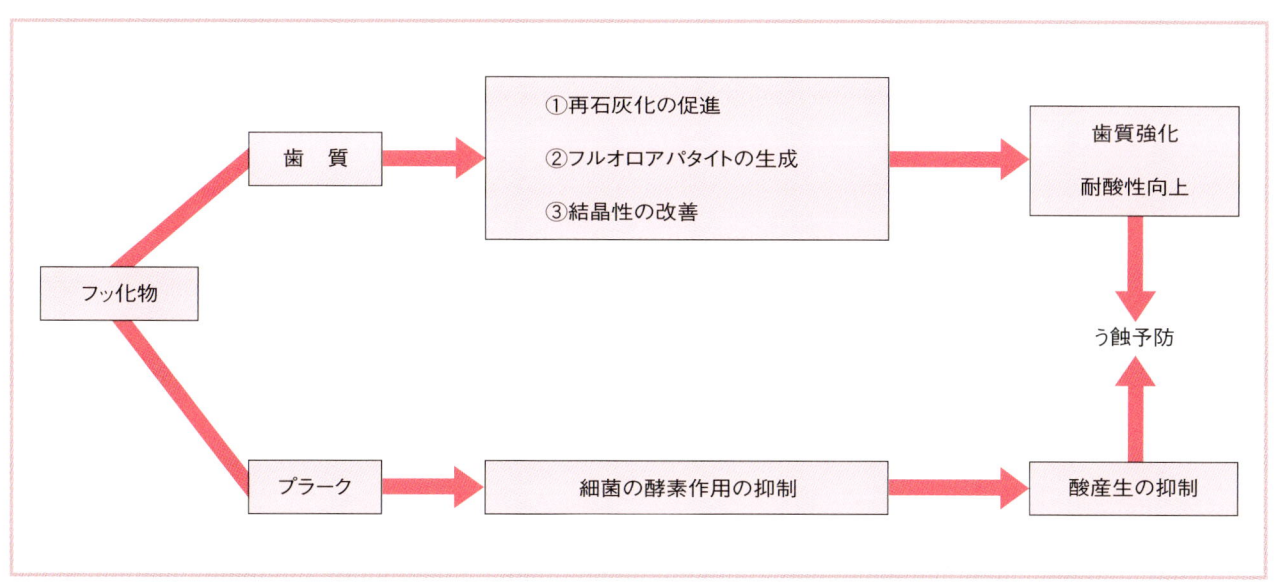

図1　フッ化物のう蝕予防メカニズム（参考文献1より引用）。

第1部　Q&Aで学ぶフッ化物の基礎知識

表1　代表的なフッ化物応用法のう蝕抑制メカニズム（参考文献2より引用）

メカニズム	全身的応用（S+T）* 水道水フッ化物添加	局所的応用（Tのみ）* フッ化物洗口	局所的応用（Tのみ）* フッ化物配合歯磨剤	局所的応用（Tのみ）* フッ化物歯面塗布
エナメル質結晶の安定化	++	±▲	±▲	+
（エナメル質表層部での）再石灰化促進作用	+	++	++	±▲
（プラーク細菌に対する）抗菌作用	+	++	+	−▲▲

*歯または歯胚に対するフッ化物の供給ルート（S：全身ルート、T：局所ルート）。
▲初期う蝕病巣部での病巣硬化作用の可能性あり。
▲▲ほんの一時的にはかなりの抗菌作用あり。

Question 2　う蝕予防効果を発揮するフッ化物濃度はどれくらいですか？

Answer 2　フッ化物応用に使用されるフッ化物濃度は、応用法により異なります。安全性に配慮し、う蝕予防効果が最大限に発揮できるように、それぞれの応用法に適した使い方をすることが大切です。

■ 解説 ■

日本では、フッ化物配合歯磨剤のフッ化物濃度は1,000ppm以下に定められています。フッ化物配合歯磨剤の主なう蝕予防メカニズムは、低濃度フッ化物による再石灰化促進作用ですから、ブラッシング後の唾液中フッ化物レベル0.05〜0.1ppm以上をいかに長時間維持させるかが重要になってきます[4〜6]。そのためには歯磨剤の使用量や、うがいの仕方などに配慮が必要です。口腔内残留フッ化物量については、表2を参考にしてください。

フッ化物の全身応用など積極的なフッ化物プログラムを実施している海外では、「歯のフッ素症」リスク低減のために、6歳未満の子ども用として500ppmのフッ化物配合歯磨剤を推奨している地域もあります。

フッ化物洗口では厚生労働省が「フッ化物洗口ガイドライン」（2003年）を作成し、それに沿って実施されています。フッ化物洗口には週1回法と毎日法があり、週1回法では900ppmフッ化物洗口液、毎日法では250ppmまたは450ppmフッ化物洗口液を使用することが基準となっています。また100ppmフッ化物洗口液の毎日法の有効性も確認されています。

水道水へのフッ化物添加は日本では実施されていませんが、審美的に問題となる『歯のフッ素症』を発現させないように、フッ化物濃度を至適濃度（0.7〜1.2ppm：ただし日本では水道法により0.8ppm以下）に調整する必要があります。フッ化物添加された飲料水から、成人で1日平均1mgのフッ化物をとることになります。飲水量は気温に左右されるため、平均最高気温を考慮して、フッ化物濃度は寒い地域は高めに、暑い地域では低めに設定されています。

フッ化物歯面塗布には9,000ppmのものが用いられます。高濃度であるので誤飲させないように注意する必要があります。

表2　フッ化物局所応用法による口腔内残留フッ化物量（参考文献3より引用）

方　　法		フッ化物濃度	1回に用いる量		口腔内残留フッ化物	
			使用量	フッ化物量(mg)	割合(%)	量(mg)
フッ化物歯面塗布		9,000ppm	≦2mℓ	≦18	6〜17	1〜3（平均1.83）
フッ化物洗口	週1回	900ppm（0.2%NaF）	≦10mℓ	≦9	10〜15	1〜1.5
	毎日	250または450ppm	≦10mℓ	≦1〜5	10〜15	0.1〜0.75
フッ化物配合歯磨剤		1,000ppm	≦1g	≦1	≦15	≦0.15

Question 3　う蝕予防率60%とはどういう意味ですか？

Answer 3　う蝕予防率とは、フッ化物を「使用したもの」と「使用しなかったもの」とのう蝕発現の差を計算で求めたものであり、10本できるう蝕の歯を4本に抑える、つまり6本予防したら60%になります。

■ 解説 ■

　う蝕予防率は「う蝕抑制（減少）率」ともいい、基本的には図2の計算式で求められます。

　一般的にいわれているう蝕予防率を表3に示しました。代表的な4つのフッ化物応用法のう蝕予防率はそれぞれ異なっていますが、その数値だけで単純に比較することは危険です。う蝕予防率の高い水道水フッ化物添加は40〜60%ですが、これは13〜15年と長期の試験期間の結果から求められたものです。

　一方、フッ化物配合歯磨剤は2〜3年と短い試験期間の結果であり、長期間継続使用することで、より高い予防効果が得られるとされています。たとえば、永久歯の萌えはじめから成人まで使用することで60%程度のう蝕予防率になると見積られています。

　フッ化物洗口は小学校1年生から5年間継続して行い、6年生の段階で判定するとう蝕予防率は50%になります。

　フッ化物歯面塗布の20〜40%は、年2回の塗布を2〜3年の期間に4〜6回実施した結果であり、毎日使用するものとは区別しなければなりません。

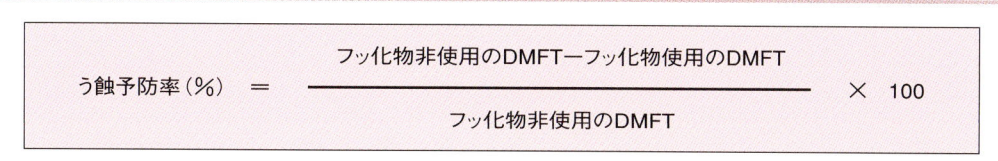

$$う蝕予防率(\%) = \frac{フッ化物非使用のDMFT - フッ化物使用のDMFT}{フッ化物非使用のDMFT} \times 100$$

図2　う蝕予防率の計算式。

第1部 Q&Aで学ぶフッ化物の基礎知識

表3 フッ化物応用法とう蝕予防率（参考文献7より引用）

方　　法		フッ化物濃度	う蝕予防率（%）
水道水フッ化物添加	13～15年	0.5～1ppm	40～60
フッ化物配合歯磨剤	2～3年使用	1,000ppm	20～30
フッ化物歯面塗布法	1年に2回を2～3年実施	9,000ppm	20～40
フッ化物洗口法	5年継続	225ppm、900ppm	20～50

Question 4　フッ化物配合歯磨剤使用後に洗口しすぎると効果が半減してしまうと聞きましたが本当ですか？

Answer 4　洗口（口すすぎ）した後で口腔内に残るフッ化物により再石灰化が促進されます。ブラッシング後に過剰な洗口をすると、再石灰化に必要なフッ化物濃度（0.05～0.1ppm以上）を長時間保持することができません。

■ 解説 ■

　歯周囲のフッ化物が0.05～0.1ppm以上のレベルであれば、再石灰化が促進されます。フッ化物配合歯磨剤使用後に唾液中に残ったフッ化物は、飲み込まれたり新しく分泌された唾液によって薄まってしまいますが、口腔内粘膜表面に保持されたフッ化物が唾液中に遊離して補われます。

　フッ化物配合歯磨剤使用後の口腔内フッ化物保持を研究した結果、洗口条件の中で、特に洗口回数が口腔内のフッ化物濃度に影響することがわかりました[9]。

　図3は歯磨剤使用量を一定にしたときの洗口条件の違いによる唾液中のフッ化物濃度の推移を示したものです。洗口回数、1回あたりの洗口量、洗口時間が少ないほど長時間にわたって再石灰化促進濃度が保たれました。

　フッ化物配合歯磨剤による再石灰化促進効果をより高めるには、ブラッシング後の過度の洗口を避け、多くても3回にとどめることが必要です。

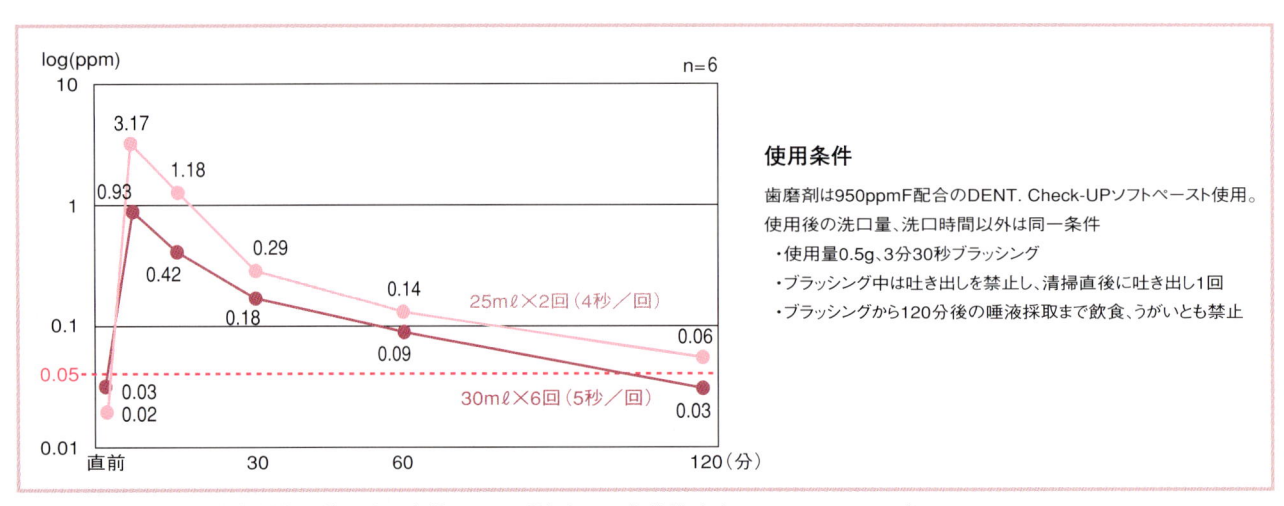

使用条件

歯磨剤は950ppmF配合のDENT. Check-UPソフトペースト使用。
使用後の洗口量、洗口時間以外は同一条件
・使用量0.5g、3分30秒ブラッシング
・ブラッシング中は吐き出しを禁止し、清掃直後に吐き出し1回
・ブラッシングから120分後の唾液採取まで飲食、うがいとも禁止

図3　フッ化物配合歯磨剤使用後の洗口条件による唾液中フッ化物濃度（参考文献4より引用）。

Question 5　水道水にフッ化物を添加するとなぜう蝕予防ができるのですか？

> **Answer 5**　全身的なフッ化物応用の代表は水道水へのフッ化物添加です。歯の形成期に摂取されたフッ化物は、う蝕抵抗性の高い歯質を作り、萌出後は局所効果を発揮します。

■ 解説 ■

　全身的フッ化物応用の基本に水道水フッ化物添加があります。水道水に添加されるフッ化物濃度は0.7～1.2ppm*で、成人の場合、1日平均約1mgのフッ化物が摂取されます。摂り込まれたフッ化物は、形成期の歯に対しては石灰化を促進し、結晶性の高いエナメル質アパタイトを生成します。また萌出後は、歯周囲に微量のフッ化物を供給して再石灰化を促進します。長期継続して摂取することにより、う蝕抵抗性の高い（酸に溶けにくい）歯質を完成させます。

　このように、水道水へのフッ化物添加は全身的効果と局所的効果の両面の作用があり、日常的に水道を使用するだけで、すべての年齢の人々に高いう蝕予防効果を発揮します。

　多くの研究結果から、永久歯では50～65%、乳歯では40～55%のう蝕予防率が認められています。

　日本においては、天然に至適濃度のフッ化物が水道に含まれている地域はあるものの、人工的な水道水のフッ化物添加は実施されていません。「水道法」による水質基準の省令でフッ化物濃度は0.8ppm以下と規定されていますので、実施する場合は、これを遵守する必要があります。

*フッ化物濃度（0.7～1.2ppm）は気温によって変化させます。気温が高いところでは低めに設定しますが、飲料水の量が増すため、フッ化物摂取量は気温の低いところと同じになります。

参考文献

1. 眞木吉信（監修）．フッ化物応用の手引き―フルオライドA to Z―．東京：東京都健康局，2003．
2. 荒川浩久，et al．スタンダード口腔保健学．東京：学建書院，2003．
3. 日本口腔衛生学会・フッ素研究部会．フッ化物局所応用に関するガイドブック．東京：口腔保健協会，1985．
4. Featherstone JD. Prevention and reversal of dental caries:role of low level fluoride, Community Dent Oral Epidemiol 1999；27（1）：31-40.
5. Featherstone JD, et al. Laboratory and human studies to elucidate the mechanism of action of fluoride-containing dentifrices. Embery G, et al(Eds). Clinical and biological aspects of dentifrices. London：Oxford University Press, 1992：41.
6. Duckworth RM, et al. Oral fluoride retention after use of fluoride dentifrices. Caries Res 1991；25：123-129.
7. 高江洲義矩（監修）眞木吉信，杉原直樹（訳）．フッ化物と口腔保健（WHO Technical Report Series No. 846. Fluorides and oral health. 1994）．東京：一世出版，1995．
8. 下井戸さよ．ホームケア用フッ化物製剤のう蝕予防性について．神奈川歯学 1999；34（1）：43-60．
9. 山崎朝子．フッ化物配合歯磨剤使用後の唾液中フッ素保持に与える洗口の影響．神奈川歯学 1997；32（2）：137-150．

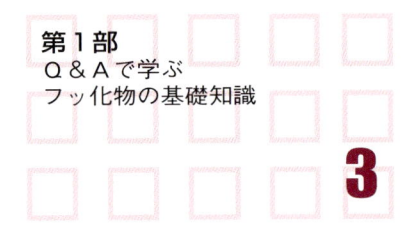

フッ化物の安全性

第1部
Q&Aで学ぶ
フッ化物の基礎知識 3

薄井由枝●国立保健医療科学院口腔保健部・歯科衛生士

Question 1　フッ化物局所応用は安全ですか？

Answer 1　用法・用量を守って施行すれば、安全で有効な方法です。

■ 解説 ■

　フッ化物局所応用とは、萌出後の歯の表面にフッ化物製剤を作用させて歯質を強化しう蝕予防する方法です。代表的な応用方法として、フッ化物配合歯磨剤やフッ化物歯面塗布法およびフッ化物洗口法などがあります。用法・用量を守って施行すれば、複数を組み合わせても安全で有効な方法です。日本においてもフッ化物配合歯磨剤の使用により、子どもたちを中心にう蝕罹患率が低下してきているという報告があります。

Question 2　全身応用は危険ではありませんか？

Answer 2　世界の約40ヵ国が水道水フッ化物添加を実施してます。水道水フッ化物濃度がコントロールされていれば危険はありません。

■ 解説 ■

　全身応用には、水道水フッ化物添加と、水道施設の普及や技術面の問題などで水道水フッ化物添加を利用できない人たちのための、補助的なフッ化物錠剤などがあります。現在、世界の約40ヵ国が水道水フッ化物添加を実地しており、フッ化物含有の天然水を利用している国が約60ヵ国あります（表1）[1]。

　フッ化物応用の安全性の根拠は、1945年より実施されている水道水へのフッ化物添加に基づくものです。ですから、前の質問の回答と同じく、管理された状態で応用されていれば危険ではありません。

　補助的フッ化物製剤（表2）の必要投与量は、年齢（体重）別に各地域の水道水のフッ化物濃度と、必要フッ化物量のガイドラインにしたがって計算されます（表3）[2]。

　可能性のある副作用として、過剰なフッ化物を長期にわたって摂取したことにより、フッ素症を生じることがあるとされています。臨床的には、エナメル質形成不全として現れる歯のフッ素症と、骨フッ素症とに代表されます。ですから、フッ化物の全身応用は1種類だけを利用すれば安全ですが、2種類以上を組み合わせるとフッ化物の過剰摂取の危険があります。また、フッ化物とカルシウムに高い親和性があるという理由により、過剰なフッ化物摂取と骨折などとの関連性が疫学的に研究されていますが、現在までに、有意な関連性は認められていません。

　平成16年度の厚生労働科学研究「フッ化物応用による歯科疾患の予防技術評価に関する総合的研究」[3]の報告書の中で、田中は「インドや中国などの地域的に飲料水中のフッ化物濃度が高いような場所では長期間の飲料水摂取によって骨フッ素症という病態を引き起こすと

表1 世界に見るフッ化物応用の状況（参考文献1より引用）

調査対象135ヵ国／フッ化物応用120ヵ国	
水道水フッ化物添加	38ヵ国
フッ化物含有天然水利用	64ヵ国
フッ化物錠剤	67ヵ国
フッ化物添加食塩	22ヵ国
フッ化物歯面塗布	84ヵ国
フッ化物洗口	81ヵ国
フッ化物配合歯磨剤	97ヵ国

表2 補助的なフッ化物製剤

フッ化物ドロップ	アメリカなど世界67ヵ国で実地されている。4、5歳ぐらいから徐々にフッ化物錠剤へ移行する
フッ化物錠剤	アメリカなど世界67ヵ国で実施されている
フッ化物添加ミルク（5ppmF）	中国、ロシアで利用されている
フッ化物添加食塩（200ppmF）	ヨーロッパなど世界22ヵ国で使用されている

表3 補助的なフッ化物製剤の全身的応用のガイドライン（1日の推奨フッ化物投与量）（参考文献2より引用）

年齢・水道水フッ化物濃度	<0.3ppm	0.3～0.6ppm	>0.6ppm
0～6ヵ月	不要	不要	不要
6ヵ月～3歳	0.25mg	0	0
3～6歳	0.5mg	0.25mg	0
6～16歳	1mg	0.5mg	0

も報告されている。しかしながら、このようなフッ化物の影響はむしろ『飲料水中のフッ化物濃度が適正にコントロールされていなかった』ことに原因があると考えられ……」とあり、「水道水フッ化物添加の骨組織に対する影響としてはある程度骨密度を変化させる可能性はあるものの、少なくとも骨折の発生率に影響を与えるという明らかなエビデンスは乏しいと考えられる」と結論しています[4]。

つまり、現在の時点では、規定された量のフッ化物を摂取することで、フッ素症が発症することはないといえるでしょう。

Question 3
フッ化物応用により急性中毒が起こることがありますか？　その場合はどのように対処したらよいですか？

Answer 3
誤飲した量によって、牛乳を飲ませる、吐かせる、救急センターに運ぶなど、対処が異なります。

次ページに続く

■ 解説 ■

　フッ化物の急性中毒は、1回に多量のフッ化物剤を誤飲したときに起こる可能性があります。吐き気、胃腸障害、下痢などが主な症状で、中毒の症状が生じる閾値は、2mgF/kg・体重といわれています。また、フッ化物の見込み中毒量は、5mgF/kg・体重です。しかしそれらはあくまでも目安であり、各個人（年齢・性別・感受性・健康状態・栄養状態などの因子）によって閾値は違うので、細心の注意を払わなければなりません。

　中毒症状は、フッ化物摂取後30分以内から始まり、24時間程度続く可能性がありますので、1～2時間は診療室内で観察し、帰宅させても24時間は見守る必要性があることを保護者などに伝えます。参考までに、誤飲した量によっての急性フッ化物中毒の対処内容を表4に示します。

表4　急性フッ化物中毒の対処

< 5mgF/kg・体重	牛乳を飲ませ、数時間経過を観察する（無理に吐かせる必要はない）
> 5mgF/kg・体重	①吐かせて、胃を空にする ②牛乳やその他のカルシウムを多量に含む食品や5％カルシウムグルコネートなどを与える ③医学的に全身管理（点滴・胃洗浄）をするため、病院に運ぶ。数時間、経過を観察する
> 15mgF/kg・体重	救急センターに運ぶ

Question 4　フッ化物局所応用で歯の外観に異常が現れることがあると聞きましたが……？

Answer 4　年齢によっては、フッ化物を過剰に摂取することで歯のフッ素症が起こることがあります。ただし適切な摂取量であれば問題ありません。

■ 解説 ■

　過剰なフッ化物摂取によって生じる歯の外観の異常を、歯のフッ素症、あるいは斑状歯といいます。透明度のあるエナメル質が、チョーク様の白色から茶色の斑状の模様を呈します。原因は歯胚が発育していく中で、エナメル質形成に関与する酵素が過剰なフッ化物により阻害され、エナメル質内にたんぱく質が吸収されずに残り、その部分の石灰化が阻害された結果として起こるといわれています。過剰なフッ化物の胎児への移行は胎盤でブロックされますから、乳歯が重症なフッ素症になることはまずありません。つまり、過剰なフッ化物によって引き起こされる歯のフッ素症のリスクの最初の歯は、誕生時に歯の石灰化が始まる永久歯（第一大臼歯）です。また、永久歯の前歯のエナメル質が形成される時期は約3歳まで、犬歯や大臼歯では7歳前後までといわれていますので、歯のフッ素症の出現を防ぐためには、その時期まで過剰量のフッ化物を長期摂取しないように気をつける必要があります。9歳以上では智歯以外の歯に歯のフッ素症を生じる危険性はなくなります。

参考文献
1. Meskin LH (ed). Caries diagnosis and risk assessment. A review of preventive strategies and management. J Am Dent Assoc 1995 ; 126 (Suppl) : 1S-24S.
2. FEDERATION DENTAIRE INTERNATIONALE. FDI Basic Facts 1990. Dentistry around the world. London : FDI, 1990.
3. 平成16年度厚生労働科学研究報告書・フッ化物応用による歯科疾患の予防技術評価に関する総合的研究．東京：厚生労働省，2004.
4. 平成16年度厚生労働科学研究報告書・フッ化物の骨組織に対する影響．東京：厚生労働省，2004：23-28.

第1部
Q&Aで学ぶ
フッ化物の基礎知識

フッ化物を取り巻く情報の解釈

4

薄井由枝●国立保健医療科学院口腔保健部・歯科衛生士

Question 1 インターネットで「フッ化物」を検索したら、毒や危険という情報がたくさんあるのですが、信頼できる情報とはどのようなものですか？

Answer 1 公的機関が発表している情報は信用してよいでしょう。

■ 解説 ■

「情報化時代」といわれる現在では、あらゆる物事についての情報をたやすく手に入れることができます。「フッ化物とう蝕予防効果」をテーマとした情報も例外ではありません。しかし、情報源の信頼性を見極めることが重要で、入手した情報の質を吟味しなければなりません。原則として、日本や欧米の政府直属機関や公的機関などが公式に発表している情報は信用して差し支えないといわれています。ただし、過去だけでなく現在でも、それらの公的な機関に所属している個人が個人的に発表している情報については信用できないものも含まれている可能性があります。基本的に個人が発する情報に関しては鵜呑みにすべきではなく、たとえ身分を明らかにしていても個人が発しているものや、公的機関ではない団体からの情報をすべて信じることは危険です。ですからインターネット上で探すならば、公式機関のドメイン名があるサイトは信用できるでしょう。また情報自体についても、「重要な部分が欠けていないか？」「医学的・科学的根拠に基づく情報なのか、それとも単に提供者の主観や主張に過ぎないのか？」「情報提供者はその分野の実績のある専門家か？」「情報提供者は信頼できる資格を持った人物か？」などについて確認することが大切です。

60年もの水道水フッ化物添加の歴史があるアメリカをみても、水道水フッ化物添加に賛成できない人々からなる団体は、開始当初から現在まで存在し、フッ化物についての反対情報を発信しています。しかし、主張している人たちが実績ある研究家や専門家ではないこと、フッ化物に対する反対勢力の論説が科学的・医歯学的な根拠によるものではなく、政治的・感情的なことに終始しているなどの理由により、それほど大きな社会的問題とはされていません。事実、今までのアメリカの水道水フッ化物添加についての裁判では、"公共の福祉（水道水フッ化物添加による公共の利益・恩恵）の面から、個人の権利と選択の自由（水道水フッ化物添加を受けたくない、フッ化物は害であるという個人的な意見や認識など）は制約される"という判決が出ています。

私たちは予防の専門家として、フッ化物応用の有効性の過小評価や、安全性に関しての歪められた情報に対して十分に吟味し、適切な情報を地域において草の根的に発信していく必要があるでしょう。

Question 2 フッ化物応用が危険と誤認されている例を、教えてください。

> **Answer 2** フッ化物応用で使用される量や濃度を無視して、「フッ化物は毒で、フッ素症の原因になり、さらに癌や心・腎などの臓器に重篤な疾患を引き起こす可能性がある」というものがあります。

■ 解説 ■

どんなに有効な薬や栄養価の高い食品でも、濃度を無視したり過剰摂取したりすれば、人体に害をおよぼす危険性があるのは当然のことですし、これまでの研究からでもフッ化物応用と悪性腫瘍や骨折などの因果関係は証明されていません（フッ素症と骨折の関係については先の質問・回答で述べました）。また、う蝕予防に使用するフッ化物イオンとまったく化学的性状が異なるガス状のフッ素（環境汚染につながるとされている肥料製造過程などで排出されるもの）や、フライパンなどのフッ化物による樹脂加工に使用されている有機フッ素化合物の危険を根拠に、フッ化物応用に異論を述べる方々もいらっしゃいました。このように、フッ化物応用に"賛成できない人々"の意見は、以前は「フッ化物自体が毒だ」というようにフッ化物を直接的に批判し、「歯科で使用するフッ化物製剤すべてに賛成できない」という考えが主流でした。しかし現在の日本では、フッ化物配合歯磨剤のシェアが88％に達し、8020推進財団の全国約2万3千名の小中学生を対象にした調査では、学齢期における歯磨剤使用者の約93％がフッ化物剤配合の歯磨剤を使用しているといわれています[1]。それを考慮してか、最近の"賛成できない人々"の意見は、「フッ化物配合歯磨剤のう蝕予防効果は認めるが、水道水フッ化物添加やフッ化物洗口の応用方法のある部分に関しては賛成できない」というように変化してきているようにみられます。フッ化物応用をすすめていく運動を展開していく私たち歯科関係者は、正しい情報を提供し、賛成できない方々とも十分に協議し、理解を求めていくことも必要です。

参考文献
1．財団法人8020推進財団．歯磨き習慣に関するアンケート調査報告書──学齢期におけるフッ化物配合歯磨剤の使用状況──．2005．

第2部

患者さんや地域のリスクを把握しよう

1 効果をあげるフッ化物応用のための情報収集
　～患者さん編～　　　　　　　　　　　　　　大橋たみえ
2 効果をあげるフッ化物応用のための情報収集
　～地域の口腔衛生インフラ編～　　　　　　　磯崎篤則
3 状況に応じたフッ化物応用の組み合わせ
　　　　　　　　　　　　　　　　　　　　　　磯崎篤則

効果をあげるフッ化物応用のための情報収集〜患者さん編〜

大橋たみえ●朝日大学歯学部口腔感染医療学講座社会口腔保健学分野・助教授

患者さんのう蝕リスクを評価して、将来のう蝕発生やう蝕の進行性を予測することは、う蝕の予防管理やコントロールに必要なフッ化物応用方法を選択する際に重要なポイントとなります。個人のう蝕リスクを把握するためには以下のような項目があげられます。

1）フッ化物の利用状況
2）年齢：若年者（永久歯萌出後数年）、歯根面露出など
3）リスク検査によるリスク評価
　（1）唾液流出量（安静時唾液・刺激唾液）測定
　（2）ミュータンス菌数、ラクトバチラス菌数の評価
　（3）唾液緩衝能試験
4）食生活習慣および口腔清掃習慣
5）その他のリスク：矯正装置や補綴物・修復物、全身疾患、上肢の障害など、経済・教育程度

1　う蝕リスクの把握にあたって

1）フッ化物の利用状況

現在日本で行われているフッ化物応用法は、フッ化物配合歯磨剤、フッ化物洗口法、フッ化物歯面塗布法ですが、これらの利用がされていない場合と利用が不足している場合には、う蝕のリスクが高くなります。個々のフッ化物の利用状況と、リスクの高さによって推奨される、以下のフッ化物応用を選択することが必要です。

（1）セルフケア
　フッ化物配合歯磨剤（2004年の調査で、日本のフッ化物配合歯磨剤の市場占有率は約88％と増加している）
（2）プロフェッショナル指導によるホームユース
　歯科医院専売フッ化物配合歯磨剤、フッ化物洗口（家庭内）
（3）プロフェッショナルユース
　フッ化物歯面塗布
（4）パブリックケア
　フッ化物洗口（集団施設）、フッ化物歯面塗布

2）年齢

近年、幼児期・学童期のう蝕有病率は低下してきていますが、諸外国に比較するといまだう蝕が少ないとはいえません。若年者、特に永久歯萌出が完了する中学生までは、う蝕感受性が高い時期です。歯は、萌出してから3〜4年間は未成熟な状態なので、この間はう蝕発生のリスクが高くなります[1,2]。したがって、特にこの時期は、リスクの評価が重要となり、リスクに応じたフッ化物応用の選択が必要です。セルフケアによるフッ化物配合歯磨剤の使用と、プロフェッショナルケアによるフッ化物応用が必要な時期です。

成人期では、隣接面う蝕・二次う蝕リスクが増加し、高齢者では、歯周病による歯肉退縮や唾液分泌の減少による根面う蝕のリスクが増加します。この時期には、定期健診時にう蝕リスクの変化をチェックし、セルフケアによるフッ化物配合歯磨剤の使用の推奨と、必要に応じたプロフェッショナルケアによるプロユース（フッ化物歯面塗布）やホームユース（フッ化物洗口、歯科医院専売フッ化物配合歯磨剤）を利用していくことが望ましいでしょう。

加齢によるう蝕リスクの増加に対するフッ化物の有効性に関する研究では、54歳以上の成人が1日に2回フッ化物配合歯磨剤を1年間使用することにより、歯冠部う蝕で41％、根面う蝕で67％の予防効果が示されました[3]。歯磨剤の根面う蝕予防効果については、この他にもいくつかの報告があります[4,5]。また、フッ化物配合歯磨剤とフッ化物洗口（225ppmF）を組み合わせた3年間の研究でも、45〜65歳の根面う蝕に有意なう蝕予防効果が認められています[6]。この他にもフッ化物歯面塗布による根面う蝕予防効果[7]や、知覚過敏症の

表1 安静時唾液と刺激唾液の分泌量(mℓ/分)(参考文献9より引用)

全唾液量	平均	正常	低下	分泌減少症
安静時唾液	0.30	0.25～0.35	0.10～0.25	<0.10
刺激唾液(パラフィン咀嚼)	2.00	1.00～3.00	0.70～1.00	<0.70

表2 日本で用いられているう蝕リスク検査

リスク検査名(商品名)	検体	評価項目	判定器材・方法・時間
唾液流出量	唾液	1分間当たり唾液流出量の測定	メモリつき容器・5分
サリバチェックSM®	唾液	Streptococcus mutans量(抗体による)	必要なし・室温・15分
Dentocult-SM®	唾液	mutans streptococci菌数測定	培養器・37℃・2日
ミューカウント®	唾液	mutans streptococci菌数測定	培養器・37℃・1日
CRTbacteriaSM®	唾液	mutans streptococci菌数測定	培養器・37℃・2日
CRTbacteriaLB®	唾液	Lactobacillus菌数測定	培養器・37℃・2日
Dentocult-LB®	唾液	Lactobacillus菌数測定	培養器・37℃・4日
RD test®	唾液	Resazurin還元性菌の活性測定(総菌数)	必要なし・37℃・15分
カリオスタット®	プラーク	mutans streptococciの酸産生性	培養器・37℃・1～2日
サリバチェックバッファ®	唾液	唾液緩衝能	必要なし・室温・2分
Dentobuff-STRIP®	唾液	唾液緩衝能	必要なし・室温・5分
CRTbuffer®	唾液	唾液緩衝能	必要なし・室温・5分

抑制効果も報告されています[8]。

3)リスク検査によるリスク評価

(1)唾液流出量

　唾液流出量が低下すると、唾液の自浄作用や洗浄作用が低下し、う蝕リスクは高くなります。唾液の量は、安静時唾液量と、咀嚼時に分泌する刺激唾液量によって決まります(表1)。

　唾液分泌に影響を及ぼす要因としては、ある種の薬物投与(向精神薬・抗ヒスタミン薬など)があげられます。また、頭頸部への放射線治療[10]、シェーグレン症候群[11]、糖尿病[12]、白血病、悪性貧血などにともなう脱水症状により、唾液分泌量が減少して口腔乾燥症が起こることがあります。

(2)う蝕原因菌数の測定(ミュータンス菌数とラクトバチラス菌数)

　ミュータンス菌は歯面付着性が強く、う蝕の初発に関係し、ラクトバチラス菌はう窩などのすみかがあってはじめて増殖することができるため、う蝕の進行に関係すると考えられています[13]。市販のいくつかのう蝕活動性試験(表2)がありますが、これらの細菌が高い

レベルで検出されると、う蝕リスクは高いといえます。リスク検査には、う蝕原因菌の酵素による還元能力を評価するものや、酸産生能を評価するものもあります。これらでリスクが高いと評価された患者さんには、セルフケアとしてのフッ化物配合歯磨剤使用の推奨に加えて、PTC、PMTCおよびプロフェッショナルケアとしてのフッ化物歯面塗布、プロフェッショナル指導によるフッ化物のホームユースなどを併用することが望ましいでしょう。

（3）唾液緩衝能

唾液の作用のうち、う蝕の発生や進行に関連するものは抗菌作用、洗浄作用、緩衝作用ですが、この中でもっとも歯面での酸産生に影響するのは緩衝作用です。

緩衝作用が高いと、唾液のpHは容易には変化しない、すなわち細菌が酸を産生しても低下しにくいため、う蝕予防的に働きます[14]。

4）食生活習慣および口腔清掃習慣

患者さんの食生活習慣に頻回の含糖飲食品摂取や不規則な間食摂取がある場合は、口腔衛生状態が悪化しやすいため、食習慣の改善指導を行います。また、口腔清掃状態不良の患者さんには、繰り返し口腔清掃指導を行うとともに、PTC、PMTCを定期的に行うことも必要と考えられます。これらの指導に加えてセルフケアによるフッ化物配合歯磨剤の使用の推奨を行い、さらにはプロフェッショナルケアによるフッ化物歯面塗布や歯科医院専売フッ化物配合歯磨剤とフッ化物洗口の指導を組み合わせて行う必要があります。

5）その他のリスク

その他のリスクとしては、矯正装置や補綴物・修復物のように、矯正装置装着部や局部床義歯および鉤歯の口腔清掃指導を行ったり、修復物の調整を行ったり、PTC、PMTCを行うことである程度改善が期待できるものと、全身疾患・上肢の障害などのように、リスクそれ自体を改善する手段のないものとがあります。しかし、セルフケアによるフッ化物配合歯磨剤の使用は有効であると考えられます。また、このようなリスクのある患者さんには、プロフェッショナルケアによるフッ化物歯面塗布や、プロフェッショナル指導によるホームユースを併用することが望ましいといえます。

また、経済・教育程度の差は、地域により家庭によりさまざまですが、患者さんに対しての教育でもっとも大切なことは、フッ化物に関する正しい知識を伝え、患者さん自らがフッ化物配合歯磨剤を選択し、自発的にプロフェッショナルケアを受けに歯科医院へ行くという行動を選択することができるようにすることです。

2 日本におけるう蝕リスク分類と予防手段

1995年のアメリカ歯科医師会雑誌に掲載された「う蝕リスク分類」（表3）[15] によれば、定期健診におけるう蝕リスク分類の基準は、個人のう蝕発生状況、小窩裂溝の形態、口腔衛生状態、フッ化物応用経験、定期歯科健診の受診状況などですが、アメリカでは多くの地域でフッ化物の全身応用としての上水道へのフッ化物添加が行われており、これが適正に応用されているかどうかを小児および青少年についてのリスク分類の基本とし、適正に応用されているものをリスク分類「低」としています。日本ではフッ化物の全身応用が行われている地域はないため、日本の小児と青少年についてのう蝕リスクは「中～高」ということになります。

フッ化物応用の目安としては、小児期および青少年期において適正なフッ化物応用が行われていればリスクは低いので、フッ化物配合歯磨剤の使用をすすめます。フッ化物応用が不十分であれば、う蝕リスクは「中」であり、全身応用としてのフッ化物錠剤（年齢と上水道のフッ化物濃度を考慮する）、局所応用としてフッ化物洗口（6歳以上）、フッ化物塗布、フッ化物配合歯磨剤をすすめます。さらに、全身的・局所的フッ化物応用がほとんどされていない場合は、個人のう蝕リスクは「高」であり、リスク「中」で選択したフッ化物応用の他に、家庭でのフッ化物応用として洗口や、フッ化物ゲルの使用をすすめます。前述したとおり、日本においてはフッ化物の全身応用は行われていないため、すべてのう蝕リスクの者について、フッ化物応用の推奨は強化されるべきでしょう。例えば、アメリカではフッ化物

表3 う蝕のリスク分類と予防手段（参考文献15より引用改変）

リスク分類	小児期・青少年期 基準	小児期・青少年期 予防手段	成人期 基準	成人期 予防手段
低	・過去1年間う蝕発生なし ・小窩裂溝が浅いまたはシーラントされている ・口腔衛生状態良好 ・適正なフッ化物応用 ・定期的な歯科医院での健診・メインテナンス	教育の強化：良好な口腔衛生とフッ化物配合歯磨剤の使用、1年ごとのリコール	・過去3年間う蝕発生なし ・適切に修復された歯面 ・口腔衛生状態良好 ・定期的な歯科医院での健診・メインテナンス	教育の強化：良好な口腔衛生とフッ化物配合歯磨剤の使用、1年ごとのリコール
中	・過去1年間う蝕発生1ヵ所 ・小窩裂溝が深い ・口腔衛生状態比較的良好 ・不十分なフッ化物応用 ・ホワイトスポットや隣接面エックス線透過像あり ・不定期な歯科医院での健診・メインテナンス ・矯正治療中	小窩裂溝う蝕：シーラント 平滑面う蝕、二次う蝕、根面う蝕：教育の強化、食餌指導、フッ化物洗口、フッ化物歯面塗布、シーラント、フッ化物配合歯磨剤によるブラッシング、6ヵ月ごとのリコール、フッ化物錠剤の使用	・過去3年間う蝕発生1ヵ所 ・歯根露出 ・口腔衛生状態比較的良好 ・ホワイトスポットや隣接面エックス線透過像あり ・不定期な歯科医院での健診・メインテナンス ・矯正治療中	小窩裂溝う蝕：シーラント 平滑面う蝕、二次う蝕、根面う蝕：教育の強化、食餌指導、フッ化物洗口、フッ化物歯面塗布、シーラント、フッ化物配合歯磨剤によるブラッシング、6ヵ月ごとのリコール、フッ化物錠剤の使用
高	・過去1年間う蝕発生2ヵ所以上 ・平滑面う蝕の経験あり ・S. mutans数が多い ・小窩裂溝が深い ・全身的・局所的フッ化物応用なし、またはほとんどなし ・口腔衛生状態不良 ・頻回の砂糖摂取 ・不定期な歯科医院での健診・メインテナンス ・唾液流出量不十分 ・哺乳瓶使用不適切（乳児）	小窩裂溝う蝕：シーラント 平滑面う蝕、二次う蝕、根面う蝕：教育の強化、フッ化物配合歯磨剤によるブラッシング、シーラント、家庭でのフッ化物応用（フッ化物洗口／1.1％NaFゲル）、3〜6ヵ月ごとのリコール時にフッ化物歯面塗布、食餌指導、S. mutans数のモニタリング、抗菌剤・フッ化物錠剤の使用	・昨年のう蝕発生2ヵ所以上 ・根面う蝕の経験あり、または歯根露出多数 ・S. mutans数の増大 ・小窩裂溝が深い ・口腔衛生状態不良 ・頻回の砂糖摂取 ・不十分な局所的フッ化物応用 ・不定期な歯科医院での健診・メインテナンス ・唾液流出量不十分	小窩裂溝う蝕：シーラント 平滑面う蝕、二次う蝕、根面う蝕：教育の強化、フッ化物配合歯磨剤によるブラッシング、シーラント、家庭でのフッ化物応用（フッ化物洗口／1.1％NaFゲル）、3〜6ヵ月ごとのリコール時にフッ化物歯面塗布、食餌指導、S. mutans数のモニタリング、抗菌剤・フッ化物錠剤の使用

洗口は6歳以上の小児について推奨されていますが、6歳未満の小児には推奨されていません。これは過剰のフッ化物摂取を予防するためであり、フッ化物の全身応用がなされていない日本では、洗口吐出しができるようになれば行うとされるべきです。また、歯が萌出したら、保護者による歯の清掃時にフッ化物イオンスプレーの応用をはじめることも効果的です。

成人期においては、歯根面の露出がリスクを評価するうえで重要なファクターとなります。表3のガイドラインでは、すべてのリスクの患者さんに、フッ化物配合歯磨剤を推奨しています。また、リスク「中」の場合には、これに加えてフッ化物洗口やフッ化物歯面塗布を行うことが効果的であり、「高」の場合には、これに家庭でのフッ化物応用を追加することをすすめます。

ミュータンス菌数については、唾液1mℓ中の細菌数が、1,000,000（CFU）以上をリスク「高」、100,000未満を「低」としています。リスク「高」の患者さんには、ミュータンス菌数のモニタリングとともに、抗菌剤による洗口をすすめることも効果的です。

参考文献

1. Dirks OB. Posteruptive changes in dental enamel. J Dent Res 1966；45：503-511.
2. Carlos JP, Gittelsohn AM. Longitudinal studies of the natural history of caries. Ⅱ. A life-table study of caries incidence in the permanent teeth. Arch Oral Biol 1965；10（5）：739-751.
3. Jensen ME, Kohout F. The effect of a fluoridated dentifrice on root and coronal caries in an older adult population. J Am Dent Assoc 1988；117（7）：829-832.
4. 加藤まり，深井浩一，富井信之，大森みさき，長谷川明．歯周メインテナンス患者の根面カリエス発生に及ぼす因子の解明．日歯周誌 2001；43：308-316.
5. 眞木吉信．特別企画・フッ化物応用を整理する—成人・老年者へのフッ化物応用とその意義、歯根面う蝕の予防手段としてのフッ化物応用方とその効果を中心に．歯界展望 2001；98：617-622.
6. Ripa LW, Leske GS, Forte F, Varma A. Effect of a 0.05% neutral NaF mouthrinse on coronal and root caries of adults. Gerodontology 1987；6（4）：131-136.
7. Dreizen S, Brown LR, Daly TE, Drane JB. Prevention of xerostomia-related dental caries in irradiated cancer patients. J Dent Res 1977；56（2）：99-104.
8. Miller JT, Shannon IL, Kilgore WG, Bookman JE. Use of a water-free stannous fluoride-containing gel in the control of dental hypersensitivity. J Periodontol 1969；40（8）：490-491.
9. Axelsson P（著），高江洲義矩（監訳）．リスクに応じた予防歯科学—入門編—．東京：クインテッセンス出版，2001：45.
10. Epstein JB, Chin EA, Jacobson JJ, Rishiraj B, Le N. The relationships among fluoride, cariogenic oral flora, and salivary flow rate during radiation therapy. Oral Surg Oral Med Oral Pathol Oral Radiol Endod 1998；86（3）：286-292.
11. Sreebny L, Zhu WX. Whole saliva and the diagnosis of Sjogren's syndrome：an evaluation of patients who complain of dry mouth and dry eyes. Part 1：Screening tests. Gerodontology 1996；13（1）：35-43.
12. Ben-Aryeh H, Serouya R, Kanter Y, Szargel R, Laufer D. Oral health and salivary composition in diabetic patients. J Diabetes Complications 1993；7（1）：57-62.
13. 奥田克爾．デンタルプラーク細菌の世界・第1版．東京：医歯薬出版，1993：81-82.
14. Heintze U, Birkhed D, Bjorn H. Secretion rate and buffer effect of resting and stimulated whole saliva as a function of age and sex. Swed Dent J 1983；7（6）：227-238.
15. Caries diagnosis and risk assessment. A review of preventive strategies and management. J Am Dent Assoc 1995；126 Suppl：1S-24S.

第2部 患者さんや地域のリスクを把握しよう

2 効果をあげるフッ化物応用のための情報収集～地域の口腔衛生インフラ編～

磯崎篤則●朝日大学歯学部口腔感染医療学講座社会口腔保健学分野・教授

アメリカでは、ヘルスプロモーションの概念に基づき健康政策モデルとしてGreenとKreuter[1]によって作成された保健行動モデル（プリシード・プロシードモデル）が活用されています。プリシードは、健康問題の性質や大きさ、地域にある背景を診断するプロセスで、プロシードは実施、評価（中間、環境、最終）を行うプロセスです。

プリシードでは、地域を社会診断→疫学的診断→行動・環境診断→教育・組織診断→運営・政策診断の順に進め、これを基にプロシードは、地域での実施→経過評価→影響評価→最終評価について修正を加え進めます。

地域のう蝕予防法としてもっとも推奨すべきフッ化物応用を、プリシード・プロシードモデルに当てはめてみます。

表1　各都道府県が把握できる乳歯、永久歯のう蝕罹患状況（地域診断にあたって有用な資料となる）

- ●乳歯（う蝕有病率、う蝕罹患型）
  - ・1歳6ヵ月児および3歳児歯科健康診査の活用
  - ・隣接地域との比較、都道府県レベルでの比較
  - ・健康日本21地域計画との比較（3歳児う蝕有病率）
- ●永久歯（う蝕有病率、DMFT指数）
  - ・幼稚園、小学校、中学校との連携
  - ・隣接地域との比較、都道府県レベルでの比較
  - ・健康日本21地域計画との比較（12歳児DMFT指数）

1 プリシード

1）社会診断

社会診断において本来は、住民が望むQOLを明らかにすることです。しかし、我国のフッ化物応用は、他の先進諸国に比較してかなり遅れています。フッ化物応用が遅れているのは、歯科医師をはじめとする歯科医療の専門家の合意形成に原因があるとした報告もみられ[2]、フッ化物のう蝕予防効果に対する理解は、専門家以外では一層低いのが現状です。う蝕は約100年前からターゲットとされ、住民の望む健康の質向上の対象にあげられてきましたが、スローガンだけで効率的な実践がともないませんでした。

フッ化物応用は、う蝕予防対策として集団に用いられ、日本各地でさまざまな効果が報告されています。この効果をアピールすることにより、う蝕は予防できるという認識を住民に植えつけることが有用です。

2）疫学的診断

各都道府県では、乳歯、永久歯のう蝕罹患状況はかなり把握されています。地域により診査基準に若干の差異がみられるものの、これらの情報は地域を診断する（疫学的診断）には有用な資料になります（表1）。

今後の課題として、成人、老人のう蝕罹患状態を把握することも必要です。また、各地域あるいは地区において表1の資料をもとにリスク診断し、具体的なう蝕予防の数値目標を揚げ、数値目標達成のための具体的な行動計画を立てることが必要です。

3）行動・環境診断

行動診断は、疫学的診断で得られた健康課題に大きな影響を与える保健行動に関して、どれから取り組むかの優先順位をつけ、保健行動の現状をどの程度まで改善するかの数値目標を設定することです。そして、現在行われているう蝕予防方法の把握およびブラッシング回数、ブラッシング後の口すすぎ回数などを把握することが環境診断です。

表2 ある県の歯科医師、保育園の保健担当者、幼稚園、小学校、中学校の養護教諭を対象に実施した、う蝕予防に応用されるフッ化物の知識の調査「う蝕予防効果の高いものの順位（1～4位）」の結果（順位づけ複数回答）

対象	第1位	第2位	第3位	第4位
歯科医師 n=455	ブラッシング 89.2%	定期歯科健診 44.2%	フッ化物歯面塗布 29.2%	フロッシング 25.3%
保育園（所） n=332	ブラッシング 95.8%	定期歯科健診 63.9%	フッ化物歯面塗布 35.5%	食事バランス 31%
幼稚園 n=90	ブラッシング 91.1%	定期歯科健診 63.3%	食事バランス 31.1%	フッ化物歯面塗布 25.6%
小学校 n=397	ブラッシング 89.7%	定期歯科健診 54.2%	フッ化物歯面塗布 34%	フロッシング 24.4%
中学校 n=194	ブラッシング 93.3%	定期歯科健診 58.8%	フロッシング 32.5%	フッ化物歯面塗布 32%

4）教育・組織診断

教育・組織診断においては、保健行動に与える影響、本人が行動を起こす前の知識・態度・価値観、周りの人のサポート、行動後の満足感、行動の現実を助ける設備などを明らかにします。

（1）本人が行動を起こす前の知識・態度・価値観

社会的診断で示したように、我国ではフッ化物応用がかなり遅れています。今後、住民ひとりひとりが自らのう蝕予防のためにフッ化物応用を選択するには、フッ化物に対する正しい知識が必要です。具体的には、フッ化物がどのような物か、フッ化物がどのように歯に有効なのか、う蝕予防のためになぜフッ化物が必要なのかなどの知識です。

ある県の歯科医師、保育園（所）の保健担当者、幼稚園、小学校、中学校の養護教諭を対象に、う蝕予防に応用されるフッ化物についての知識の調査をした報告（2004年）があります[3]。この中で、対象者はう蝕予防法（ブラッシング、フッ化物歯面塗布、砂糖摂取制限、フィッシャーシーラント、水道水フッ化物添加、フッ化物配合歯磨剤の応用、食事バランス、定期歯科健診、フッ化物洗口、フロッシング、歯間ブラシの使用）のうち、う蝕予防効果の高いものを順位づけをしました。その結果、いずれの対象も1位にブラッシング（89.2～95.8%）、2位に定期歯科健診（44.2～63.9%）をあげました。3位には差がみられ、フッ化物歯面塗布、食事バランス、フロッシングをあげましたが、フッ化物歯面塗布以外のフッ化物応用は選択されませんでした（表2）。

すべての対象者が、もっとも効果が高いう蝕予防方法としてブラッシングを選択しており、2000年の調査でも同様の結果が得られています[4]。このように、フッ化物に対する知識が乏しい場合は、フッ化物を選択しない傾向が見られるため、フッ化物応用をすすめるうえで事前調査は有用です。よって、地域の住民だけでなく、専門家、保育園、学校関係者へのフッ化物に関する知識の教育的支援が最優先課題であると考えられます。

現在、日本口腔衛生学会（http://www.kokuhoken.or.jp/jsdh/）フッ化物応用委員会は、教育支援のシステムとして学会事務局を通じて講師を派遣しています。NPO法人日本むし歯予防フッ素推進会議（URL：http://www8.ocn.ne.jp/~nichif/）では、指導型健康教育ができる講師をリストアップしています。各地域のニーズに応じた人材派遣のシステムを利用するのが有用です。

5) 運営・政策診断

運営・政策診断では、政策、法規、組織の3因子を改善するために必要な事業実施を目的とした社会資源の調査を行います。

(1) 政策、法規の因子

我国は、21世紀における国民健康づくり運動として健康日本21をスタートしました（2000年）。さらに健康増進法（2003年）は、国民ひとりひとりが健康を追求する責任とそれを国が守る義務のあることを明言し、施行されました（法規的な要因）。現在では、健康日本21の都道府県版が作成され、各地域においてはさらに医療圏に細分化し、その地域の実態に即した計画が推進されています（政策的な要因）。

すべての都道府県で歯の健康に対する目標値が示されており、この目標値を達成するために、EBMの高いものを取り入れるように指示されています。このことから、各都道府県ではフッ化物をプライオリティーの高い位置におき、都道府県の83%がフッ化物応用の利用に関する目標値を揚げ、推進していく姿勢を示しています[5]。フッ化物応用の中では、フッ化物歯面塗布法の推進を掲げている都道府県が67%、フッ化物配合歯磨剤が54%、フッ化物洗口が35%でした。2005年は健康日本21地方計画の中間見直しの年であり、この機会に政策的な基盤を整え、各フッ化物応用の数値目標を掲げることが重要です。

(2) 組織

住民中心のう蝕予防対策を推進するうえで、行政、地域歯科医師会、各関係団体（保育園、学校など）の連携の把握が大切です。そしてそれぞれの立場で協力することが必要です。実際には、行政あるいは地域の歯科医師などが事業推進の核となり、積極的に支援することが有用です。

また地域住民のサポートが行える体制を整えることも大切です。市町村行政、教育委員会、地元歯科医師会、施設責任者の組織力を診断するとともに運用にあたってのリーダーを選出します。

2 プロシード

1) 実施

(1) 施設設備の要因（フッ化物応用法により異なる）

① 乳歯う蝕予防のためのフッ化物歯面塗布法
・保健所、保健センターへの歯科衛生士の配置

② 学校等におけるフッ化物洗口法
・フッ化物洗口剤、洗口カップ、洗口剤溶解ビン、洗口場や洗口液吐き出しバケツ（あるいは吐き出し用の大きめのコップ）など

③ 学校等におけるフッ化物配合歯磨剤利用によるブラッシング
・ブラッシング後に口すすぎができる洗口場

(2) 経済的な要因

基本的な考え方は、う蝕予防の恩恵を受ける人がう蝕予防に必要な経費を負担する（受益者負担）ことです。しかし、2000年以降、市町村行政の公的予算の援助（8020推進財団など）によって、講演会の開催あるいはフッ化物応用実施にともなう器具、器材などが援助され、個人負担が軽減されることにより事業が始まる事例を多く見ます。

(3) 薬剤管理の要因

フッ化物歯面塗布剤は、低温（冷蔵庫）で管理します。フッ化物洗口剤は、保健室などの鍵がかかる保管庫に1ヵ月単位で管理します。

2) 評価

フッ化物応用によるう蝕予防効果の評価について以下に示します。

(1) 乳歯

1歳前後に開始すれば、3歳ぐらいで経過評価、影響評価ができます。結果評価も1年6ヵ月後で十分得られます。

(2) 永久歯

低年齢時（4〜6歳）にフッ化物有用を開始して、第一大臼歯う蝕にターゲットを絞れば、8歳ぐらいで経過、

表3 科学的根拠に基づいたう蝕予防法の選択（参考文献6、7より引用改変）

			証拠の強さ	勧告の強さ
フッ化物*	全身応用	水道水フッ化物添加、フッ化物錠剤（6〜16歳児）	II-1	A
	局所応用	フッ化物洗口、フッ化物配合歯磨剤使用、フッ化物歯面塗布	I	A
シーラント*			I	A
食事のコントロール**	甘いものを控える		II-1	A
	就寝時の哺乳びん使用を控える		III	B
個人的な歯科衛生（フッ化物非配合歯磨剤使用、フロッシング）**			III	B
定期歯科健康診査**			III	C

*参考文献6より
**参考文献7より

■う蝕予防に関する証拠の強さの評価基準（参考文献6より引用改変）
—米国予防医療研究班の分類基準を適用—

基準	分類
適切に実施された無作為に割り当てられた比較対照臨床試験による根拠	I
無作為ではない比較対照臨床試験による根拠	II-1
適切に計画された患者対照分析による根拠	II-2
時間および場所間の比較調査による根拠（調査開始前との比較など）	II-3
臨床経験、症例報告などに基づく権威者の意見	III

■米国予防医療研究班の勧告の強さ（参考文献6より引用改変）

応用法の利用を支持する	根拠	十分	A
		正当	B
他の要素を考慮した応用勧告	不十分な根拠		C
応用法の利用を支持できない	根拠	十分	D
		正当	E

影響評価ができます。12歳児まで継続実施すれば、1つの結果評価ができます。また、これらの結果を継続観察すればう蝕予防効果の持続性も評価できます。

3 う蝕予防法としてのフッ化物応用の選択順位

う蝕予防を公衆衛生的に展開する場合、国際的にも認められた方法を選択するべきです。2001年アメリカ疾病管理予防センター（CDC）作業班が世界のう蝕予防に関する論文から、科学的に正しい方法で研究された根拠が明らかなう蝕予防に対する考え方を公表しています（表3）。

この表によると、全身的なフッ化物応用が実施されていない我国では、乳歯う蝕予防にはフッ化物歯面塗布法、フッ化物配合歯磨剤が推奨されます。永久歯う蝕予防には、公衆衛生的な見地から保育園、幼稚園、学校でのフッ化物洗口法と家庭でのフッ化物配合歯磨剤の応用の併用導入がすすめられます（表4）。

表4 公衆衛生的なフッ化物応用によるう蝕予防効果

報告者	比較方法	フッ化物濃度(ppm)	洗口頻度(回/週)	開始年齢(歳)	洗口期間(年)	予防率(%)	備考
榎田中外, et al (1990年)	群間比較	900	1	6	5	DMFT 51.0%	洗口群の1/4は保育園で実施
岩瀬達男, et al (1991年)	群内比較	900	1	4〜5	2〜6	DMFT 54.4%	小学校全体で評価
可児瑞夫, et al (1991年)	群内比較	500	5	6	6	DMFT 49.2%	20歳で歯科疾患実態調査と比較
岸 洋志, et al (1992年)	群間比較	225 / 900	5 / 1	4 / 12	7 / 2	DMFT 53.6%	20歳で評価
小林清吾, et al (1993年)	群間比較	225	5	4	11	DMFT 56.0%	16〜17歳で評価
中野典一 (1994年)	群内比較 / 群内比較	900 / 900	1 / 1	4〜5 / 6	6〜8	DMFT 43.8%	36市町村(洗口群) 37市町村(対照群)
山口 登, et al (1996年)	群間比較	900	1	4	7	DMFS 57.9%	洗口群と中断群の比較
郡司島由香 (1997年)	群内比較	225	5	18〜31	2	DMFS 38.2%	新う蝕発生歯面数を評価
藤垣展彦, et al (1997年)	群内比較	450	1	6	1〜5	DMFS 28.8%	1│1と6│6、6│6を評価
磯崎篤則, et al (2005年)	群内比較	250	5	6	6	DMFT 45.7%(男性) DMFT 30.2%(女性)	20歳で歯科疾患実態調査と比較

参考文献

1. Green LW, Kreuter MW(著), 神馬征峰, et al(訳). ヘルスプロモーション―PRECEDE-PROCEEDモデルによる活動の展開. 東京：医学書院, 1997.
2. Tsurumoto A, Wright FA, Kitamura T, Fukushima M, Campain AC, Morgan MV. Cross-cultural comparison of attitudes and opinions on fluorides and fluoridation between Australia and Japan. Community Dent Oral Epidemiol 1998；26(3)：182-193.
3. 岐阜県, 岐阜県歯科医師会. 岐阜県におけるフッ化物応用の実施指針 県内関係者のフッ化物に関する実態調査. 2004.
4. 磯崎篤則, 田浦勝彦. 幼稚園保護者と歯科衛生士専門学校のフッ化物に関する知識について. 口腔衛生会誌 2000；50；612-613.
5. 安藤雄一, et al. 都道府県におけるフッ化物利用に関する取り組みの現状. 口腔衛生会誌 2005；54：422.
6. 米国国立疾病管理予防センター(著), 日本口腔衛生学会・フッ化物応用研究委員会(訳). 米国におけるう蝕の予防とコントロールのためのフッ化物応用に関する推奨. 東京：財団法人口腔保健協会, 2002.
7. Alexandria VA. US Preventive Services Task Force. Guide to clinical preventive services. 2nd ed. McLean：International Medical Publishing, 1996.
8. 榎田中外, et al. 静岡県榛原郡におけるフッ化物洗口法の成果. 口腔衛生会誌 1990；40：460-461.
9. 岩瀬達雄, et al. フッ化物応用を中心とした地域歯科保健活動 ―福岡県久山町―. 口腔衛生会誌 1991；41：716-722.
10. 可児瑞夫, et al. 小学校において6年間フッ化物応用法を実施した児童の20歳におけるう蝕予防効果. 口腔衛生会誌 1991；41：738-740.
11. 岸 洋志, 小林清吾. 20歳成人の小児期う蝕予防管理の成果. 口腔衛生会誌 1992；42：359-370.
12. 小林清吾, et al. フッ化物洗口プログラム終了後のう蝕予防効果―洗口経験年数による比較―. 口腔衛生会誌 1993；43：192-199.
13. 中野典一, et al. 学童における4、5歳時のフッ化物洗口経験有無の影響について. 口腔衛生会誌 1994；44：486-487.
14. 山口 登, et al. 福岡県久山町におけるフッ化物洗口の効果について. 口腔衛生会誌 1996；46：400-440.
15. 郡司島由香. 成人におけるフッ化物応用によるう蝕予防効果. 口腔衛生会誌 1997；47：281-291.
16. 藤垣展彦, et al. 愛知県小学校におけるフッ化物洗口8年のう蝕抑制効果とその費用便益. 口腔衛生会誌 1997；47：566-567.
17. 磯崎篤則, et al. フッ化物洗口法を中心とした歯科保健プログラム終了後の追跡調査―15年間の成人式歯科健康診査の結果から―. 岐歯学誌 2004；30：89-98.

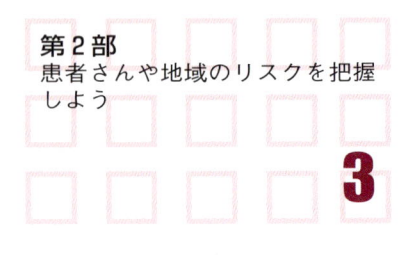

状況に応じたフッ化物応用の組み合わせ

第2部 患者さんや地域のリスクを把握しよう 3

磯崎篤則●朝日大学歯学部口腔感染医療学講座社会口腔保健学分野・教授

　我国の場合、全身的応用が行われていないことからフッ化物局所応用の併用導入が推奨され、リスクの高い対象にはシーラントとの組み合わせが有効です。

1）乳歯う蝕予防

　フッ化物歯面塗布法、フッ化物配合歯磨剤が推奨されます。10ヵ月からフッ化物応用を導入するには、泡状フッ化物配合歯磨剤、フッ化物スプレー、低濃度フッ化物洗口液によるブラッシング、歯ブラシゲル法によるフッ化物歯面塗布法が推奨されます[1]。特に低年齢児にとって歯ブラシゲル法は、一般法で塗布するよりも恐怖感が軽減されます（表1）[2～6]。フッ化物歯面塗布法は3ヵ月から、6ヵ月に1回ずつ実施され、歯質強化に有効です。また、フッ化物の作用機序からつねに歯のまわりに低濃度フッ化物供給源があると高いう蝕予防効果が得られることから、乳幼児ではブラッシング後うがいができるようになるまでの期間、少量使用ですむ泡状フッ化物配合歯磨剤やフッ化物濃度100ppmのフッ化物スプレーを組み合わせて応用することは有効です。ブラッシング後にうがいができるようになれば、乳幼児用のフッ化物配合歯磨剤を応用します。また、乳歯萌出直後からフッ化物応用を開始することが重要です。

2）永久歯う蝕予防

　保育園、幼稚園、学校でのフッ化物洗口法（パブリックケア）と家庭でのフッ化物配合歯磨剤の応用（セルフケア）の併用導入がすすめられます。特に永久歯が萌出する4～5歳から併用すると有効です。ハイリスクの子どもにはシーラントを用いるとよいです。小林らは、リスクの高い児童にフッ化物洗口法を4歳から開始し、かつシーラントを組み合わせたところ小学6年生のDMFT指数が0.13に抑えられたと報告しています（図1）[7]。

表1　フッ化物歯面塗布による乳歯のう蝕抑制効果（参考文献2～6より引用）

報告者	塗布期間	実施方法	研究期間	う蝕抑制率
岸　洋志, et al（1993）	6ヵ月に1回	歯ブラシ・ゲル	2年間	50.1
佐久間汐子, et al（1987）	6ヵ月に1回	歯ブラシ・ゲル	2年間	30.8
清田義和, et al（1997）	6ヵ月に1回	歯ブラシ・ゲル	2年間	43.7
西田康文, et al（1994）	2ヵ月に1回	歯ブラシ・ゲル	2年間	69.5
小泉信雄, et al（1991）	6ヵ月に1回	APF塗布（綿球）	2.5年間	38.6

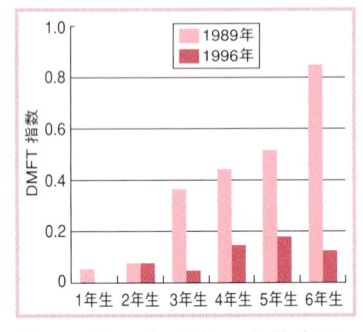

図1　リスクの高い小学生に、フッ化物洗口法にシーラントを組み合わせた場合のDMFT指数（参考文献7より引用）。

参考文献

1. 日本口腔衛生士会フッ化物応用委員会（ed）．フッ化物ではじめるむし歯予防．東京：医歯薬出版，2002．
2. 清田義和，et al．歯ブラシを用いたフッ化物ゲル歯面塗布法のう蝕予防効果．口腔衛生会誌　1997；47：307-312．
3. 岸　洋志，et al．歯ブラシを用いたフッ化物ゲル歯面塗布法によるう蝕予防効果．口腔衛生会誌　1993；43：394-395．
4. 佐久間汐子，et al．3歳児う蝕罹患状況に関わる多要因分析および歯科保健指導の効果に関する研究．口腔衛生会誌　1987；37：261-272．
5. 西田康文，et al．1地域におけるフッ化物ゲル歯面塗布法を中心とした乳歯う蝕予防管理システム．口腔衛生会誌　1994；44：474-475．
6. 小泉信雄，et al．地域歯科保健事業のう蝕抑制効果に関する研究　第2報　開始年齢による比較．口腔衛生会誌　1991；41：396-397．
7. 小林清吾，有川量崇，佐久間汐子，霞原明弘，宮崎秀夫，豊島義博．わが国で実現可能なう蝕予防の最大効果．日本歯科評論　1998；669：9-11．

第3部

ホームケアにおけるフッ化物応用

1　一般販売のフッ化物配合歯磨剤

西田まりこ

第3部 ホームケアにおけるフッ化物応用 1

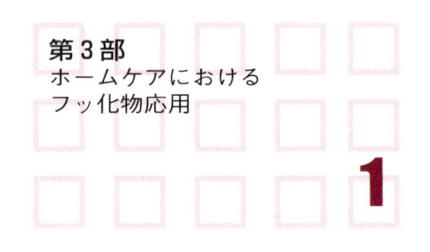

一般販売のフッ化物配合歯磨剤

西田まりこ●ライオン歯科材株式会社・歯科衛生士

1 歯磨剤の機能について

図1[1]は、日本人のブラッシング回数の推移を示したものです。これによると、1日2回以上ブラッシングする人が増加し、1日1回以下の人が減少する傾向にあることがわかります。このように日本ではブラッシングが習慣化されており、その際に、歯磨剤を併用するのが一般的です。しかし皆さんの中には、患者さんに「爽快感や泡立ちにより、プラークが除去できていないのに磨いた気分になってしまうので、歯磨剤は使用しない方がよいでしょう」とアドバイスしている方もいらっしゃるのではないかと思います。果たして、この助言は適切でしょうか？

フッ化物配合歯磨剤は、フッ化物製剤であるとともに、種々の成分からなる歯磨剤でもあります。そこでまずは、一般的な歯磨剤の機能を再確認しましょう。

1) 歯ブラシによるプラーク除去を助け、プラーク再付着を抑制する効果

歯面に強固に付着しバイオフィルムとなっているプラークを歯ブラシで除去するには、歯磨剤の併用が効果的であることが示されています（図2）[2]。

また、歯磨剤の使用によりプラークの再付着が抑制されることも確認されています（図3）[3]。さらに、歯磨剤の有効成分として含まれる殺菌剤もプラークの再付着を抑制することが知られています。

2) ステイン除去効果

歯ブラシだけでブラッシングしていると、有色性の沈着物（ステイン）が歯面に蓄積し、歯本来の白さを維持できません。歯磨剤に含まれる研磨剤には、ステインなどを取り除き、歯本来の色を取り戻す作用があります。

以前の研磨剤は、エナメル質の摩耗性から使用を敬遠される傾向にありましたが、現在の一般的な歯磨剤に含まれている研磨剤は、含有量そのものが少ないだけでなく、研磨性も低下しているため、通常の使用では過度の研磨を心配する必要はありません。そのため、中には「研磨剤」ではなく「清掃剤」と成分名を記載して誤解を防いでいるものもあります。

3) 口臭予防効果

歯磨剤には、口腔内全体を清潔にすることによる口臭の除去や防止といった実際的な機能もあります。これは歯磨剤に含まれている香料によるマスキング効果（隠蔽効果）だけでなく、界面活性剤などによる発生源の洗浄や細菌の働きの抑制などの作用によることが示唆されています[4]。

2 歯磨剤成分の安全性と作用

歯磨剤は人体に使用される製品であるため、薬事法で品質、安全性などが厳しく規制されています。それゆえ、配合成分は食品に広く使用されているものなど

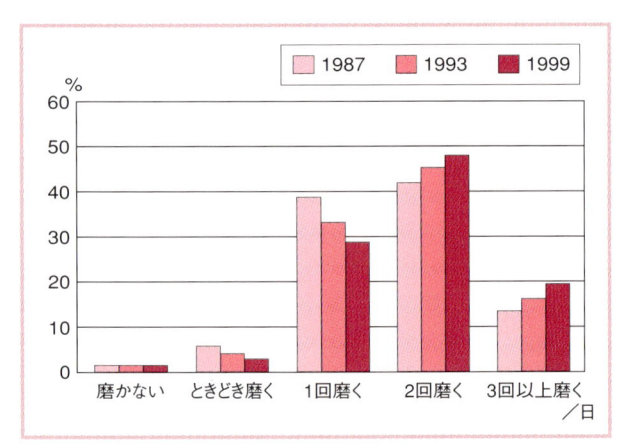

図1 歯ブラシ使用状況の回数別による年次推移（参考文献1より引用改変）。

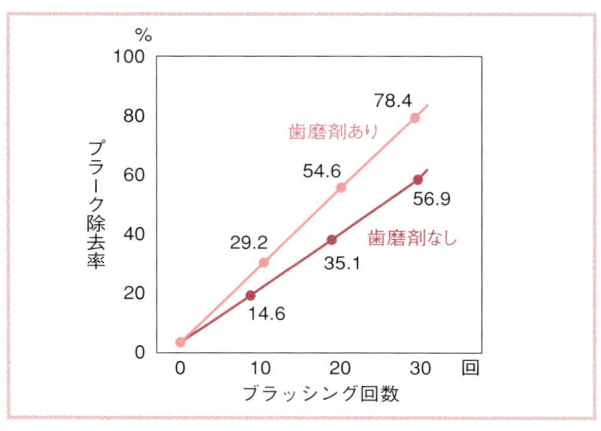

図2 歯磨剤の有無とプラーク除去率（平滑面での比較）（参考文献2より引用）。

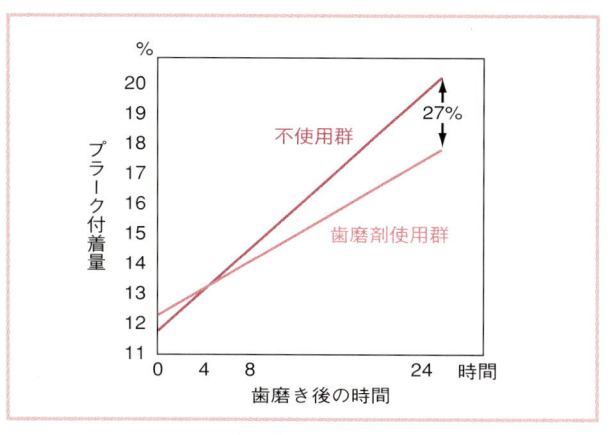

図3 ブラッシング24時間後のプラーク付着量（平滑面での比較）（参考文献3より引用）。

であり、科学的根拠に基づいて安全性が保証されています。また、たとえ誤飲しても問題のないように、数多くの実験が行われ、その安全性は十分に確認されています。歯磨剤の主要成分の作用を次ページ表1に示しました。製品によって配合成分、配合の割合は異なります。

3 薬事法によるフッ化物配合歯磨剤の位置付け

1）医薬部外品歯磨剤としてのフッ化物配合歯磨剤

歯磨剤は、薬事法により薬用成分を含まない歯磨剤の基本成分のみで成り立っている「化粧品歯磨剤」と、薬用成分を含む「医薬部外品歯磨剤」の2つに分類されています。どちらも効能・効果を表示することができるので、「化粧品歯磨剤」であっても「むし歯を防ぐ」と表示ができます。これは、歯磨剤のプラーク除去効果が、う蝕予防に通じるためだと思われます。これに対して「医薬部外品歯磨剤」であるフッ化物配合歯磨剤は、「むし歯の発生および進行の予防」と表示できますが、一般消費者にとっては、「化粧品歯磨剤」の「むし歯を防ぐ」の表示と区別ができません。

そこで歯科専門家は、消費者にフッ化物配合歯磨剤の有効性などの情報を伝える必要があります。その際には、患者さんに一般販売の歯磨剤について、普段何を使用しているかを聞いたうえで、アドバイスの内容を考えなければなりません。

2）一般販売の歯磨剤としてのフッ化物配合歯磨剤

一般販売の歯磨剤は、スーパーや薬店・薬局で入手できるものであり、消費者の好み（悩み解決・話題性・値段・パッケージのデザイン・爽快感・香味など）によって選択して使用する商品です。企業は、消費者のいろいろなニーズに応えようと、よりよい成分の開発研究を続け、特長のある製品を多数開発しています。その中でフッ化物配合歯磨剤は、歯磨剤市場の88％（2004年（財）ライオン歯科衛生研究所調べ）を占めており、一般的に使用されています。

しかし歯磨剤を選ぶ消費者は、「う蝕予防にフッ化物が良い」ということは認識できていても、「なぜ良いのか」まで理解している人は少ないようで、「う蝕予防のために積極的にフッ化物配合歯磨剤を選ぶ」という意識にはつながっていないのが現状です。歯磨剤はすべて同じだと思っている人がほとんどだといえます。

そこで、一般販売されている歯磨剤のフッ化物によるう蝕予防効果を高めるために、まず、使用中の歯磨剤は何かを患者さんに聞き、以下の点に注意してアドバイスしましょう。

（1）フッ化物配合の有無の確認

成分表示の薬用成分の欄に、「フッ化ナトリウム（NaF）」「モノフルオロリン酸ナトリウム（Na_2PO_3F、MFP）」「フッ化第一スズ（SnF_2）」と表示されていればフッ化物配合の製品です。フッ化物が配合されていない歯磨剤

第3部 ホームケアにおけるフッ化物応用

表1 歯磨剤の成分と作用(参考文献3より引用)

		成分	作用
基本成分	研磨剤 (基礎剤)	・リン酸水素カルシウム ・水酸化アルミニウム ・無水ケイ酸　など	歯の表面を傷つけずに、プラークやステインなどの汚れを除去する。
	湿潤剤	・グリセリン ・ソルビット　など	歯磨剤に適度の湿り気を与え、乾燥を防ぐとともにクリーム状の形を与える。
	発泡剤	・ラウリル硫酸ナトリウム　など	口中に歯磨剤成分を拡散させ、歯や口腔内の汚れと細菌の除去を助ける。
	粘結剤	・カルボキシメチルセルロース ・アルギン酸ナトリウム　など	粉体と液体成分との分離を防ぎ、かつ練り歯磨剤にクリーム状の形を与える。
	香味剤	・香料(ペパーミントタイプなど) ・サッカリンナトリウム　など	爽快感を与え、歯磨剤を使いやすくし、香味の調和を図る。
	着色剤	・法定色素	色調を整える。
	保存料	・パラベン　など	酸化や変敗を防ぎ、安定に保つ。
薬用成分		・フッ化物、抗炎症剤、殺菌剤、酵素　など	各配合成分に応じた薬効が期待される。薬事法で認可されている成分だけ配合でき、新規の薬用成分は、中央薬事審議会の厳重な調査を経て、承認を受けてから使用される。

でも「むし歯を防ぐ」と記載できますので、必ずフッ化物が配合されているか確認しましょう。

(2)剤型

フッ化物が口腔内のすみずみまでいきわたるように、フッ化物が分散しやすい剤型であるかどうかを確認しましょう。厚生省の通知[5]により、現在日本では、液体の剤型にはフッ化物の配合が認められていないため、口腔内でフッ化物が分散しやすい軟らかいペーストなどを選ぶようにアドバイスしましょう。

(3)香味

ブラッシング途中での吐き出しを最小限にし、長時間ブラッシングを可能にし、かつ洗口量も少なくて済むマイルド(低香味)な味を選ぶようにアドバイスしましょう。

(4)発泡量

あまり泡立ちがよいとブラッシングの邪魔になってしまうので、妨げにならない程度の泡立ちのものを選ぶようにアドバイスしましょう。

(5)フッ化物濃度

フッ化物濃度500ppm未満の歯磨剤の相対的な有効性については、明らかにされていませんので注意が必要です[6]。一般販売の歯磨剤では、フッ化物の配合濃度を記載している商品はほとんどありませんが、大部分は、薬事法の配合上限の1,000ppm付近のフッ化物を含んでいるため、どの製品を選んでも問題はないと考えられます。

参考文献

1. 厚生省医政局歯科保健課(ed). 歯科疾患実態調査報告. 1999.
2. 栗山純雄, et al. 歯ブラシ植毛部の状態による歯垢除去効果について　第3報. 小児歯科学雑誌　1986;24(3):548.
3. 飯塚寛一, et al(eds). 歯磨剤を科学する－保健剤としての機能と効果. 東京:学健書院, 1994.
4. 三畑光代, et al. 歯磨剤および歯磨剤中の発泡剤が歯口清掃効果に及ぼす影響. 口腔衛生会誌　2000;50(3):361.
5. 厚生省薬務局長通知. 薬発第241号. 1994(3月15日).
6. 高江洲義矩(監修). フッ化物と口腔保健. 東京:一世出版, 1995.

第4部

プロフェッショナル指導による
ホームユースでのフッ化物応用

1　歯科医院専売フッ化物配合歯磨剤　　西田まりこ
2　フッ化物洗口　　　　　　　　　　　浪越建男

歯科医院専売フッ化物配合歯磨剤

西田まりこ●ライオン歯科材株式会社・歯科衛生士

1 フッ化物配合歯磨剤によるう蝕予防

1）フッ化物の働き

　従来、フッ化物がう蝕を予防するメカニズムは、エナメル質にフッ化物が取り込まれ、フルオロアパタイトという酸に溶けにくい歯質をつくることによるもの、と考えられていました。しかし、歯の周囲に存在する低濃度のフッ化物により、再石灰化が促進されることが主要なメカニズムであることが次第にわかってきました。

　図1は、この事実を示した代表的な研究結果です[1]。対象は、フッ化物濃度が「32,000ppmのサメの歯」と「1,270ppmのヒトの歯」「0.2％NaF洗口液を使用した1,270ppmのヒトの歯」であり、エナメル質を口腔内に4週間留置したときの脱灰量（ミネラル喪失量）を比較しました。その結果、サメよりもヒトの歯の脱灰量が多くなったものの、ヒトの歯でも毎日0.2％NaFフッ化物洗口液を使用した場合は、サメの歯の脱灰量よりも少なかったのです。

　このことから、フッ化物応用により口腔内にある程度のフッ化物濃度を保持することが、より重要であることがわかりました[2]。この再石灰化促進濃度は、0.05ppmF以上であることがわかっています。そこで、口腔内が脱灰しやすい環境に傾く食事後や就寝前にフッ化物を供給できるフッ化物配合歯磨剤は、合理的なフッ化物の応用法として注目されています。

　フッ化物配合歯磨剤によるう蝕予防効果は20〜30％といわれますが、これは、2〜3年間という短期の臨床試験の結果です。そこで、フッ化物配合歯磨剤を長期継続して使用した場合を仮定して、20〜30％のう蝕予防効果を複利算すると、20年間の使用で約60％に上昇し、最大の予防効果を示す水道水フッ化物添加に匹敵することが示唆されています[3]。したがって、継続的にフッ化物配合歯磨剤を使用することは、う蝕予防に大きな意義を持つといえます。

　また最近では、新しく開発された初期う蝕検出器（QLF）を使用して、フッ化物配合歯磨剤の使用により初期う蝕が再石灰化修復されることが立証されています。口腔内に1ヵ所以上の初期う蝕がある67名に対して、1日2回、0.5g〜1.0gのフッ化物配合歯磨剤を使

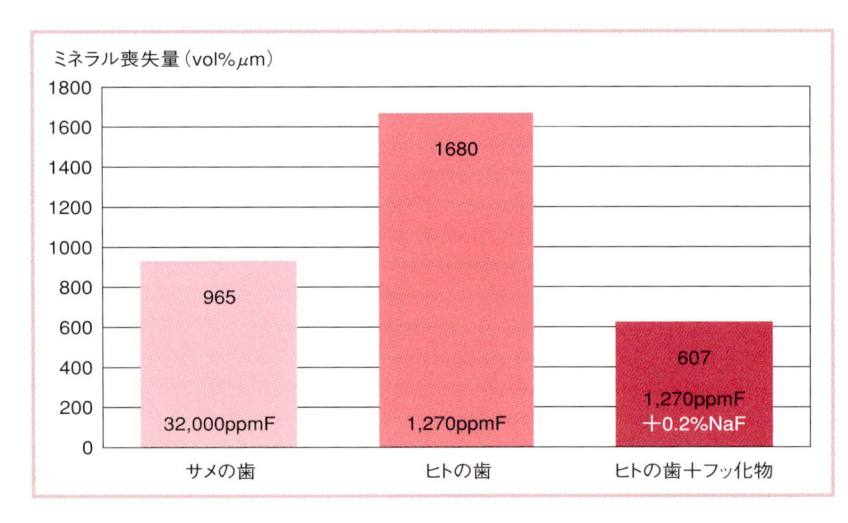

図1　フッ化物濃度の異なるサメとヒトのエナメル質を口腔内に4週間放置したときの脱灰量の比較（参考文献1より引用）。

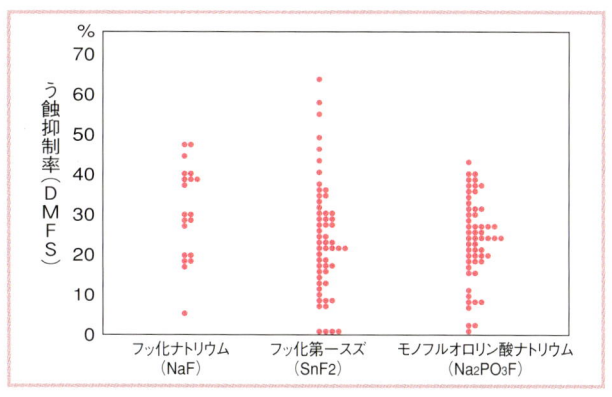

図2 フッ化物配合歯磨剤によるう蝕予防効果（1965〜1984年の文献中、複数のフッ化物の使用や、他のフッ化物応用や抗菌剤を併用したものを除いた1年以上の臨床研究をまとめた）（参考文献5より引用）。

表1 各種フッ化物と歯磨剤用各種研磨剤との適合性（参考文献6より引用）

フッ化物	組み合わせ可能な研磨剤
モノフルオロリン酸ナトリウム（Na_2PO_3F）	すべての研磨剤
フッ化ナトリウム（NaF）	無水ケイ酸 ピロリン酸カルシウム 不溶性メタリン酸ナトリウム
フッ化第一スズ（SnF_2）	フッ化ナトリウムに同じ

用したブラッシングを1年間実施したところ、初期う蝕の改善が認められた人は全体の87.5％、逆に初期う蝕が進行した人は6.3％、変化がみられなかった人は6.4％という結果でした[4]。

日本のフッ化物配合歯磨剤に使用されるフッ化物は、「フッ化ナトリウム（NaF）」「モノフルオロリン酸ナトリウム（Na_2PO_3F、MFP）」「フッ化第一スズ（SnF_2）」の3種類ですが、図2に示すようにどの種類でもう蝕予防効果に差のないことが明らかです[5]。

現在、日本において歯磨剤に配合できるフッ化物濃度は、1,000ppm以下と規定されています。フッ化物濃度1,000ppmに相当する各フッ化物配合歯磨剤の配合限度量は、「フッ化ナトリウム」では0.22％、「モノフルオロリン酸ナトリウム」では0.76％、「フッ化第一スズ」では0.41％です。また、歯磨剤にどの種類のフッ化物を配合するかは、研磨剤との相性も関係します（表1）。

2）フッ化物機能を最大限に発揮するために

歯科専売のフッ化物配合歯磨剤は、上記のフッ化物の再石灰化促進作用を最大限に発揮できる組成や剤型を考えて開発されています。歯科専売品が、再石灰化促進作用に特化できたのは、効果的な使用方法を歯科医師あるいは歯科衛生士が患者さんへアドバイスできることが大きなポイントです。

ですから私たちは、フッ化物の濃度や商品特性などの情報を提供し、商品の効果的な使用方法をアドバイスできるようにする必要があります。歯科専売品のフッ化物配合歯磨剤の使用にあたっては、再石灰化促進に有効なフッ化物をできるだけ長時間口腔内に保持させるために、以下のような特性を考慮しましょう。

（1）口腔内でフッ化物が分散しやすいソフトペーストの使用

ソフトペーストと練り状歯磨剤を同一条件で使用し、一定時間経過後の口腔内フッ化物濃度を測定した結果を次ページ図3に示します。分散性の高いソフトペーストの方が、一般的な練り状タイプよりフッ化物の分散性に優れ、口腔内のフッ化物濃度を再石灰化促進濃度以上に長時間保持できることがわかります。

（2）途中の吐き出しや洗口量を少なくするための低香味・低発泡性の使用

20ページ図3（Q&A）でも示したように、洗口回数や時間が少ないほど、長時間にわたって口腔内で再石灰化促進濃度以上にフッ化物濃度が保持されることがわかっています。フッ化物配合歯磨剤使用後の洗口量によるう蝕増加率を調べた実験でも、洗口量によってう蝕予防効果が異なり、少量洗口はDMFSの減少に有効であることが証明されています（次ページ図4）。

そして、これらのフッ化物配合歯磨剤をさらに有効利用するためには使用方法も重要です。自分の歯を保有するすべての人は、1日2回以上フッ化物配合歯磨

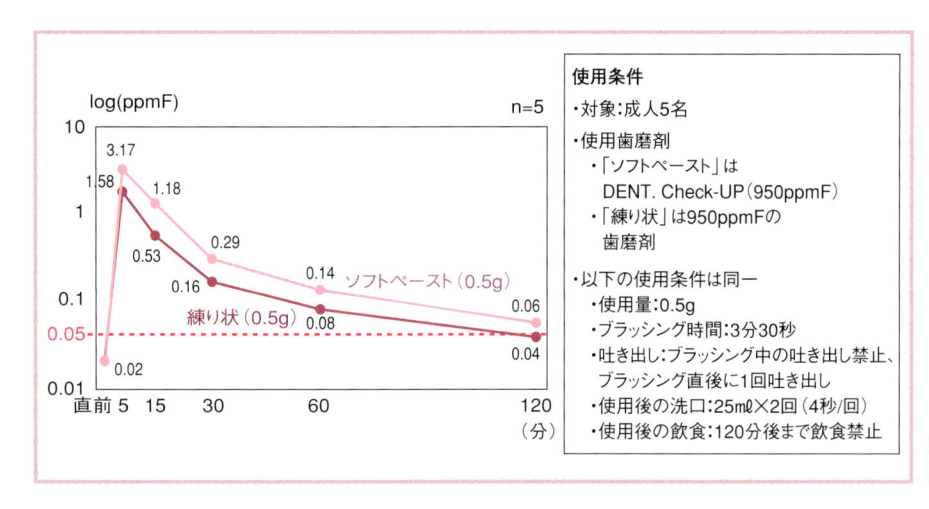

第4部 プロフェッショナル指導によるホームユースでのフッ化物応用

図3　歯磨剤型と口腔フッ化物濃度（参考文献7より引用）。

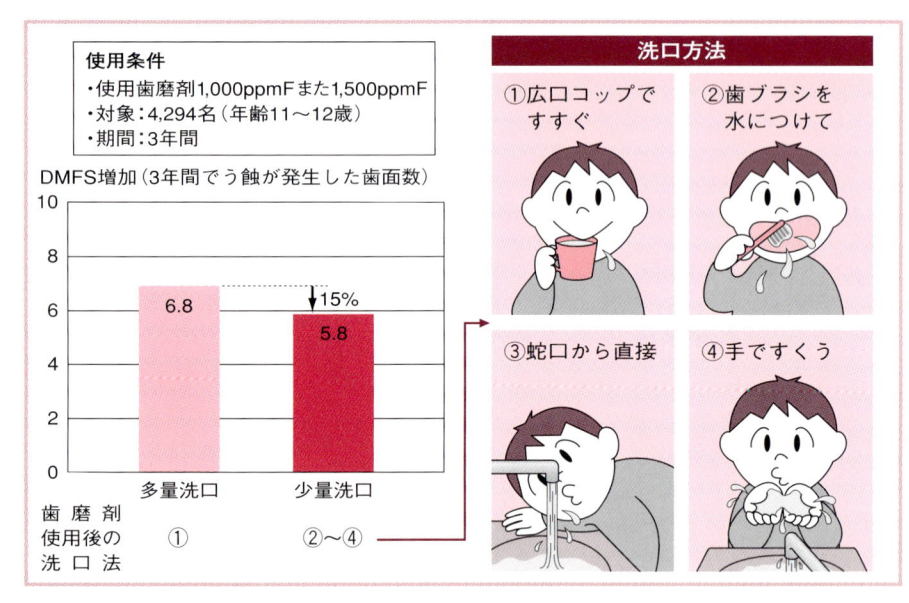

図4　洗口量の違いによるう蝕予防効果（参考文献8より引用）。多量洗口・少量洗口の区別は、図のような洗口方法を被験者に示し、被験者の歯磨剤使用後の洗口方法にもっとも近いものを選択させた。

剤の使用が必要です。図5に示すように、フッ化物配合歯磨剤の1日の使用回数が多いほどう蝕予防効果が高くなることが確認されています。

使用のタイミングは、う蝕が発生しやすい環境がつくられる「就寝前」および「毎食後」が適当です。就寝前のブラッシングは、できるだけ就寝直前に行うことが望まれます。就寝直前に950ppm濃度のフッ化物配合歯磨剤を使用すると、就寝中は唾液分泌が低下するため翌朝まで口腔内に効果的なフッ化物濃度0.05ppm以上を保持しやすく、う蝕が発生しやすい就寝中のう蝕予防に効果的です（図6）。

しかし、基本的に歯磨剤は吐き出すものですから、吐き出しがきちんとできる3～4歳になってから使用しましょう。この年齢以下の子どもでは、特にペースト状のフッ化物配合歯磨剤の場合、使用量の全量を飲み続けると、永久歯前歯部に「歯のフッ素症」が発現する可能性があるので注意が必要です。ただし、十分吐き出しができない幼児にもフッ化物配合歯磨剤のメリットを活かすために、仕上げ磨きの際に万が一飲みこんでも安全な量のフッ化物配合歯磨剤でブラッシングし、磨き終わった部分をティッシュペーパーで拭き取るという方法もあります。

3）年齢とフッ化物濃度

先に述べたように、過量のフッ化物を長期間継続して飲み込んだ場合、6歳未満の幼児では、永久歯に「歯

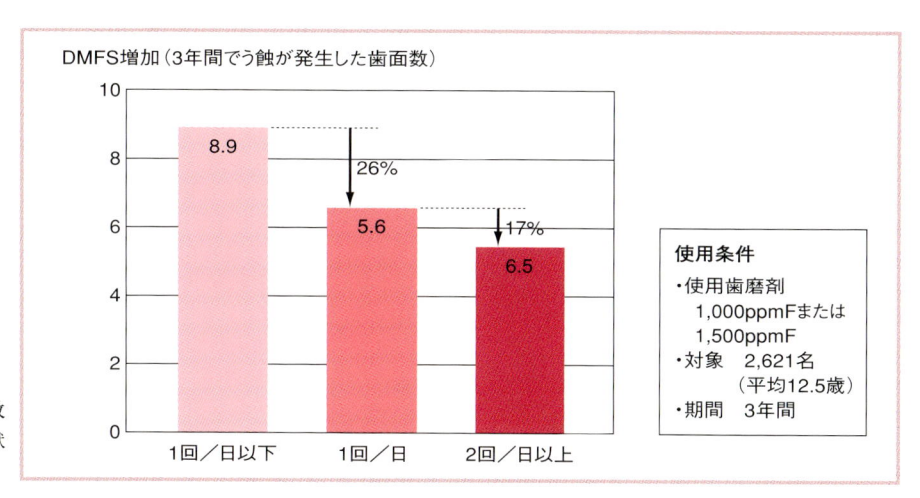

図5 フッ化物配合歯磨剤使用回数の違いによるう蝕予防効果(参考文献8より引用)。

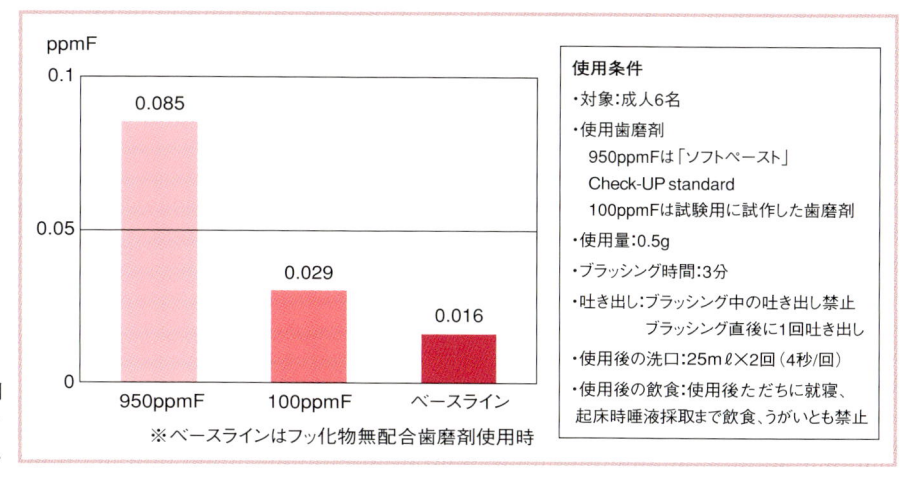

図6 フッ化物濃度の異なる歯磨剤使用後の起床時における唾液中フッ化物濃度の違い(参考文献9より引用)。

のフッ素症」が発現するリスクがあるため、フッ化物の使用量をコントロールすることが大切です。

「歯のフッ素症」のリスクを低減するために、フッ化物濃度を500ppmに設定したフッ化物配合歯磨剤も販売されています。

しかし、フッ化物濃度500ppmは950ppmより再石灰化促進作用が低いため、「歯のフッ素症」が発現する恐れのない6歳以上や吐き出しがきちんとできる6歳未満の幼児では、1,000ppmに近いフッ化物配合歯磨剤を推奨しましょう。

4)フッ化物配合歯磨剤を用いたブラッシング方法

続いて、フッ化物配合歯磨剤を用いた具体的なブラッシング法を紹介します。まず、適量の歯磨剤を歯ブラシにとり、歯面全体に広げます。「適量」とは、吐き出しが十分できない小児の安全性も考慮して、各年齢に応じたサイズの歯ブラシの植毛部の長さを目安とします。ただし、歯磨剤チューブの口径が大きい場合は、歯ブラシ植毛部半分の長さに相当する量にしましょう。なお、「毛先に少し」の使用量では、再石灰化に有効なフッ化物の口腔内保持時間が少なくなってしまいます。一方、極端に多すぎる場合も、口腔外に吐き出されてしまい、せっかく供給したフッ化物が活用されないこともあるので注意しましょう。

このように、フッ化物配合歯磨剤を日常的に使用するという視点から、歯ブラシに適切な量の歯磨剤をつけるといった現実的な指導も、患者さんのコンプライアンスを上げる意味で重要です。

そしてブラッシング中は、歯磨剤と唾液の懸濁物の吐き出しは最小限に抑え、ブラッシングが終了したら少量の水で洗口します(3~4秒間を1~3回)。その後、

1時間くらいは飲食を控えましょう。

2 ダブルブラッシングのすすめ

ここまで、フッ化物配合歯磨剤を用いた指導方法を述べてきましたが、以下のような人には、どのようにアドバイスたらよいでしょうか？

①歯磨剤そのもの（特に研磨剤、香味剤、発泡剤）を嫌う人

②フッ化物配合歯磨剤使用後に、唾液や歯磨剤の懸濁物を洗口によって十分に洗い流したい人

③寝かせ磨きなどをしていることから、歯磨剤の多くを飲み込んでしまう人

このような人は、口腔内に有効濃度以上のフッ化物を保持することが難しい状況にあるため、ダブルブラッシングをおすすめしています。まず1回めは、ファーストブラッシングとして歯磨剤そのものを用いずに磨き（またはフッ化物配合歯磨剤を用いてもよい）、納得いくまでプラークを除去し、その後十分に洗口して懸濁物を吐き出します。次に、セカンドブラッシングとして、歯ブラシにフッ化物配合歯磨剤をつけて歯に適用します。そうすることで、フッ化物配合歯磨剤のメリットを活用することができるのです。

セカンドブラッシングは、フッ化物を口腔（特に歯面）に適用することが目的です。そのため、適量を歯ブラシに取り、30秒程度でフッ化物を歯面に延ばしたら、その後軽く洗口して終了します。積極的にフッ化物を口腔内に保持するためには、研磨剤が配合されていないジェル状や泡状の歯科用フッ化物配合歯磨剤もすすめられます。この方法は、う蝕リスクの高い方にも適用できます。

3 フッ化物配合歯磨剤使用における歯科衛生士の役割

歯科専門家は、患者さんのリスクを把握し、リスクに応じた有効成分を選択し、効果的な使用方法をアドバイスする立場にあります。そのためには、的確な情報を患者さんに伝えていくことができるようにスキルアップすることも私たち歯科衛生士の大きな役割となります。今日では、一般市場でも歯科専売でも多くの種類のフッ化物配合歯磨剤が発売されていますので、的確な情報を伝える一助として、私たちもいろいろな製品を自分自身で試し、確認しておく必要があります。

患者さんは、歯磨剤はどれも同じだと考えている人や、フッ化物はう蝕予防のためになるとなんとなく知っているだけという人が多くみられます。この現状を考え、まずは低濃度のフッ化物を日常的に継続して使用してもらうことで効果を発揮するという情報を伝え、そのうえで、毎日実践できるコンプライアンスの高いセルフケア製剤を患者さんに提案し、アドバイスしていきましょう。

参考文献

1. Ogaard B, Rolla G, Ruben J, Dijkman T, Arends J. Microradiographic study of demineralization of shark enamel in a human caries model. Scand J Dent Res 1988；96（3）：209-211.
2. Fetherstone JDB, et al. Laboratory and human studies to elucidate the mechanism of action of fluoride-containing dentifrices. In：Embery G, et al. Clinical and biological aspects of dentifrices. London：Oxford Medical Publications, 1992：41.
3. Scheie AA. Dentifrices in the control of dental caries. In：Embery G, et al (eds). Clinical and Biological Aspects of Dentifrices. London：Oxford universuty press, 1992：29.
4. 上村参生, et al. QLFを用いた初期う蝕に及ぼすフッ素配合歯磨き剤の影響について. 口腔衛生会誌　2003；53（4）．
5. Murray JJ, et al. Chapter 9：Fluoride toothpastes and dental caries. In：Murray JJ, et al. Fluorides in caries prevention 3rd edition. London：Wright, 1991：127.
6. 可児瑞夫（監修）．「歯科衛生士」別冊　これ一冊でわかるフッ化物の臨床応用　ホームケアとプロフェッショナルケアのすべて．東京：クインテッセンス出版，1996．
7. 下井戸さよ, et al. ソフトペーストタイプ フッ化物配合歯磨剤使用後の唾液中フッ素保持について. 口腔衛生会誌　1996；46：474.
8. Chestnutt IG, et al. The influence of toothbrushing frequency and post-brushing rinsing on caries experience in a caries clinical trial. Community Dent Oral Epidemiol 1998；26（6）：406.
9. 下井戸さよ．ホームケア用フッ化物製剤のう蝕予防性について．神奈川歯学　1999；34（1）：43.

第4部 プロフェッショナル指導によるホームユースでのフッ化物応用

フッ化物洗口

2

浪越建男●浪越歯科医院・歯科医師

フッ化物洗口は簡単かつ短時間で実施でき、幼児から成人、高齢者まで広く応用できるう蝕予防法です。また、洗口液のフッ化物濃度が低く、使用量も少ないため安全性が高く、特に平滑面でのう蝕予防効果に優れています。う蝕好発期、う蝕ハイリスク患者に対しては特に導入すべき予防法です。

1 フッ化物洗口のう蝕予防効果

フッ化物洗口のう蝕予防効果は、洗口開始年齢と洗口期間に影響するといわれています（37ページ表4）。6～12歳までの小学校で6年間実施した場合は、30～50%のう蝕予防効果が得られ、4歳から～14歳まで継続実施した場合は、70～80%に予防効果が増加することが確認されています[1]。

また、フッ化物洗口に用いる低濃度のフッ化物溶液を、萌出直後の歯に繰り返し長期間作用させると、脱灰に強い抵抗性を獲得し、フッ化物洗口をやめた後でも、その効果が持続することが明らかになっています。4歳から中学卒業までフッ化物洗口を継続実施し、洗口終了後20歳の時点で評価をすると、フッ化物洗口未実施の20歳に比較して50～58%のう蝕予防効果を示したという報告があります[2]。

フッ化物洗口のう蝕予防効果が特に発揮されるのは平滑面で、小窩裂溝う蝕に対してはシーラントと組み合せると、高いう蝕抑制効果が期待できます[1]。成人に対するフッ化物洗口の効果に関する研究[3]によれば、全歯面で約38%、臼歯部平滑面で約48%、エックス線診断では臼歯部隣接面で39%のう蝕予防効果が報告されています。さらに、高齢者に多発する根面う蝕予防にも効果的であることが明らかになっています[4]。

2 フッ化物洗口剤

フッ化物洗口液を作るには、市販されている製剤を用いる方法と、秤量されたフッ化ナトリウム試薬を使用する方法とがあります。作製された洗口液は普通薬ですが、粉末状の製剤そのものは劇薬扱いになるので、保管などには十分気をつけることが必要です。

1）市販されている製剤

ミラノールとオラブリスの2種類があり、フッ化ナトリウムを主成分とした粉末状の製剤で、指定の溶解容器とセットで販売されています（次ページ図1、2）。いずれも250ppmFと450ppmFに調整が可能で、説明書の指示にしたがって洗口液を作製します。フッ化物洗口における効果的な洗口頻度とフッ化物濃度の組み合わせは決まっていますが（次ページ表2）、効果に大きな差はありません。家庭で行う場合は毎日法がすすめられ、その場合の濃度は、250ppmF溶液を選択します。

2）フッ化ナトリウム粉末

フッ化ナトリウム粉末（特級あるいは1級の試薬）を秤量して使う方法で、秤量するには歯科医師免許、薬剤師免許、医師免許が必要です。製品化されているものより安価であるため、集団応用の場合によく利用されます。

3 フッ化物洗口の実際

ブクブクうがいのできる幼児（4歳頃）から、生涯を通じての利用が望まれます。少なくとも4歳から中学卒業までは継続すべきです。習慣化するまでは、毎日洗口ができたかどうか確認するようにしましょう。以下に家庭における毎日洗口法の手順を示します。
①薬剤を指定量の水に溶かして洗口液を作る

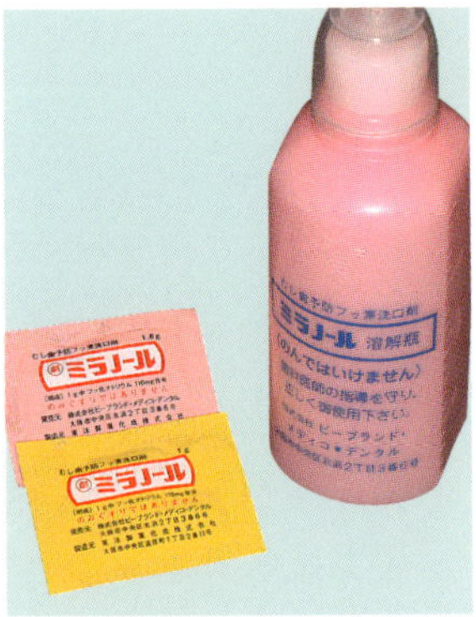

第4部 プロフェッショナル指導によるホームユースでのフッ化物応用

図1　ミラノール®。

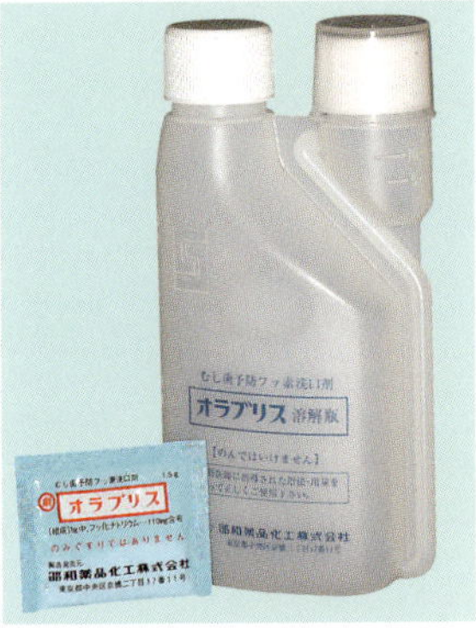

図2　オラブリス®。

表2　フッ化物洗口の洗口頻度とフッ化ナトリウム濃度

実施場所	洗口回数	フッ化ナトリウム濃度
家庭	毎日1回	0.056% NaF（250ppmF）
保育園・幼稚園	週5回	0.056% NaF（250ppmF）
小学校・中学校	週1回	0.2% NaF（900ppmF）

②洗口液1回分をコップに注ぎ分ける
③全量を口に含み歯面全体にいきわたるようブクブクうがいを30秒間行う
④30秒間経過したら、コップあるいは流しに吐き出す
⑤洗口後30分間の飲食、うがいを避けるように指導する

4 他の局所応用との組み合わせ

　複数のフッ化物応用を組み合わせて実施すると、一般的には単独の応用よりも高い効果をもたらすといわれています[5]。現在日本では全身応用が採用されていないため、複数の他の局所応用を組み合わせて実施しても、フッ化物の過剰摂取にはなりません[6]。

　たとえば、毎日法（250ppmF）によってフッ化物洗口を行った場合、口腔内にフッ化物が残る量は約0.2mgとなります（表3）[7]。また歯磨剤の口腔内残留率を多く見積もって約30%とすると、1,000ppmのフッ化物配合歯磨剤を使用した場合は、約0.15mgのフッ化物が口腔内に残量することになります。この合計は、国際歯科連盟（FDI）が飲料水中のフッ化物濃度0.3ppm以下の地域（水道水フッ化物添加未実施地域）の3～5歳の子どもに推奨する1日のフッ化物投与量（23ページ表3）[8]より少なくなります[6]。したがって、フッ化物洗口とフッ化物配合歯磨剤を毎日使用しても、歯のフッ素症の危険性はありません。むしろ、組み合せることでう蝕予防効果はさらに高くなります。

　また、フッ化物歯面塗布の場合、約9,000ppmFの薬剤が使用され、1回の塗布による口腔内残留フッ化物量は1～3mgです。塗布対象児の体重が10kgとしても、急性中毒量20mg（2mg/体重1kg）より少なく、他のフッ化物応用と併用しても安全性は確保されています。なお、フッ化物歯面塗布は、1年間に数回の応用ですから慢性的な毒性を心配する必要はありません[2,6]。

5 6歳未満児への実施について

　世界保健機関（WHO）は、テクニカルレポート（Series No.846）、Fluorides and Oral Health（1994年）において、6歳未満の就学前児童を対象としたフッ化物洗口は、推奨できないとの見解を示しました[9]。

　これは、適正に実施されるフッ化物洗口ではフッ化物の口腔内残量は少量であり、歯のフッ素症発現に相当する量にはならないものの、6歳未満では、飲み込んでしまうなどの他の経路から摂取されるフッ化物が多く、総量によっては、歯のフッ素症を増大させるかもしれないとの危惧から発表されたものです。これに対して、日本口腔衛生学会フッ化物応用研究委員会は、WHOの見解と我国におけるフッ化物利用状況とを考察し、1996年に「就学前からのフッ化物洗口法に関する見解」を示しました[10]。そして、就学前からのフッ化物洗口開始の妥当性、必要性を明らかにしています。

　まず、フッ化物の全身応用がまったく行われていない我国では、他国で利用されている全身応用から摂取されるフッ化物量を差し引いて考える必要があります（図3）。またWHOの見解の背景となった研究は、洗口液を毎回全量飲み込むと仮定し、歯のフッ素症発現の可能性につ

50

表3 年齢別、フッ化物洗口経験期間別の口腔内残留フッ化物量（0.056%NaF、7mℓ、1分間洗口）（参考文献7より引用）

年齢	洗口経験	人数	残留フッ化物量	%
4歳児	1～2ヵ月	260	0.19mg	12.0
5歳児	8ヵ月	506	0.17mg	10.7

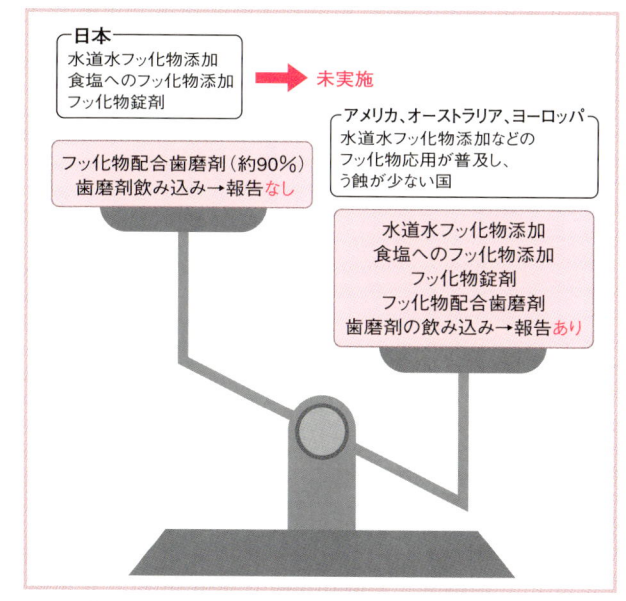

図3 他国と日本のフッ化物応用状況。

いて論じています。しかし、フッ化物洗口は洗口（ブクブクうがい）と吐き出しができるようになった子どもに実施するものですので、現実の実施状況とはかけ離れた議論といえます。

前述したように、洗口のできる4、5歳を対象とした調査結果（表3）では、フッ化物洗口時のフッ化物の口腔内残量は0.17～0.19mgで[7]、国際歯科連盟（FDI）が飲料水中のフッ化物濃度が0.3ppmF以下の地域（水道水フッ化物添加未実施地域）で推奨する1日の推奨フッ化物投与量の1/3程度です[8]。

さらに、就学前児（20kg）の見込み中毒量（5mgF/kg）は、100mgFを1度に飲み込んだ場合です。毎日法（250ppmF）のフッ化物洗口を行っている場合では、430mℓの洗口液に含まれるフッ化物量に相当し、これは1回5mℓ使用している場合の86人分になります[1]。

6 フッ化物洗口継続のための環境整備

フッ化物洗口の高い予防効果を最大限に発揮させるには、継続実施していくことがポイントになります。しかし、家庭での応用においては、継続できずに中断してしまうことがけっして少なくありません。その実態を把握するために、年齢に応じたフッ化物配合歯磨剤使用、フッ化物洗口の必要性を十分に患者にアピールしている診療所のリコール患者に、フッ化物洗口の継続状況について調査を行いました。

この診療室では毎月の総来院患者の4～5割をリコール患者が占め、フッ化物応用についてもパンフレットなどを使用して説明するなど、十分時間をかけて対応しています。また定期的なPMTC（PTC）や、フッ化物歯面塗布などの予防処置を行った際には、フッ化物洗口の実施や中断について確認し、さらに情報を提供するとともに、もし継続できないのなら、その理由を探るなど定着するよう心がけています。

次ページ図4は15歳以下のリコール患者の継続状況を表したものです。80名のうち34名（42.5%）は学校でフッ化物洗口を行っており、未実施（町外からの来院者）の46名のうち32名（70.0%）は個人的なレベルでのフッ化物洗口を実践できていました。このように、家庭内フッ化物洗口の実施率が高かったのは、リコール患者、あるいは患者の保護者がフッ化物洗口集団応用のう蝕抑制効果を知り、予防の重要性を認識しているためだと思われます。

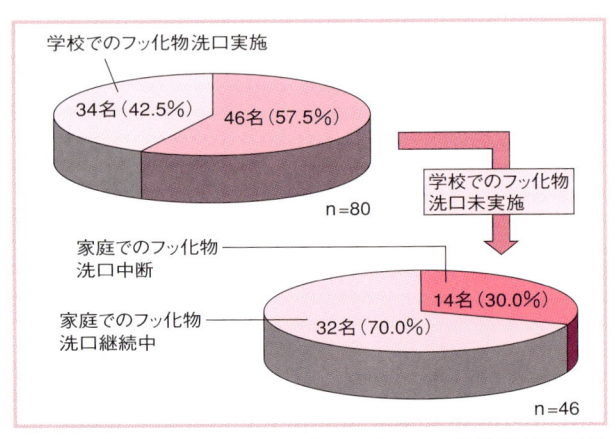

第4部　プロフェッショナル指導によるホームユースでのフッ化物応用

図4　15歳以下のリコール患者におけるフッ化物洗口継続状況（2000年12月18日〜2001年1月19日）。

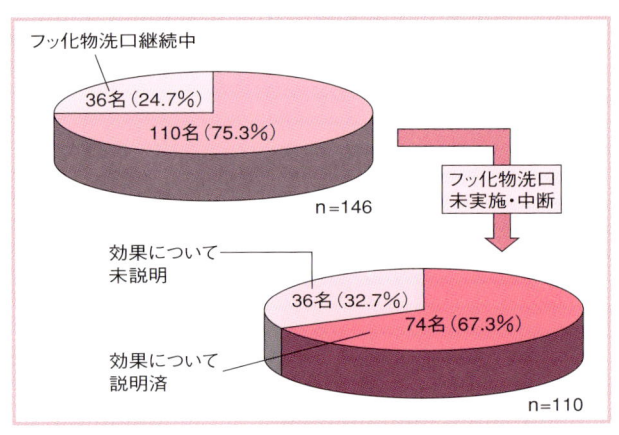

図5　16歳以上のリコール患者におけるフッ化物洗口継続状況（2000年12月18日〜2001年1月19日）。

症例 1

1998年9月・5歳（初診時）

図6a〜d　初診時、すべての臼歯と上顎前歯部に処置が行われていた。フッ化物の応用、食習慣の改善などを指導した。

2004年7月・10歳

図6e〜h　家庭でのフッ化物洗口、フッ化物配合歯磨剤の使用、定期的フッ化物塗布を行い、カリエスフリーである。

　一方、図5は16歳以上のリコール患者のフッ化物洗口の継続率を表しています。146名のうちの36名（24.7%）は継続できていましたが、110名（75.3%）は継続できていませんでした。また、継続できていないかった110名のうち、74名（67.3%）はフッ化物洗口の効果と必要性について十分説明を受け、理解していると答えていました。

　この調査結果からわかるように、フッ化物洗口を家庭で長期に継続していくためには、院内におけるより効果的な予防歯科のシステム作りが必要であるといえます。地域の児童・生徒全体のう蝕リスクの軽減を目指すのであれば、保育園、幼稚園、小・中学校をベースとしたフッ化物洗口の集団応用に参加できる環境をできるだけ広げていくことが必要だと思われます。

7　症例から見えるもの

　ここでは、フッ化物洗口を継続して行ったいくつかの症例をみていきましょう。症例1の小児と症例2の小児は、かつて同じ保育園に通っていました。症例1の来院のきっかけは、すでに来院していた症例2の小児にう蝕

症例 2

1999年5月・5歳

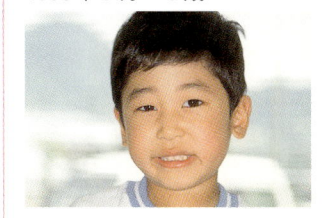

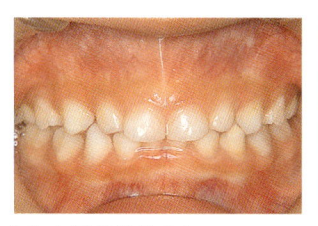

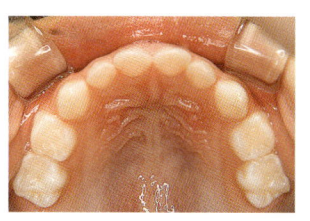

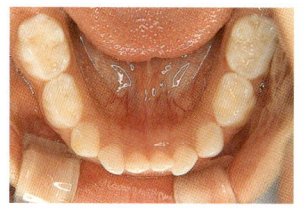

図7a〜d　低年齢時からのフッ化物応用が継続され、カリエスフリーの乳歯列である。食習慣なども問題がない。

2004年7月・10歳

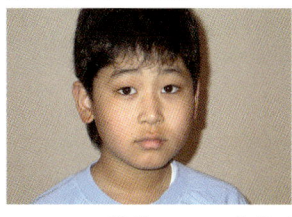

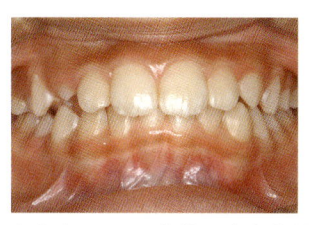

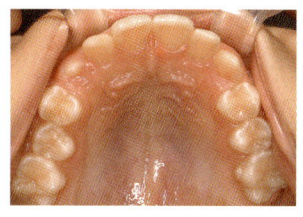

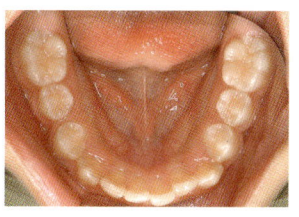

図7e〜h　学校でのフッ化物洗口と家庭でのフッ化物配合歯磨剤の使用、フッ化物塗布を行いカリエスフリーの永久歯列である。

症例 3

2002年4月・5歳

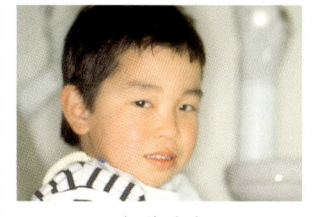

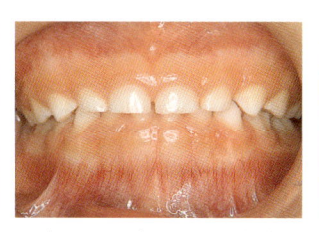

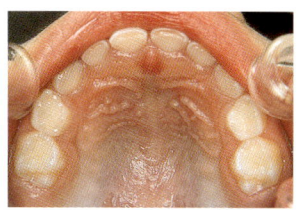

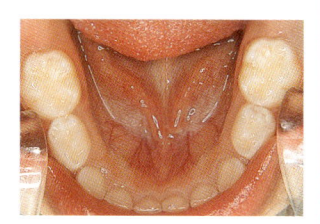

図8a〜d　初診時（1998年12月・1歳）からの適正なフッ化物の応用の継続により、乳歯列はカリエスフリーである。

2004年7月・7歳

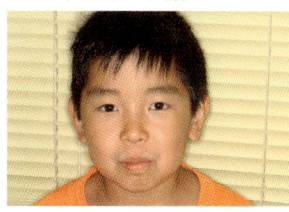

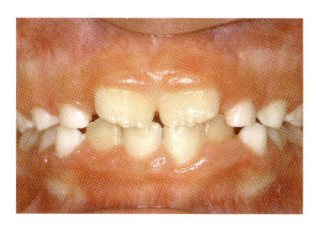

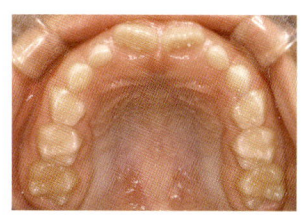

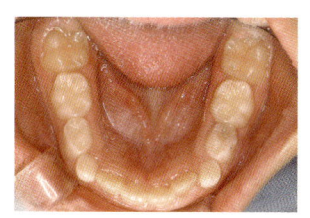

図8e〜h　混合歯列期に入り、萌出中の第一大臼歯にはフッ化物バーニッシュを使用する場合もある。

がなく、その主な要因の1つがフッ化物の適正な応用であることを母親が知ったことです。フッ化物応用の指導、食生活の指導などを行い、う蝕処置後はメインテナンスのために定期的（年3回）に通院しています。その間、ホームユースとして毎日のフッ化物洗口とフッ化物配合歯磨剤を使用し、カリエスフリーの永久歯列を達成することができました。一方、症例2の男児が現在通っている小学校では、フッ化物洗口（集団応用）が実施されているため、家庭ではフッ化物配合歯磨剤の使用だけでフッ化物洗口は行っていませんが、カリエスフリーの永久歯列を達成しつつあります。

症例3の児童は症例1の弟です。保護者がフッ化物の応用に十分理解を示し、初診日以来年齢に合ったフッ化物応用（3歳からはフッ化物洗口）を実施しています。

生涯を通じたう蝕や歯周病予防のためには、診療室における定期的メインテナンスが重要であることはいうまでもありません。しかしながら症例2の児童の通う小学校では、乳歯のう蝕経験が比較的多く、定期的に歯科医院に通院できていない児童でも、カリエスフリーの永久歯列を完成しているケースが多いことを考えると、う蝕予防においてフッ化物洗口が効果的であることは明らかです。

参考文献

1. 日本口腔衛生学会フッ化物応用委員会(ed). フッ化物応用と健康―う蝕予防効果と安全性―. 東京：口腔保健協会, 1998.
2. 日本口腔衛生学会フッ化物研究部会(ed). 口腔保健のためのフッ化物応用ガイドブック. 東京：口腔保健協会, 1994.
3. 郡司島由香. 成人におけるフッ化物応用による齲蝕予防効果. 口腔衛生会誌 1997；46：226-232.
4. Wallace MC, et al. The 48-month increment of root caries in an urban population of older adults participating in a preventive dental program. J Public Health Dent 1993；53(3)：133-137.
5. 日本口腔衛生学会フッ化物応用委員会(ed). 米国におけるう蝕の予防とコントロールのためのフッ化物応用に関する推奨(CDC). 東京：口腔保健協会, 2002.
6. 日本口腔衛生学会フッ化物応用委員会(ed). フッ化物ではじめるむし歯予防. 東京：医歯薬出版. 2002.
7. Sakuma S, et al.Fluoride mouth rinsing proficiency of Japanese preschool aged children.Int Dent J 2004；54：126-130.
8. Appendix B. Fluoride supplementation dose, in FDI Policy Statement on Fluorides and Fluoridation for the Prevention of Dental Caries. FDI Dental World 1993；MAY/JUN.
9. 高江州義矩(監修). フッ化物と口腔保健. 東京：一世出版, 1995.
10. 日本口腔衛生学会フッ化物応用委員会(ed). 就学前からのフッ化物洗口に関する見解. 口腔衛生会誌 1996；46：116-118.

第5部

プロユースにおけるフッ化物応用

1　フッ化物歯面塗布　　　　　　　浪越建男、大西祥子
2　メインテナンスプログラムとしてのフッ化物応用
　　　　　　　　　　　　　　　　　　　　　浪越建男
3　知覚過敏予防のためのフッ化物製剤の利用
　　　　　　　　　　　　　　　　浪越建男、大西祥子

第5部 プロユースにおけるフッ化物応用

フッ化物歯面塗布

浪越建男、大西祥子* ●浪越歯科医院・歯科医師、*歯科衛生士

　診療室において行う代表的なフッ化物応用としては、フッ化物の歯面塗布があげられます。専門家であれば、術式はもちろんのこと、効果や安全性などについても、十分な知識をもって対応していく必要があります。近年欧米においては、う蝕予防効果の高い非水溶性フッ化物歯面塗布剤であるフッ化物配合バーニッシュが高い評価を得ているようです。これらはDuraflor® vanish（5％NaF）、Duraphat® vanish（5％NaF）として販売されていますが、残念ながら日本国内では入手できません。ここではまず、国内で一般的に使用されている溶液・ゲルなどによるフッ化物歯面塗布について紹介し、バーニッシュに関しては後の項目で述べることにします。

1 フッ化物歯面塗布法と使用製剤

　塗布法としては、歯ブラシ法、綿球や綿棒などを用いる一般法およびトレー法があり、どれを採用するかによって使用製剤が異なってきます。適切な応用法を実行すれば、効果に変わりはありません[1〜5]。歯ブラシ法にはゲル、一般法にはゲルと溶液、トレー法にはゲルや泡状塗布剤を用います。塗布の要点は、歯面を唾液から隔離して塗布剤を接触させ（3分間が原則）、その後30分ほど洗口や飲食を控えさせることです。

1）歯ブラシ法

　歯ブラシの毛先にゲル剤をのせて歯面に塗布する方法です（図1）。主な使用薬剤としては、リン酸酸性フッ化ナトリウム（APF）ゲルである「フルオールゼリー®」が用いられます。

2）一般法

　綿球および綿棒に、溶液状あるいはゲル状のフッ化物製剤を浸して歯面に塗布する方法です（図2）。
　主な使用製剤としてはリン酸酸性フッ化ナトリウム（APF）溶液である「フローデンA液®」、APFゲルである「フルオールゼリー®」、2％中性フッ化ナトリウム溶液である「フルオールN液®」が用いられます。

3）トレー法

　既製のトレー（発泡スチロール製）または個々人にあわせたトレーにフッ化物やゲルをのせて歯面に接触塗布

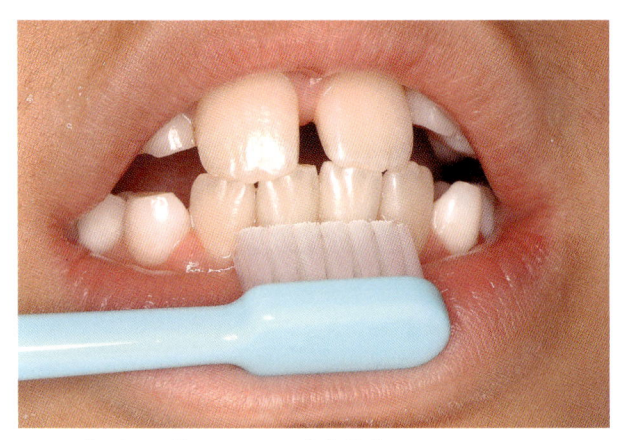

図1　歯ブラシ法によるフッ化物塗布。

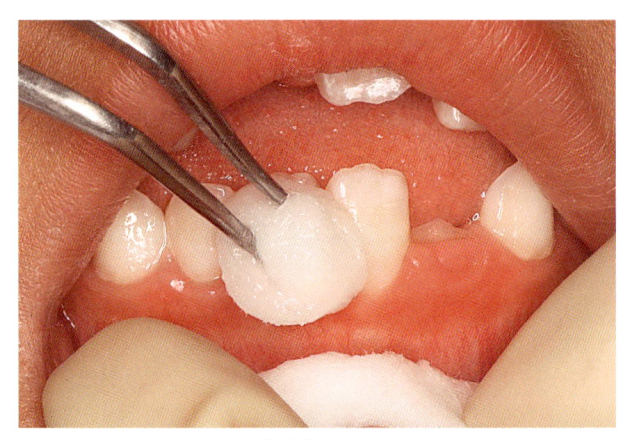

図2　一般法によるフッ化物塗布。

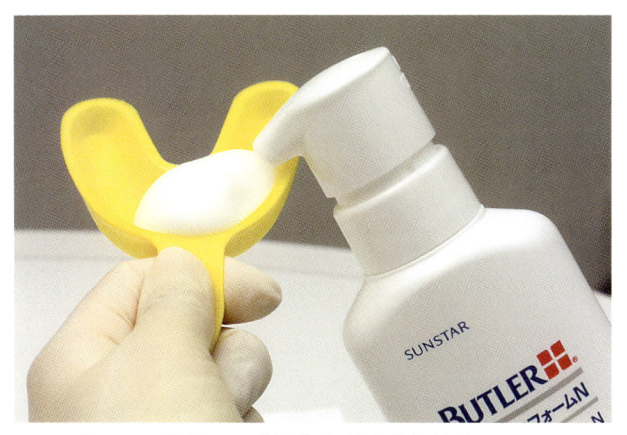

図3　トレーに泡状フッ化物塗布剤を盛り付ける。

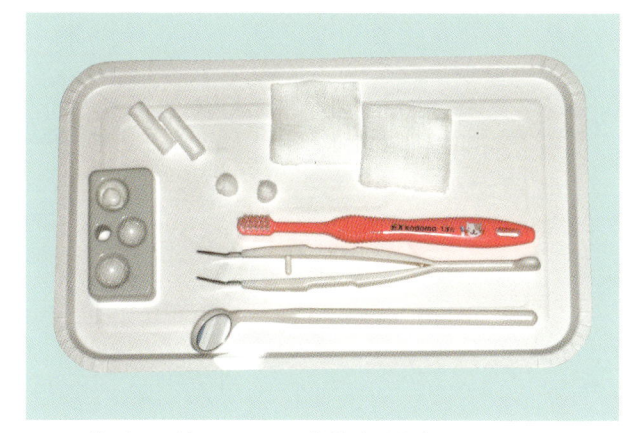

図4　歯ブラシ法によるフッ化物歯面塗布セット。

をする方法です。一度に全顎すべての塗布が完了するため、時間の短縮が可能です。最近になり、我国でも0.9%NaFによる泡状フッ化物歯面塗布剤が開発され市販されました。この場合は、付属の既製トレーに盛り付けて塗布します（図3）。

2　フッ化物歯面塗布の頻度と対象年齢

3〜6ヵ月ごとの塗布が効果的であり、継続して行うことが必要です。診療室においては、定期健診の中に組み込んで行うことになります。萌え始めの歯に特に効果的ですので、う蝕の予防効果を最大にするためには、乳前歯の萌出時期から第二大臼歯の萌出が完了するまでは、定期的に繰り返し応用することが望まれます[1,2,6]。もちろん、成人・高齢者における隣接面、根面う蝕の予防を考えれば、生涯を通じて応用するべきでしょう。

3　フッ化物ゲルを用いた歯ブラシ塗布法

ここでは、フッ化物歯面塗布法としてよく用いられる歯ブラシ法の基本術式[1〜5]について紹介します。
①フッ化物塗布セットを準備します（図4）。ゲルはパイル皿のくぼみに、擦り切り一杯（約0.8g）入れ、使用量は永久歯列で1人1回約2g以内、乳歯列では約1g以内とします。

②1度に全顎の塗布はできませんので、歯列を上下顎それぞれ左右別に4ブロックに分け、各ブロックごとにロールワッテで簡易防湿を施し、順次塗布します（各ブロックごとに以下の③〜⑤を繰り返します）。
③綿球で唾液を拭き取り、歯面を乾燥させます。
④歯ブラシにゲルをつけ、1〜2本ずつ歯面にのばすように、また隣接面や小窩裂溝にも押し込むように塗布します。のばしたら、その後ゴシゴシと磨くことは避けます。
⑤塗布1〜4分後、余剰のゲルをガーゼやワッテで除去し、口腔内にたまった唾液は可及的に吐き出してもらいます。

塗布にあたっての注意点としては、塗布後口腔内にたまった唾液はうがいをせず、吐き出すように指示します。また、APFゲルは酸性であることから、ポーセレンクラウン・インレーやコンポジットレジン修復が行われている場合は、ココアバターやワセリンを塗ったり、代替法を選択すべきであるといわれています[5]。

その他、従来はフッ化物歯面塗布の時間は3〜4分間とされていましたが、歯ブラシ法は1〜2分でも効果が確認されています[1]。また、術前の歯面清掃についてはPMTCなどの専門的な清掃の必要性はなく、患者さん自身の歯磨きで十分であるといわれています。さらに、塗布後30分間のうがいや飲食の禁止時間に関しても、最近の基礎的研究で再検討され、時間短縮の可能性が示されています[1]。

表1 永久歯へのフッ化物歯面塗布法のう蝕予防効果（参考文献6より引用）

報告者	薬液	人数	年齢（歳）	期間	抑制率（%） DMFT	抑制率（%） DMFS
Galagan、Knutson（1947）	2％NaF*	247	7～15	1年	40.7	33.7
Mercer、Muhler（1960）	8％SnF₂	154	6～14	1年	50.0	51.3
Wellock、Brudevold（1963）	APF	115	8～14	1年	55.0	71.0
Wellock, et al（1965）	8％SnF₂	211	8～12	1年	+9.0	0.0
	APF	220	8～12	1年	44.0	46.0
飯塚, et al（1971）	2％NaF*	40	6～11	1年	15.9	41.6
	8％SnF₂	41	6～11	1年	32.6	38.4
	APF	42	6～11	1年	54.4	51.2
可児, et al（1976）	8％SnF₂	64	10～12	3年	30.7	38.8
	APF	69	10～12	3年	32.7	36.7
河野（1980）	APF	70	10～12	3年	22.2	33.2
DePaola, et al（1980）	APFゲル**	128	12～14	2年	……	14.0
Helfetz, et al（1979）	APFゲル* 洗口剤（0.9％NaF）	131	10～11	30ヵ月	……	20.2

応用回数：＊4／年、＊＊10／年

4 フッ化物製剤の使用量と安全性

1）急性毒性

フッ化物の急性中毒発現閾値（最低量）は体重1kgあたり2mgFです。フッ化物歯面塗布に用いられる1人分のフッ化物製剤ゲル（約1g）を全部飲み込んだとしても、急性中毒の危険性はありません。ゲル1gには約9mgのフッ化物が含まれていますので、体重10kgの幼児（1歳児）の中毒発現閾は20mgとなり、十分な安全域にあるといえます。

2）歯のフッ素症

応用頻度とフッ化物の量から歯のフッ素症に関する心配は必要ありません。フッ化物塗布に用いるフッ化物はう蝕予防に用いるフッ化物の中ではもっとも高い濃度であるので、保管には十分注意するとともに、塗布前には使用量を確認し、1人1回分だけをテーブル上に用意することが望まれます。

5 フッ化物歯面塗布のう蝕予防効果

1）永久歯に対する予防効果

1940～1970年代にかけて行われた臨床試験の結果（表1）をみると、実施対象の年齢、塗布回数、使用薬剤の種類などにより違いはあるものの、20～40％のう蝕抑制率となっています[6]。

2）乳歯に対するう蝕予防効果

歯ブラシゲル法によるフッ化物歯面塗布法の予防効果をみると（38ページ表1）、30～70％のう蝕抑制率が認められています[6]。

3）歯根面う蝕に対するう蝕予防効果

12,300ppmのAPFゲルの根面う蝕に対する予防効果の報告では、歯根面部の新たなう蝕発症において有意な低下が認められています[7]。

6 日本におけるフッ化物歯面塗布の普及

フッ化物歯面塗布に関しては、「弗化ソーダ局所塗布実施要領」（1949年：厚生省・文部省）、「弗化物歯面塗布実施要領」（1966年：厚生省医務局歯科衛生課）を基にして、う蝕予防法として次第に普及が進んできました。歯科医療機関のみならず、市町村で実施されている1歳6ヵ月および3歳児健診、その他の機会などでも利用されています。こうした場合には、時間を要せず、患

表3　15歳未満の1回以上のフッ化物歯面塗布経験者（参考文献8より引用）

年度	総数（%）	保健所（%）	その他（%）
1969年	6.03	0.97	5.05
1975年	11.22	2.49	8.73
1981年	22.28	5.98	16.30
1987年	31.55	7.98	23.56
1993年	38.16	10.37	27.79
1999年	42.03	17.75	24.28

単位：%

者負担が少なくかつ簡便な方法である歯ブラシゲル法が利用されるようになりました[1]。

厚生労働省歯科疾患実態調査によると、1〜14歳のフッ化物歯面塗布経験者の割合は、調査のたびに増加しています。1999年（平成11年）の調査では約42.0%が塗布経験者で、約17.8%は保健センターなどでの集団応用として実施されたものでした（表3）[8]。

参考文献

1. 日本口腔衛生学会フッ化物応用委員会（ed）．フッ化物ではじめるむし歯予防．東京：医歯薬出版，2002．
2. 高江州義矩（監修），中垣晴男，眞木吉信（編著）．21世紀の歯科医師と歯科衛生士のためのフッ化物臨床応用のサイエンス．京都：永末書店，2002．
3. 荒川浩久．年齢・用途に応じたフッ化物製剤の使い方・1 - 基礎知識と幼児の応用編．歯科衛生士　2001：25（5）；17-30．
4. 荒川浩久．年齢・用途に応じたフッ化物製剤の使い方・2 - 基礎知識と幼児の応用編．歯科衛生士　2001：25（6）；17-29．
5. 荒川浩久．年齢・用途に応じたフッ化物製剤の使い方・3 - フッ化物応用の動向と成人・高齢者への応用編．歯科衛生士　2001：25（7）；19-32．
6. 日本口腔衛生学会フッ化物応用委員会（ed）．フッ化物応用と健康—う蝕予防効果と安全性—．東京：口腔保健協会，1998．
7. Wallace MC, et al. The 48-month increment of root caries in an urban population of older adults participating in a preventive dental program. J Public Health Dent 1993；53（3）：133-137.
8. 厚生労働省医政局歯科保健課（ed）．平成11年度歯科疾患実態調査報告．東京：口腔保健協会，2001．

第5部 プロユースにおけるフッ化物応用 2

メインテナンスプログラムとしてのフッ化物応用

浪越建男●浪越歯科医院・歯科医師

1 日本の状況を考える

う蝕予防に成功している他の先進諸国のフッ化物応用の現状を知ることは、我国におけるフッ化物応用を整理するうえで大変有意義です。う蝕リスクに応じたフッ化物応用を考えるには、2つの重要なポイントを見逃してはいけません。

まず第1点めは、日本は1億を越える人口を抱える国でありながら、アメリカ、オーストラリア、韓国など世界61ヵ国が実施している、地域すべての人々のう蝕予防につながる水道水へのフッ化物添加や、スイスなど36ヵ国で利用されている食塩へのフッ化物添加がまったく実施されていないことです。フッ化物洗口の集団応用が実施されている学校・園に在籍する一部の子どもを除いては、すべて個人レベルでの利用に限られていて、個人が努力しなければ、フッ化物の恩恵に浴せることはないのです。

第2点めは、我国では水道水へのフッ化物添加の代替手段であるフッ化物錠剤やフッ化物ドロップのような全身応用は採用できず、使用可能な局所応用製剤についても、欧米諸国と比較して種類・濃度ともに充実していないことです。表1と表2はアメリカと日本において利用されているフッ化物利用法とそれらのフッ化物濃度について記載したものです。対比させると両国間のフッ化物を取り巻く環境の違いは明らかです。

世界の保健専門機関の代表である世界保健機関（WHO）は、低フッ化物地域（水道水へのフッ化物添加が実施されていない地域）においては、専門家によるフッ化物応用や、自己管理された局所的フッ化物応用が必要であるとしています（図1）[1]。そこで、まず私たち日本の専門家は、入手可能な局所応用フッ化物製剤を組み合わせて、より効果をあげるために、今一度応用法について整理する必要があるようです。

表1 アメリカにおける利用方法別のフッ化物濃度の範囲

方法	フッ化物濃度(ppm)
水道水フッ化物添加	0.7〜1.2
食塩へのフッ化物添加	200〜250
洗口剤（毎日使用）	230
洗口剤（週1回）	920
歯磨剤（小児用）	250〜500
歯磨剤（成人用）	1,000〜1,500
家庭用ゲルまたは洗口（処方製剤）	5,000
歯面塗布剤（NaF）	9,200
診療用溶液、ゲル、フォーム（APF）	12,300
診療用溶液（SnF$_2$）	19,500
診療用バーニッシュ	22,600

表2 日本における利用方法別のフッ化物濃度の範囲

方法	フッ化物濃度(ppm)
洗口剤（毎日使用）	250(450)
洗口剤（週1回）	900
歯磨剤（小児用）	100〜500
歯磨剤（成人用）	1,000以下
歯面塗布剤（NaF）	9,000
診療用溶液、ゲル（APF）	9,000
診療用バーニッシュ（象牙質知覚過敏抑制用）	22,600

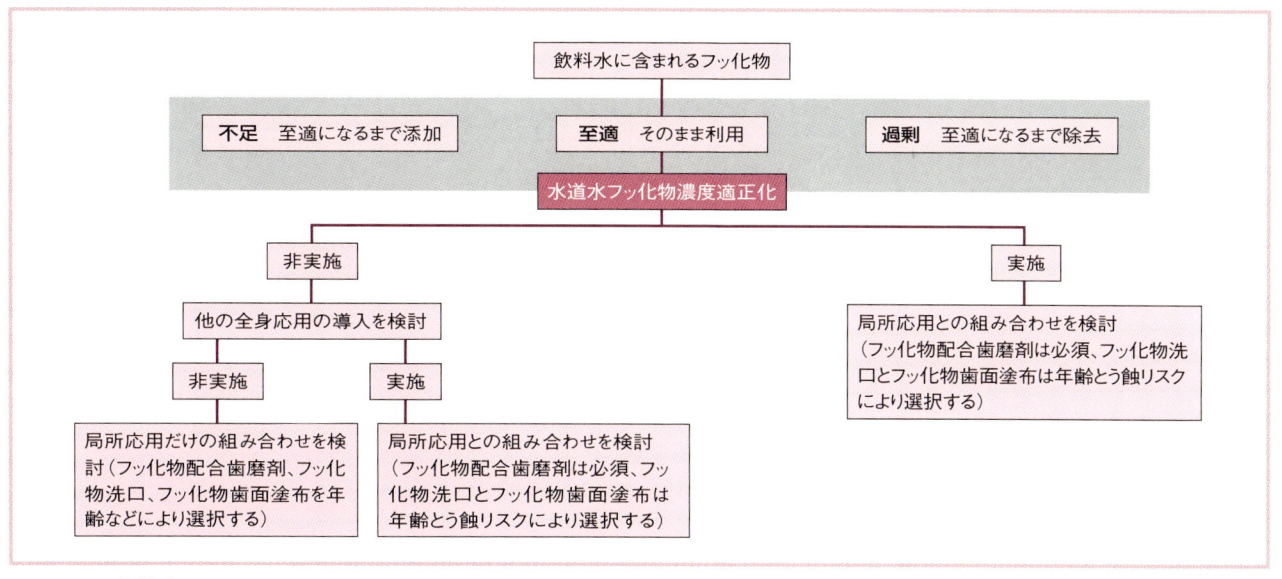

図1 フッ化物応用のフローチャート（参考文献1より引用）。

2 う蝕リスクとフッ化物応用

『アメリカにおけるう蝕予防とコントロールのためのフッ化物応用に関する奨励』（アメリカ国立疾病管理予防センター（CDC））[2]では、う蝕リスクを高める可能性のある諸要因として、以下の9点をあげています。

①活動性のう蝕がある
②兄妹や養育者にう蝕が多い
③歯肉退縮により歯根面が露出している
④う蝕原性細菌のレベルが高い
⑤口腔清掃を維持する能力が欠如している
⑥エナメル質や象牙質の形成異常がある
⑦薬の服用や放射線治療、あるいは病気のため唾液分泌量が少ない
⑧唾液緩衝能が低い
⑨保隙装置、矯正装置や補綴装置を装着している

そして、「これらの諸要因とう蝕誘発性の高い食生活（頻回の精製糖摂取）が結びつくとう蝕リスクが高まるが、適正にフッ化物を利用することでう蝕リスクは低減される」と述べています[2]。また、1995年にアメリカ歯科医師会雑誌に掲載された「う蝕リスクの分類とガイドライン―子どもと青少年編および成人編―」（31ページ表3参照）では、基本的なう蝕リスクの分類要因として
①う蝕発生状況
②小窩裂溝の形態
③口腔衛生状況
④フッ化物応用
⑤定期歯科健診の受診状況

をあげています[1,3]。アメリカでは水道水へのフッ化物添加が普及し、それが実施できていない地域や公共水道水システム不整備地域では、補助的なフッ化物製剤（フッ化物錠剤など）の全身的応用も実施されています。すなわち、フッ化物全身応用が適正になされているかどうかを基本として、リスク分類されていることがわかります。

さらに1970年代の北欧諸国の先がけとなったスウェーデンのフッ化物応用プログラムをみると、生後6ヵ月からのフッ化物錠剤の服用が推奨され、日本の小・中学校にあたる基礎学校では、フッ化物洗口が国家レベルの歯科保健対策として普及していたことや、ハイリスク児へのフッ化物配合バーニッシュの定期的局所応用の設定がされていました[4]。

こうしたフッ化物の局所応用とその効果は、すべてが同じではなく、フッ化物濃度、利用頻度と期間、フッ化物の種類によって左右されます。そこで、現在我国で局所利用が可能なフッ化物について、濃度および利用頻度をまとめてみると次ページ図2のようになります。実際の臨床では、これらの内容や荒川[1,3,5]や眞木[4]の整

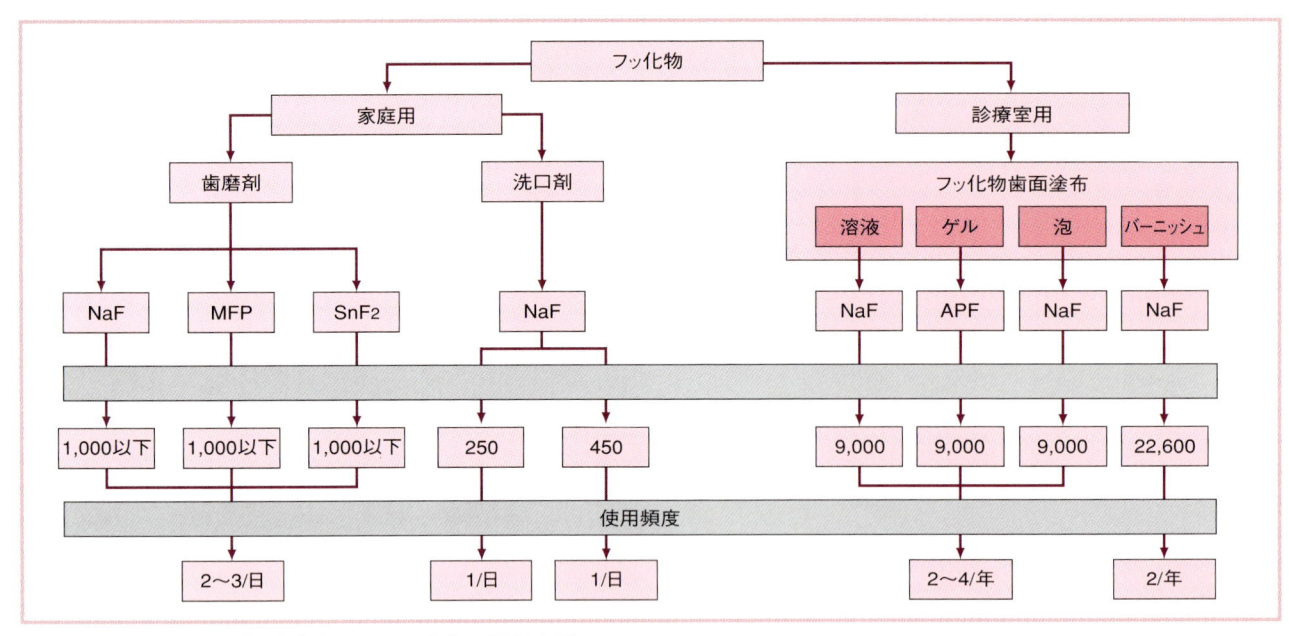

図2 家庭または専門家/診療室でのフッ化物の局所応用。

表3 年齢別フッ化物局所応用の組み合わせ

年齢	組み合わせるべきフッ化物局所応用
1～3歳	低濃度フッ化物液（100ppm）＋フッ化物歯面塗布 またはその代替法
4～5歳	フッ化物配合歯磨剤＋フッ化物洗口＋フッ化物歯面塗布 フッ化物配合バーニッシュ　フッ化物徐放性シーラント
6～14歳	フッ化物配合歯磨剤＋フッ化物洗口＊＋フッ化物歯面塗布 フッ化物配合バーニッシュ　フッ化物徐放性シーラント
15歳～成人	フッ化物配合歯磨剤＋フッ化物洗口＊＋フッ化物歯面塗布 フッ化物配合バーニッシュ
成人～高齢者	フッ化物配合歯磨剤＋フッ化物洗口＊＋フッ化物歯面塗布 フッ化物配合バーニッシュ

※赤字はハイリスク児・者への応用例。シーラントは小窩裂溝が浅い場合でも応用。＊は、ハイリスクの場合450ppmFの溶液を使用。

理した我国における対象年齢ごとのフッ化物局所応用の組み合わせを参考に、定期的来院者に対してリスク要因を確認します。そして、経過をみながらリスク高低の判断を行い、表3のようなフッ化物応用を実施します。

ポイントとして、リスクが高い場合の付加的なフッ化物応用としては、フッ化物配合バーニッシュ、フッ化物洗口剤（450ppm）、シーラントを用います。またう蝕リスクの高低を判断する際には、リスク要因に関して利用できるすべての情報を十分考慮するようにしましょう。それでもリスク分類を確定できないときは、情報や経験が蓄積されて正確な評価ができるようになるまでは、ハイリスク者として対応するようにします。

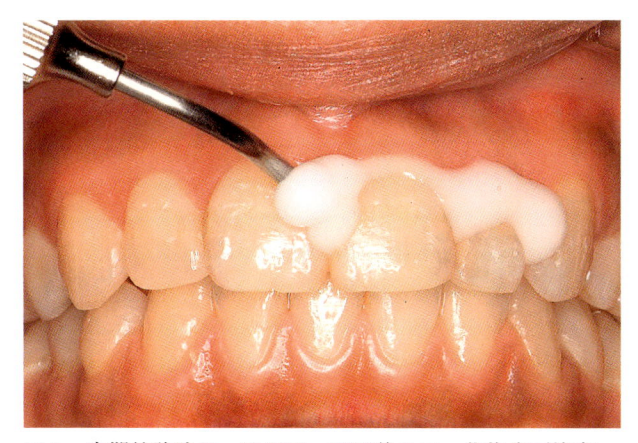

図3　定期健診時に、PMTC、PTC後のフッ化物歯面塗布。

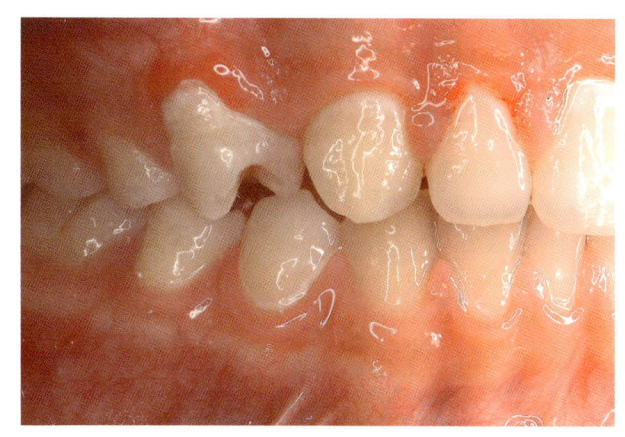

図4　歯頸部の白濁部は再石灰化が期待できる。

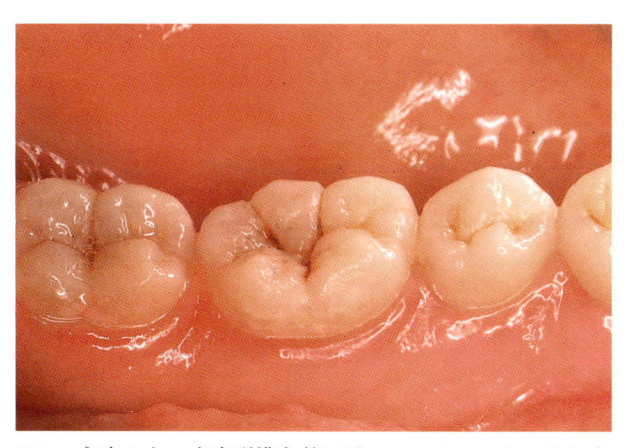

図5　う窩のない小窩裂溝う蝕にはフィッシャーシーラントを施術する。

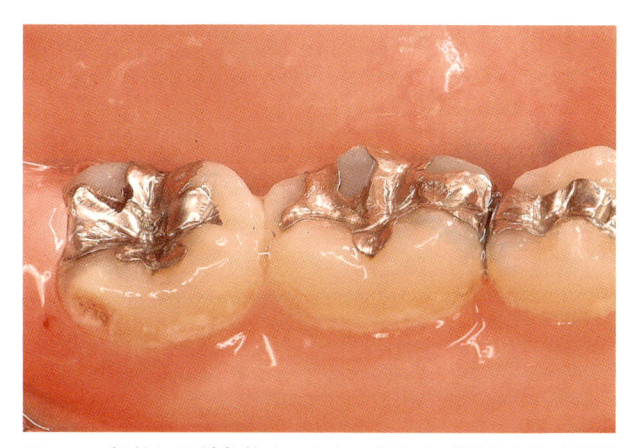

図6　一般的には低う蝕リスクといわれる下顎大臼歯舌側部にう窩が認められる。

3　定期的なメインテナンスにおけるフッ化物応用～う蝕の進行、発症が鍵～

　定期健診時には、スケーリング、ルートプレーニングとともに、選択的な歯冠研磨（PMTCやPTC）を行い、フッ化物の利用状況、口腔衛生状況、飲食回数・習慣などリスクを高める要因について、担当歯科衛生士が確認していきます。その際に使用するフッ化物配合歯面清掃剤は、歯面を清掃しながらフッ化物を供給する製剤として開発されたものですが、う蝕予防効果を期待しているわけではありません。う蝕予防効果に関しては、処置の最後に行うフッ化物歯面塗布を重要視しています（図3）。

　メインテナンスの臨床的診断基準として特に気をつけているのは、う蝕発生状況および進行状況の確認です。いくつかの典型的な事例がありますので、それぞれに対するフッ化物の応用方法を紹介します。

1）中等度のう蝕リスク患者（う窩なし・平滑面う蝕または隣接面う蝕あり）（図4）

　中等度のう蝕リスク患者で、う窩のない平滑面う蝕、または隣接面う蝕（エックス線写真診査にて透過像が認められるものの、明らかなう窩が確認できない）がある場合は、以下のような再石灰化を期待したフッ化物の利用を行います。ただし、病巣が進行していないことを確認するための定期的な観察が必要です。

①年2回以上のフッ化物歯面塗布あるいはフッ化物配合バーニッシュの塗布

②家庭でのフッ化物洗口の実施、継続の確認：1回／1日、1回30秒以上

③利用方法を確認のうえ、家庭でのフッ化物配合歯磨剤の使用：2～3回／1日、1回1分以上

2）中等度のう蝕リスク患者（う窩なし・小窩裂溝う蝕あり）（前ページ図5）

中等度のう蝕リスク患者で、う窩のない小窩・裂溝う蝕がある場合は、再石灰化を目的とするフッ化物利用として小窩裂溝塡塞法（フィッシャーシーラント）を実施します。

①年2回以上のフッ化物歯面塗布
②家庭でのフッ化物洗口の実施、継続の確認：1回／1日、1回30秒以上
③利用方法を確認のうえ、家庭でのフッ化物配合歯磨剤の使用：2～3回／1日、1回1分以上

3）う蝕リスクの高い患者（前ページ図6）

経過観察中のう蝕が進行したり、新たなう蝕が生じている場合はう蝕ハイリスク患者とみなして、積極的なフッ化物局所応用を行います。この場合は、フッ化物以外の予防介入と生活習慣の変容も必要です。

①年4回のフッ化物歯面塗布（APFゲルを用いて、可能であれば4分間）あるいはフッ化物配合バーニッシュの塗布
②家庭でのフッ化物洗口の実施、継続の確認：1回／1日、1回30秒以上。その際、10歳以上ではフッ化物洗口液を450ppmにします。アメリカでは、10歳以上のハイリスク患者に対して、セルフケアとして1日1回トレーを用いた1分間APFゲル（5,000ppmF）の自己塗布がすすめられています[6]。そこで、それに代わるものとしてフッ化物濃度の高いフッ化物洗口剤を採用しています。
③家庭でのフッ化物配合歯磨剤の使用、利用方法の確認：2～3回／1日、1回1分以上

参考文献

1．荒川浩久．年齢・用途に応じたフッ化物製剤の使い方・1-基礎知識と幼児への応用編．歯科衛生士 2001：25（5）；17-30．
2．日本口腔衛生学会フッ化物応用委員会(ed)．米国におけるう蝕の予防とコントロールのためのフッ化物応用に関する推奨（CDC）．東京：口腔保健協会，2002．
3．荒川浩久．年齢・用途に応じたフッ化物製剤の使い方・2-基礎知識と幼児への応用編．歯科衛生士 2001：25（6）；17-29．
4．高江州義矩(監修)，中垣晴男，眞木吉信(編著)．21世紀の歯科医師と歯科衛生士のためのフッ化物臨床応用のサイエンス．京都：永末書店，2002．
5．荒川浩久．年齢・用途に応じたフッ化物製剤の使い方・3-フッ化物応用の動向と成人・高齢者への応用編．歯科衛生士 2001：25（7）；19-32．
6．Ernest Newburn. Caries Prevention with Fluoride. Chicago：2005.（講演）

第5部 プロユースにおけるフッ化物応用

知覚過敏予防のための
フッ化物製剤の利用

浪越建男、大西祥子*　●浪越歯科医院・歯科医師、*歯科衛生士

1　歯根面部の知覚過敏予防製剤

歯根面の知覚過敏予防として、効果がもっとも期待できるのはフッ化物配合バーニッシュです。中でも「Duraphat®」を用いた研究では、1週間後の改善率が78％、1年後の改善率が41％であったと報告されています[1]。日本ではフッ化物配合バーニッシュとして、「Fバーニッシュ®」「ダイアデント®」の入手が可能で、いずれも22,600ppmFです。

フッ化物配合バーニッシュの長所は、歯との接触時間が長いため、より多くのフッ化物の取込みが期待でき、他のフッ化物歯面塗布剤に比較して、高いう蝕抑制効果が報告されています[2]。ヨーロッパやアメリカなどの臨床現場では知覚過敏の軽減目的だけでなく、う蝕ハイリスク者の予防ケアとしてのフッ化物配合バーニッシュ（Duraphat®、Duraflor®）（図1）の利用が普及しています[3]。術式は簡単で簡易的に清掃後、バーニッシュを綿棒や筆などにとり、歯面を乾燥して塗布します。その後6時間は歯磨きをしないよう指示しますが、その間の飲食は可能です。

今後我国においても、う蝕予防の目的でも積極的にフッ化物配合バーニッシュを利用すべきです。

また、歯根面部の予防としては、審美的に問題とならないことを確認し患者の了解を得たうえで、フッ化ジアンミン銀（サホライド）塗布を行うこともあります。フッ化ジアンミン銀は、乳歯のう蝕進行抑制や根面う蝕進行抑制にも使用されるなど、幅広く臨床応用されています。

2　ホワイトニング後の知覚過敏予防製剤

フッ化物配合バーニッシュは、ホワイトニング後の知覚過敏予防処置としても用いることができます。ただし、ホワイトニング後のすべての患者に応用するわけではなく、ホワイトニングを施行する前に軽度の知覚過敏を訴えていたり、症状が発現する恐れがあると判断した場合のみ、早い時期から積極的に応用します。その他は患者から症状の訴えを聞いた後での塗布になります。

定期健診時のPMTC（PTC）の後、ホワイトニングのために作製したマウスガードにフッ化物歯面塗布剤を入れ、フッ化物塗布を行う方法も採用しています（図2）。とはいえ、う蝕予防効果が得られることは確実でしょうが、知覚過敏予防にどれほど効果があるかは不明です。

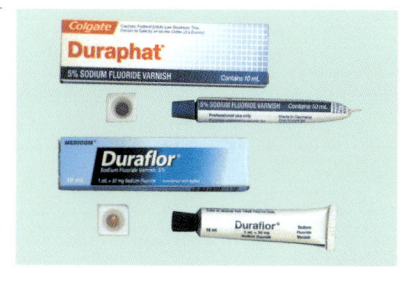

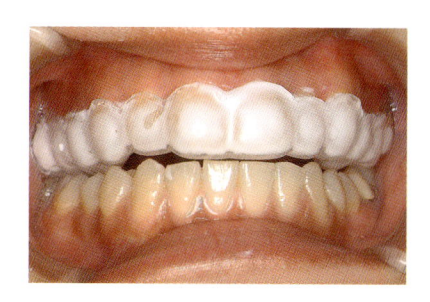

図1　フッ化物配合バーニッシュ。
図2　ホワイトニング用マウスガードをトレーとしたフッ化物歯面塗布剤の応用。

参考文献
1. Hansen EK. Dentin hypersensitivity treated with a fluoride-containing varnish or a light-cured glass-ionomer liner. Scand J Dent Res 1992；100（6）：305-309.
2. Ernest Newburn. Caries Prevention with Fluoride. Chicago：2005.（講演）
3. 高江州義矩（監修），中垣晴男，眞木吉信（編著）．21世紀の歯科医師と歯科衛生士のためのフッ化物臨床応用のサイエンス．京都：永末書店，2002．

この場合はどうしたらいいの？日々の疑問に即答！チェアサイドで活躍するエッセンス集

別冊 the Quintessence

YEAR BOOK 2005

現代の治療指針

全治療分野と欠損補綴

企画編集委員
伊藤公一／細見洋泰／安田 登

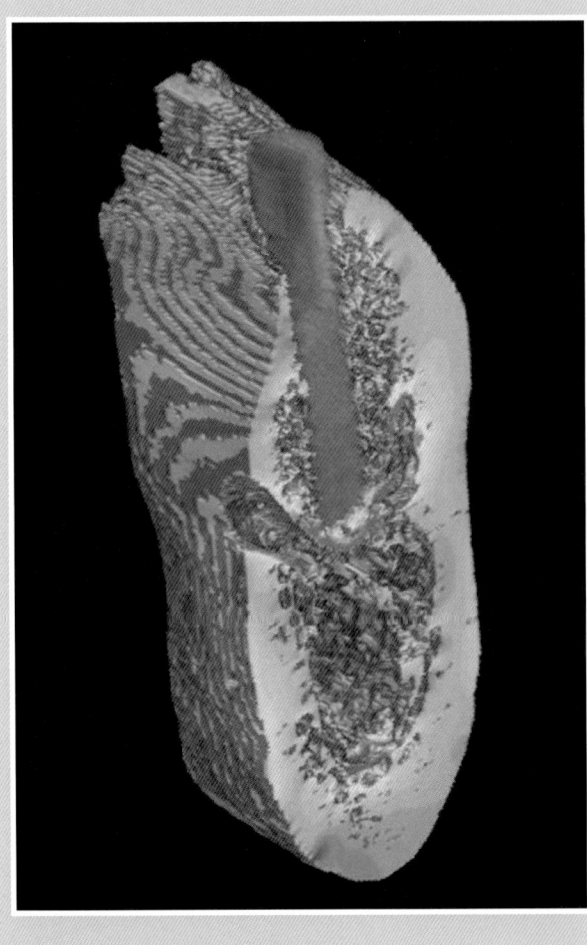

CONTENTS

- インプラント対ブリッジ　その術式オプションの選択
- メタルセラミックス対オールセラミックス　マテリアルの選択
- 21世紀の支台築造　ファイバーコアポストを用いた支台築造
- 接着を応用した生体にやさしい修復　接着ブリッジ,ラミネートベニア

現代の治療指針■欠損歯列編
- 歯根膜負担性と歯根膜・粘膜負担性の欠損補綴
- 粘膜負担性の欠損補綴
- 義歯製作時の留意点
- 義歯のメインテナンス
- 在宅高齢者に対する補綴
- インプラントによる欠損補綴

現代の治療指針■歯単位編
- 正常な歯,歯周組織
- 初期う蝕
- 象牙質まで及ぶ疾病
- 歯髄まで及ぶ疾病
- 外傷歯
- 失活歯に対する処置
- 審美修復

現代の治療指針■歯周組織編
- 感染の除去
- 環境整備・補綴関連処置

現代の動向
- 欠損補綴の臨床と研究の最新動向
- ジルコニア系セラミックスの薬事承認とインプラント即時補綴

　この一冊で、歯科の総合治療に必要な治療方針が①欠損補綴、②カリオロジー、③ペリオドントロジー、に分類されて網羅される。3年で1クールとして、各一分野を重点的に扱う。本年のフォーカスは欠損補綴。また、日本の歯科臨床をリードする4人の臨床家に「私の総合臨床」というテーマでご執筆いただき、今日の欠損補綴における歯科包括臨床のバリエーションと共通項を表現している。

●サイズ：A4判　●260ページ　●定価：4,935円（本体4,700円・税5%）

クインテッセンス出版株式会社

〒113-0033　東京都文京区本郷3丁目2番6号　クイントハウスビル

第6部

公衆衛生におけるフッ化物応用

1　フッ化物洗口の集団応用　　　　　　　浪越建男
2　水道水フッ化物添加　　　　　　　　　浪越建男

第6部 公衆衛生におけるフッ化物応用

1 フッ化物洗口の集団応用

浪越建男●浪越歯科医院・歯科医師

ロンドン大学ジェフリー・ローズ教授は著書[1]の中で、予防医学のストラテジー（戦略）には、ハイリスク者への働きかけを中心としたハイリスク・ストラテジー（high-risk strategy）と集団全体への働きかけを中心としたポピュレーション・ストラテジー（population strategy）があり、それぞれに特徴と限界があると述べています。前者は、健診を行いある基準よりも高い、いわゆるハイリスクの人たちを見つけ出し、ハイリスク者だけへの働きかけばかりを行います。そのため、うまくハイリスク者の値を減少できたとしても、集団全体の罹患率の減少は思っているより大きくないこと、すなわち小さなリスクを負った大多数の集団から発生する患者数は、大きなリスクを抱えた少数のハイリスク集団からの患者数よりも多いと、指摘しています（図1）。

そこで、さらに有効な予防医学の戦略を展開していくためには、数のうえで多くを占める境界域や正常高値に属する人たちへの働きかけをも含んだ、集団全体への働きかけであるポピュレーション・ストラテジーが重要になると述べています。そして、これからの予防医学の戦略の主力はポピュレーション・ストラテジーにあり、予防医学はこの2つの戦略を統合するものでなくてはならないと結論づけています。

この考え方は、アメリカやイギリスにおける新しい健康増進政策や我国の「健康日本21」の根幹にも強い影響を与えました。う蝕予防に関していえば、フッ化物洗口の集団応用や水道水フッ化物添加が、ポピュレーション・ストラテジーです。う蝕抑制に成功している国では、公衆衛生的プログラム、すなわちポピュレーション・ストラテジーを採用しているという特徴があります（表1）[2]。この施策が実践されている他国あるいは学校では、全体の分布が適切な方向に移動し、境界域や正常高値に含まれる多くの人々のリスクも減るため、全体としてリスクは大きく減少していると考えられます。そこで第6部では、公衆衛生におけるフッ化物応用について紹介します。ここでは、集団によるフッ化物洗口についてみていきましょう。

1 フッ化物洗口の公衆衛生的特性

フッ化物洗口は、簡単かつ予防効果が高いう蝕予防方法であり、特にう蝕に罹患しやすい年齢の園児、児童、生徒が集団応用を行った場合、確実に継続実施できるのが特徴です。また、フッ化物洗口の集団応用に必要な経費は、年間1人約300円で、プログラム費対便益比を計

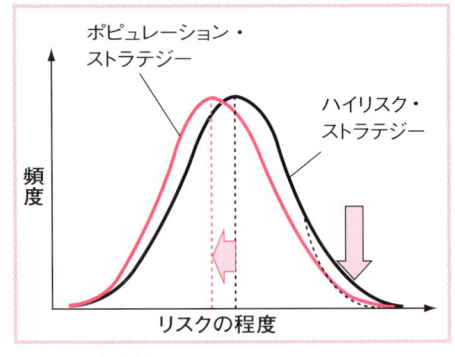

図1 予防医学のストラテジー。

表1 う蝕抑制とオーラルヘルスプロモーションに成功を収めている国々の特徴（参考文献2より引用）

①口腔疾患の予防と健康教育に関して法律と規制がある
②公衆衛生プログラムを実行している
・水道水あるいは食塩中のフッ化物濃度が適正化されている
・学校における組織化された集団的な予防プログラムがある
・フッ化物配合歯磨剤が入手しやすい
③人々の口腔保健状態を定期的に調べ、その情報を活用している
④公衆衛生について訓練された行政の歯科医師が活躍している
⑤先見的な歯科医師会がある
⑥予防と公衆歯科衛生についての研究基盤が整備されている

表2　フッ化物洗口法による濃度と使用量の違い

洗口法	フッ化物濃度	使用液量／1回分（対象）	フッ化物量
週5回（毎日）法	250ppm	5mℓ（幼稚園児）	1.1mg
週1回法	900ppm	10mℓ（小・中学校）	9.0mg

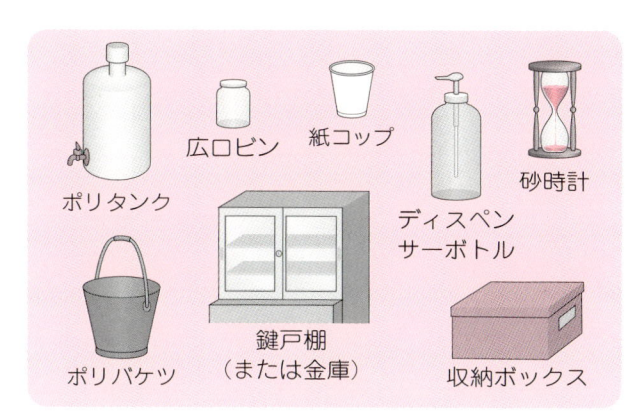

図2　フッ化物洗口に用いる器具・器材。

算すると1：40になることが知られています。つまり、このプログラムでは1,000円の経費で40,000円の治療費が節約できることになります[3]。このように、集団によるフッ化物洗口は、効果および費用ともに公衆衛生的特性が高いすぐれた方法といえます。

　集団でのフッ化物洗口を実施する場合に必要になるのは、その施設に関係する人々および本人、保護者に十分な理解を得ることです。関係者の合意が得られたら、実施現場においても十分な理解を求め、保護者の疑問には十分な回答ができるよう、資料を準備することも大切です。特にフッ化物やフッ化物洗口に関する講演を行うことは、関係者の理解を得るうえで有効です[4〜7]。また、ときには誤った情報や、意図的に不確かな情報が流される場合があります。そのようなときは、不安や動揺を取り除くために、繰り返し正確な情報を伝えることが、専門家としての役割といえます。

2　集団応用によるフッ化物洗口の実際[4〜7]

1）頻度と濃度

　集団でのフッ化物洗口には、「週1回法」と「毎日法（週5回法）」があります（表2）。「週1回法」では、フッ化ナトリウム試薬を歯科医師（園医または校医）が直接秤量するか、歯科医師の指示により薬剤師が分包し、必要に応じて溶解・希釈して用います。一方「毎日法（週5回法）」では、フッ化ナトリウム試薬かあるいは市販されているフッ化物洗口製剤（ミラノール®、オラブリス®）の使用が可能です。

　いずれの方法を採用しても、う蝕予防効果に差異は認められませんので、施設の実状や対象者の年齢に合わせて選択することになります。通常、小・中学校では「週1回法」、保育園・幼稚園では「毎日法」が行われているようです。

2）フッ化物洗口集団応用の手順

　集団におけるフッ化物洗口は以下の手順で行われます。

（1）洗口の練習

　園児と小学校低学年では、事前に水で洗口の練習をさせ、飲み込まずに吐き出すことができることを確認します。

（2）器材の準備、洗口剤の調整

　集団でのフッ化物洗口では、施設職員（養護教諭など）が器材の管理、洗口剤の保管・管理を行うのが一般的です（図2）。そして、洗口液を調整する際には、ポリタンクとディスペンサーボトルを準備し、ポリタンクで全対象者の洗口液を作製し、各クラスごとのディスペンサーボトルに分けます。

（3）洗口

　各クラスで、ディスペンサーボトルから各自の紙コップ（またはポリコップ）に分注します。量は、園児は7mℓ、児童・生徒は10mℓとします。そして、施設職員など（クラス担当教諭など）の監督下で、座って前を向い

第6部　公衆衛生におけるフッ化物応用

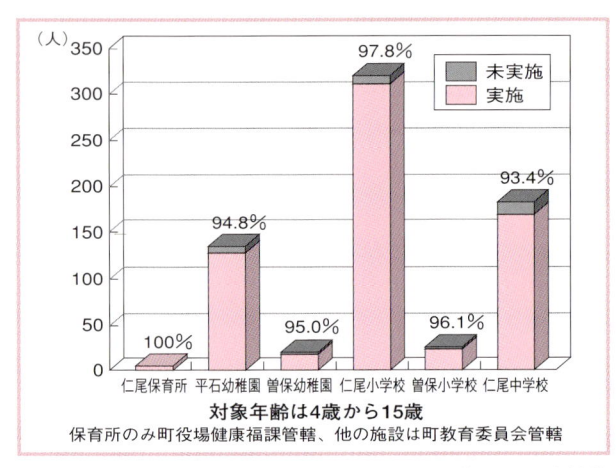

図3　香川県仁尾町内6施設におけるフッ化物洗口の実施状況（2003年）。

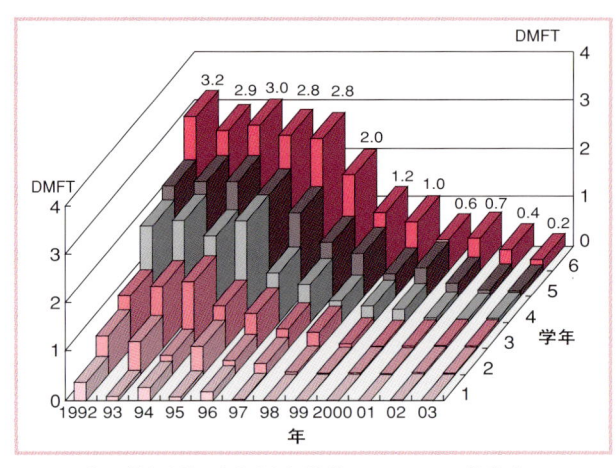

図4　香川県仁尾町立仁尾小学校のDMFTの推移（児童数320人：2003年）。

た姿勢で口腔内全体に洗口液がゆきわたるように、30秒間ブクブクうがいを行います。終了後、洗口液はコップに吐き出させ、ポリバケツに集めて下水に捨てます。流しなどの施設が整っている場合は、直接流しに吐き出させてもよいでしょう。ポリタンクやディスペンサーボトルに残った洗口液も廃棄します。また、洗口後30分間は、うがいや飲食を控えるよう指示します。

（4）園・学校での試薬などの取り扱い・保管

フッ化ナトリウム試薬などの薬剤は、1回の使用分を広口ビンに秤量・分包し、指示書とともに20週分程度まとめて施設に届けます。広口ビンに分包された薬剤は、施設の取り扱い責任者が鍵のかかる保管庫に保管し、使用した場合は出納簿に記載するようにします。

3　フッ化物洗口集団応用の事例

ここで、地域で取り組んだ香川県仁尾町でのフッ化物洗口集団応用の事例を紹介します。仁尾町は人口約7,000人の小さな町ですが、現在の子どものう蝕数は、周囲の市町の1/10～1/15と少なく、子どもたちの間では「永久歯にむし歯がなくてあたりまえ」という感覚すら定着しています。

この成功をもたらしたのは、4～15歳（幼稚園、保育園、小・中学校）児におけるフッ化物洗口の集団応用です。1996年に小学校、幼稚園で始まったフッ化物洗口は、現在町内すべての園、学校で実施されています（図3）。フッ化物洗口は、園、学校で集団的に実施することで「落ちこぼれ」もなく、また家庭環境などにも影響されることなく、地域のすべての子どもたちに恩恵をもたらすことになります。特に仁尾町では、住民の流出入が少ないという社会的条件が予防効果をさらに確実なものにしたと考えられます。また、フッ化物洗口の開始年齢を小学校1年生から4歳に早めることで、さらに65.5%のう蝕予防効果が現れるという報告があり[4]、4歳から実施したことも、成果の大きな要因といえます。

町内でもっとも児童数の多い仁尾小学校では、図4に示すように著明なう蝕抑制効果が現れ、2003年の6年生のDMFTは0.2となっています。同校は1999年第38回全日本学校歯科保健優良校表彰で最優秀賞である文部大臣賞を受賞し、新聞、テレビなどでも報道され、フッ化物応用の有効性を地域の人々に知らせるきっかけになりました。

図5は週1回法を実施している仁尾小学校、図6は週2回法（450ppmFの薬液を使用）を実施している平石幼稚園でのフッ化物洗口のようすです。学校歯科医師または薬剤師が計量したフッ化ナトリウムを、養護教諭などが指示書にしたがって水に溶解し、それをクラスに運び、ひとりひとりに分注します。子どもたちは、音楽に合わせてブクブクうがいをします。

このように、何も難しいことはありません。ところが、学校などでフッ化物洗口を実施することは難しいと思わ

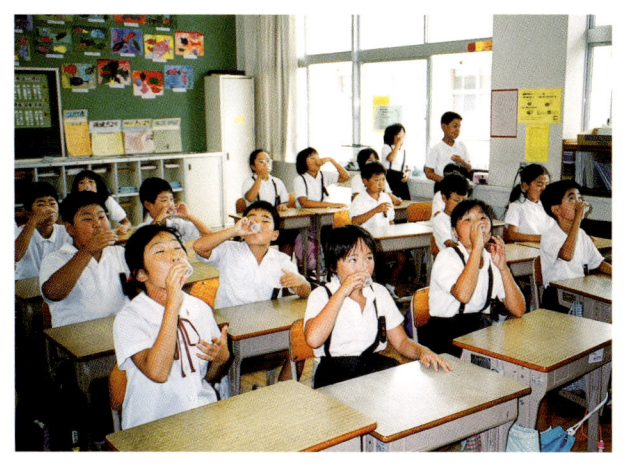

図5 仁尾町仁尾小学校でのフッ化物洗口のようす。

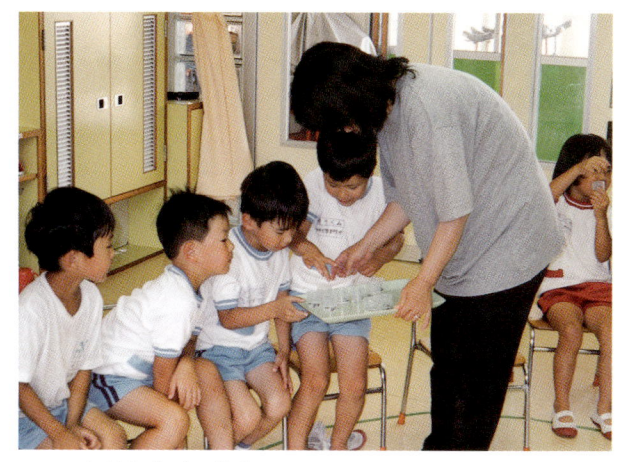

図6 仁尾町立平石幼稚園でのフッ化物洗口のようす。

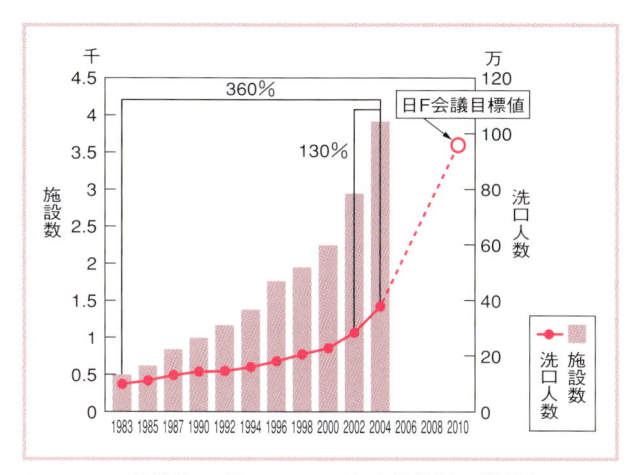

図7 フッ化物洗口（集団応用方式）実施状況の推移（参考文献5より引用）。

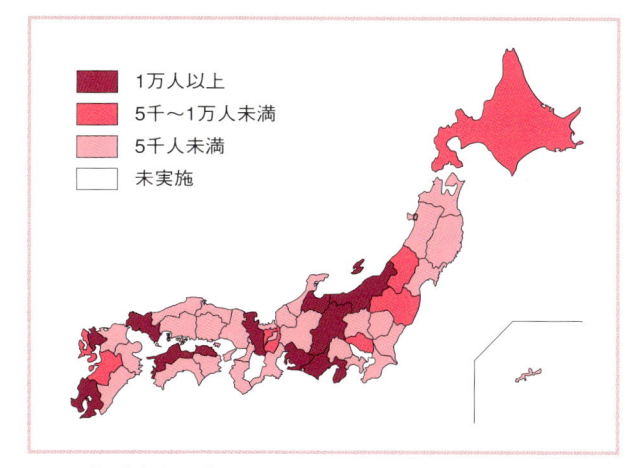

図8 都道府県別集団フッ化物洗口実施人数分布（2004年3月末調査）（参考文献5より引用）。

れがちです。しかし、その効果を目の当たりにした教師、保護者たちからは「こんなに簡単なものがなぜ普及しなかったのだろう」という声が聞かれます。

4 日本での集団フッ化物洗口の広がり

　フッ化物の局所応用に関しては、厚生労働省、日本歯科医師会、日本口腔衛生学会など政府機関や学術専門団体から、各種応用法の実施要領、推奨文、見解が出されています。しかし残念ながら、その事実や内容をまったく知らない専門家も少なくないように思われます。このことは公衆衛生的なフッ化物の応用を普及させるうえで、大きなマイナス要因になっていると考えられます。
　その一方で、公衆衛生的フッ化物応用の重要性について訴え、活動している団体もいくつか存在します。その代表的なものが「特定非営利活動法人日本むし歯予防フッ素推進会議」（NPO法人日F会議：ホームページ http://www8.ocn.ne.jp/~nichif/）です。この会議は1976年に設立され、2002年10月特定非営利活動法人になっています。地域全体のう蝕予防としての水道水フッ化物添加の実施を国と地方自治体に働きかけたり、保育所や学校でのフッ化物洗口を推進しています。また、隔年でフッ化物洗口（集団実施方式）の実施状況の調査も行い、これはフッ化物洗口の普及を把握、推進するうえで貴重な資料となっています（図7、8）。この他、毎年「むし歯予防全国大会」を開催したり、う蝕予防のためのフッ化物利用のパンフレット、絵本も作成しています。
　一方、全国に目を向けると、各地域においては図9に示す団体なども存在し、講演会の開催や会報の発行（図10）などで、地域住民や専門家にフッ化物の重要性をア

第6部　公衆衛生におけるフッ化物応用

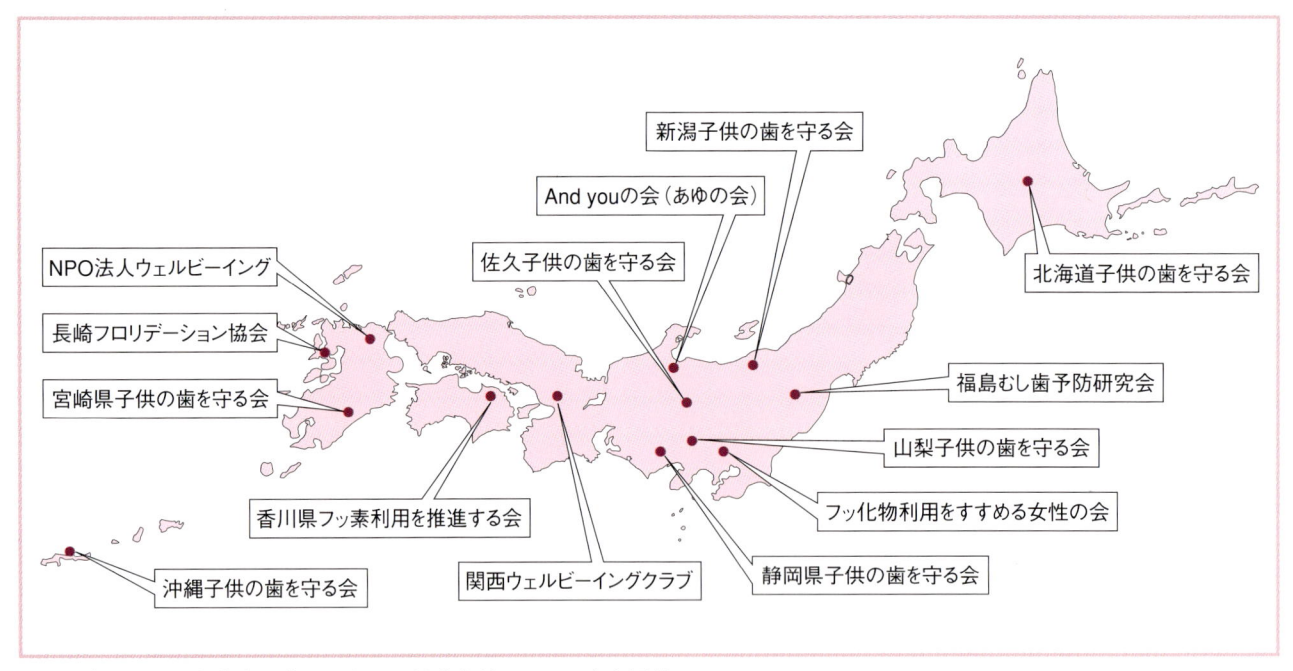

図9　全国でフッ化物応用普及のための活動を行っている主な団体。

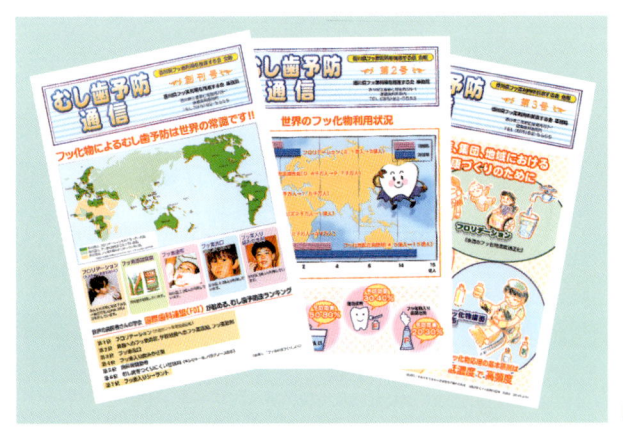

図10　「香川県フッ素利用を推進する会」発行の会報。

ピールしています。これらの活動が大きな波となり、フッ化物利用がさらに広がることが期待されます。そして2005年には、フッ化物洗口の集団応用未実施であった東京都でも、開始した施設があると報告されています。また神戸市では、行政が予算を組み、市内の全認可保育園（172ヵ所）で集団応用が始まっています。

参考文献

1. Rose G（著），曽田研二，田中平三（監訳），水島春朔，中山健夫，土田健一，伊藤和江（訳）．予防医学のストラテジー―生活習慣病対策と健康増進―．東京：医学書院，1998．
2. 田浦勝彦，木本一成，磯崎篤則，田口千恵子，小林清吾．だれにでもできる小さな努力で確かな効果―う蝕予防とフッ化物応用―東京：砂書房，2001．
3. 日本口腔衛生学会フッ化物応用委員会（ed）．フッ化物応用と健康―う蝕予防効果と安全性―．東京：口腔保健協会，1998．
4. フッ化物応用研究（ed）．う蝕予防のためのフッ化物洗口実施マニュアル．In：フッ化物洗口ガイドライン．東京：社会保険研究会，2003．
5. 境　脩，小林清吾，佐久間汐子，田浦勝彦，八木　稔（eds）．これからのむし歯予防―わかりやすいフッ素応用とひろめかた（第4版）．東京：学建書院，2005．
6. ＮＰＯ法人日本むし歯予防フッ素推進会議（ed）．日本におけるフッ化物製剤（第6版）―フッ化物応用の過去・現在・未来―．東京：口腔保健協会，2002．
7. 日本口腔衛生学会フッ化物応用委員会（ed）．フッ化物ではじめるむし歯予防．東京：医歯薬出版，2002．

第6部 公衆衛生におけるフッ化物応用

水道水フッ化物添加

2

浪越建男●浪越歯科医院・歯科医師

1 水道水フッ化物添加とは

　フロリデーション（以下、フッ化物添加）とは、う蝕予防と歯の健康のために、食物、飲料水中に存在するフッ化物濃度を適正なレベルに調整することです。通常フロリデーションという場合、水道水中のフッ化物濃度を適正に調整する水道水フロリデーション（以下、水道水フッ化物添加）のことを指します。フッ化物濃度が不十分な場合は、フッ化物を添加し濃度を適正に調整し、適正濃度を越えている場合は、除去・希釈によって調整します。また、天然の状態でフッ化物濃度が適正であれば、そのまま利用されます。なお、食塩中のフッ化物濃度を調整し利用する方法は、ソルトフロリデーション（以下、食塩へのフッ化物添加）といいます。

　地域における水道水フッ化物添加の特徴として、
①もっとも経済的で、効果的である
②もっとも安全である
③広範囲に恩恵をもたらす（拡散効果）
④生涯を通じてう蝕予防ができる
⑤簡便である
⑥平等に利用できる
があげられます[1〜8]。拡散効果とは、水道水フッ化物添加地域の水道水を使用して生産された飲食物が、周辺のフッ化物添加未実施地域に流通して摂取され、フッ化物の恩恵が現れる現象のことをいいます。

2 フッ化物応用の歴史〜始まりは水道水フッ化物添加〜

　すべてのフッ化物応用は、水道水フッ化物添加の成果を基に考案されたものです（図1）。ヒトにとって不利益である斑状歯の発見から、現在のような各種フッ化物応用の普及に至るまでの約1世紀にわたる歴史は、4期に分けて眺めることで理解できます（次ページ表1）[2]。

1）「斑状歯の発見とその原因調査」期

　20世紀初頭、イタリアのナポリでEager JMは、白濁模様や茶褐色の色素沈着がみられる斑状歯の流行を報告しました。その後、世界各地で斑状歯が発見・報告され、中でもMckay FSとBlack GVによるコロラドスプリングス住民の斑状歯に関する報告は有名です。この中では、褐色斑の原因が飲料水の何かであろうと推論はされていますが、成分は特定できていません。しかし、同時に斑状歯の流行地ではう蝕が少ないという所見は確認されています。

2）「フッ化物濃度と歯のフッ素症とう蝕有病状況の関係調査」期

　1930年代になると、化学者Churchill HV, et alが飲料水を分析し、高濃度（2〜12ppm）のフッ化物を検出しました。そして、高濃度のフッ化物を用いた動物実験を行い、斑状歯の発現を確認しました。こうして、飲料水中の高濃度のフッ化物が斑状歯の原因であることが確定されました。以後、斑状歯の中でフッ化物過剰摂取によるものには「歯のフッ素症（Dental fluorosis）」という用語が用いられるようになっています。

　また、1940年代前半にはアメリカ歯学研究所の初代所

全身応用法*	局所応用法
歯の形成期に歯質を内側から丸ごと強化	歯の形成後に歯質を外側から強化
・水道水フッ化物添加 ・食塩へのフッ化物添加 ・フッ化物錠剤・液剤 ・フッ化物配合ミルク	・水道水フッ化物添加 ・フッ化物洗口 ・フッ化物配合歯磨剤 ・フッ化物塗布

フッ化物利用法のすべてが
水道水フッ化物添加を根拠にして
開発されてきた。

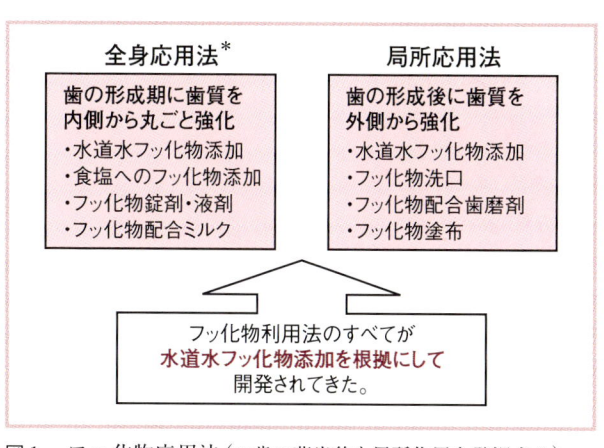

図1　フッ化物応用法（*歯の萌出後も局所作用を発揮する）。

表1 フッ化物応用の歴史（参考文献2より引用改変）

時代区分	年度	人物・団体・国	報告・でき事	
斑状歯の蔓延・原因調査	1900	Eager JM	報告（イタリア・ナポリ）	原因不明
	1908	Mckay FS、Black GV	報告（アメリカ・コロラド州）	原因は飲料水中の物質、流行地域ではう蝕が少ない
フッ化物濃度・歯のフッ素症・う蝕の関係調査	1931	Churchill HV, et al	斑状歯の原因特定―飲料水中の高濃度のフッ化物が原因 動物にフッ化物を投与し"斑状歯"の発現を確認	
	1940	Dean HT, et al	飲料水中の約1ppmのフッ化物濃度では、問題となる歯のフッ素症を発現させることなく、う蝕を半分以下に減少させる	
フッ化物応用の研究	1942	Bibby BG	フッ化物歯面塗布の実施	
	1945	アメリカ／カナダ	水道水フッ化物添加の開始（アメリカ；Grand Rapids、Newburgh、Evanston、カナダ；Brantford）	
	1947	Weisz AS	フッ化物洗口の実施	
	1952	美濃口玄, et al	京都山科地区で水道水フッ化物添加の実施	
フッ化物応用の普及へ	1969	WHO	水道水フッ化物添加などフッ化物応用の実施勧告 再（1974年）・再々（1978年）実施勧告	
	1971	日本歯科医師会	「フッ化物に対する基本的見解」を発表	
	1984	FDI	「世界のフッ化物応用状況調査」120ヵ国でフッ化物応用	
	1999	日本歯科医学会	「フッ化物応用についての総合的見解」を発表	
	2000	厚生省 日本歯科医師会	自治体における水道水フッ化物添加の支援を発表	
	2002	日本口腔衛生学会	「今後のわが国における望ましいフッ化物応用の支援」を発表	

長のDean HT, et alが、飲料水中のフッ化物濃度と歯のフッ素症の関係に関する疫学調査に着手しました。まず6段階に分けた歯のフッ素症の分類基準を開発し、水道水中のフッ化物濃度の異なるアメリカ中西部の21都市に生活する12〜14歳児7,257名を対象に調査を行いました。同時に、う蝕の有病状況の調査も行い、それらの結果を作図したところ、飲料水中のフッ化物濃度は歯のフッ素症発現状況と正の相関関係があり、う蝕の有病状況とは負の相関関係があることが確認されました。そして、飲料水中約1ppmのフッ化物濃度では、審美的に問題となる歯のフッ素症を発現させることなくう蝕を半減できることが明らかになったのです（図2）[2]。

3）「フッ化物応用の研究」期

1945年には、アメリカのGrand Rapidsなどで水道水のフッ化物濃度を約1ppmに調整することでう蝕を予防するという、水道水フッ化物添加が開始されました。その結果、10年後のGrand Rapidsにおける調査では、う蝕が50〜70％減少し、全身の健康面でも問題がないことが報告されています[2]。フッ化物歯面塗布、フッ化物洗口、フッ化物配合歯磨剤などの局所応用の研究が始まったのもこの時期です。

4）「フッ化物応用の普及」期

1960年代になると、水道水フッ化物添加や各種フッ化物のう蝕予防効果を確認する報告が多数出され、多くの国でフッ化物応用が積極的に取り入れられるようになり

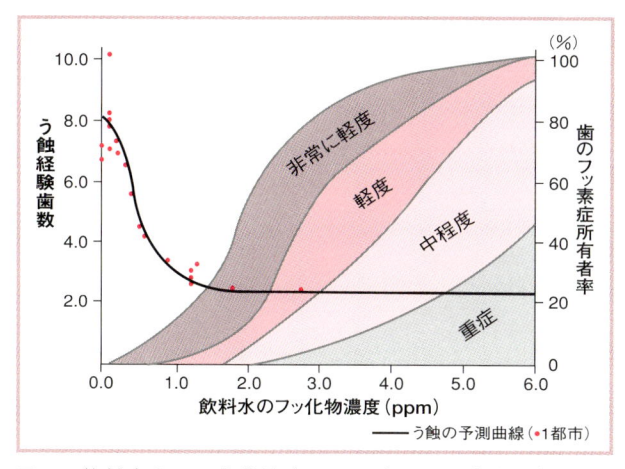

図2　飲料水中フッ化物濃度による歯のフッ素症とう蝕（参考文献2より引用改変）。

表2　フロリデーションを推奨する主な団体

・世界保健機関（WHO）、国際歯科連盟（FDI）
・欧州う蝕研究協議会（ORCA）
・国際歯学研究学会（IADR）
アメリカ：公衆衛生局、国立衛生研究所、疾病管理予防センター、国立癌研究所、環境庁、食品医薬品局、医師会、歯科医師会、小児科学会、公衆衛生学会、栄養士会、歯科衛生士会、看護協会、水道協会、ほか
イギリス：保健省、王立医学協会、医師会、歯科医師会
カナダ：厚生省、医師会、歯科医師会
アイルランド：歯科医師会
オーストラリア：歯科医師会
ニュージーランド：歯科医師会
日本：厚生労働省、日本歯科医師会、日本歯科医学会、口腔衛生学会、ほか

ました。また世界保健機関（WHO）や国際歯科連盟（FDI）をはじめとする世界の専門機関が、フッ化物の効果や安全性に関する研究成果を基に、フッ化物の応用を推奨するようになりました（表2）。

たとえば、1964年には第5回FDI年次総会において、水道水フッ化物添加に関して、もっとも有効な公衆衛生学的施策であることをすべての関係当局に推薦すべきであるとの決議文が採択されています[1]。

3　世界における水道水フッ化物添加

1969年のWHO第22回総会において「基本的には水道水のフッ化物濃度を適正コントロールし、これが不可能な場合はその代替手段の導入を検討するよう加盟各国に勧告する」との勧告が出され、その後1974年および1978年にも再勧告の決議がなされています[1,3]。またFDIは、う蝕予防のベストランキングを次ページ表3のように発表しています[4]。これによると、水道水フッ化物添加がフッ化物応用の基本であり、その後開発された種々のフッ化物応用は、次善の策と位置づけられています。

現在、世界36ヵ国で添加または希釈によるフッ化物濃度適正化が実施され、把握できている天然フロリデーション地区を合わせると、世界61ヵ国、3億7,770万人が恩恵を受けています。また、食塩へのフッ化物添加はスイス、ドイツ、フランス、コロンビアなど36ヵ国1億人の人々に利用されています[4]（次ページ表4、図3）。

全身応用を含む種々のフッ化物応用法の中から、いくつかの方法を組み合わせて利用され、現在もフッ化物応用は急速に拡大しています（次ページ図4）。

またFDIは、小児のう蝕予防のため、至適フッ化物濃度以下の飲料水を利用している地域のフッ化物推奨投与量を、年齢別、飲料水中フッ化物濃度別に提示しています。アメリカ歯科医師会、カナダ歯科医師会、イギリス歯科医師会も同様の形式で推奨量を示しています（表2）。

では、各国の水道水フッ化物添加の現状はどのようになっているのかみていきましょう。

1）アメリカの状況

アメリカでは、約1億7,000万人が水道水フッ化物添加の恩恵を受けており、これはアメリカ総人口の約2/3に相当します。この背景には、アメリカ国立医学研究所（NIH）、アメリカ医師会、アメリカ歯科医師会、アメリカ歯科衛生士会、アメリカ栄養士会、アメリカ水道協会など多数の医学・保健専門機関や団体が水道水フッ化物添加を支持していることがあげられます。現・公衆衛生長官David Sacher氏も声明文を発表し、「フロリデーションは科学的根拠に基づいた、しかも経済的で誰にでもできる皆のためのう蝕予防法である」と述べています。

近年、アメリカ国立疾病管理予防センター（CDC）は、水道水フッ化物添加の実情を把握するため、水道水フッ化物添加実施状況モニター制度（WFRS：Water Fluoridation Reporting System）を確立しました。それによると、

第6部 公衆衛生におけるフッ化物応用

表3 FDIが推奨するう蝕予防の優先順位（参考文献4より引用改変）

1位	水道水フッ化物添加
2位	食塩へのフッ化物添加 フッ化物の錠剤・液剤
3位	フッ化物洗口
4位	フッ化物配合歯磨剤
5位	歯科保健教育

表4 世界のフッ化物添加実施状況（参考文献5より引用改変）

方法	実施国	合計人口
添加または希釈（機械調整）	36ヵ国	3億3,900万人
天然	45ヵ国	3,870万人
上記いずれかの方法（併用を含む）	61ヵ国	3億7,770万人
食塩へのフッ化物添加	36ヵ国	1億人

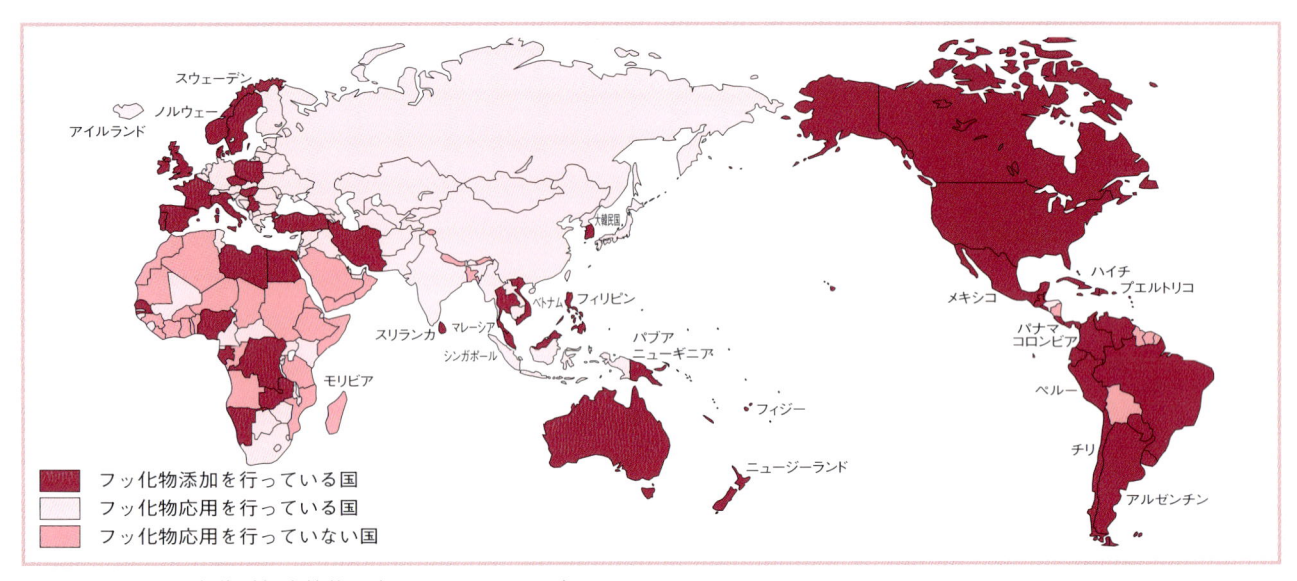

図3 世界のフッ化物添加実施状況（参考文献4より引用）。

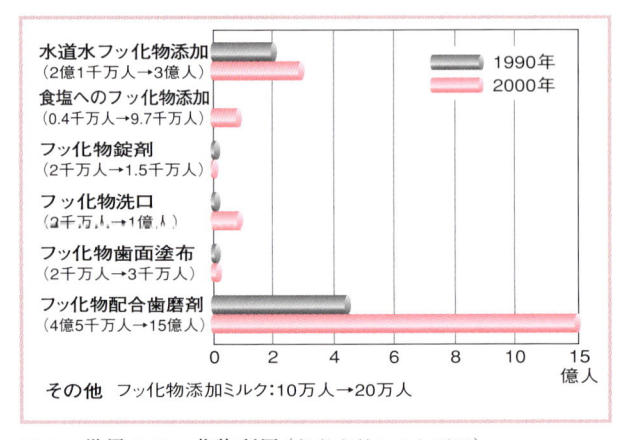

図4 世界のフッ化物利用（参考文献5より引用）。

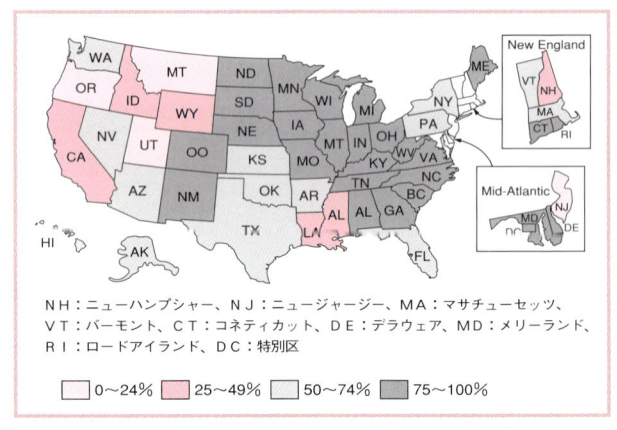

図5 アメリカにおける州別水道水フッ化物添加普及人口率レベル（参考文献6より引用改変）。

2010年の国家的目標である水道水フッ化物添加普及到達目標値75％（水道水普及人口に対する割合）を超えている州は26[6]あり、全米50大都市のうち42都市で水道水フッ化物添加が実施されています[7]（図5）。また、CDCは2001年に適切なフッ化物の応用を推進するための手引書となる報告書を発表しました。ここでは、科学的根拠に基づくフッ化物応用法の推奨程度についての評価がなされており、保健従事者、公衆保健関係者、行政関係者、そして一般の人々に役立つガイドラインとなっています[6]。

州別の状況をみていくと、コネチカット州、ミシガン州、カリフォルニア州などの9州では、州法案により州

内の一定以上の人口規模の地域において、水道水フッ化物添加を実施することが義務づけられています。また他の多くの州では、市町村議会の多数決や住民投票により決定がなされています[8]。1991年に行われた国民の水道水フッ化物添加に関する世論調査（ギャラップ）では、賛成78%、反対10%、どちらともいえない12%であり、1998年6月の調査では、賛成70%、反対18%、どちらともいえない12%であったと報告されています[7,8]。このことから、大方のアメリカ国民に支持を受けていることがわかります[9]。

しかし、インターネットやさまざまなメディアを利用して反対を唱える人々がいるのも事実です。アメリカでは、水道水フッ化物添加に対する反対者の手口について以下のような明確な分析がなされています[9]。

（1）真っ赤なウソ

科学的根拠がないにもかかわらず、フッ化物は癌、腎臓病、心臓病などを引き起こすと繰り返し主張して、住民を不安と心配の渦の中に引きこむ

（2）特殊な条件による一面だけの真実

正しい量でのう蝕予防効果という有益性を伝えずに、過量での有害性のみを誇張して宣伝する

（3）特殊な条件

「100%の安全性の立証までフッ化物の使用を控えるべきである」という無理な要求をする。科学的には「絶対」の安全性証明などは不可能であり、何千という科学的な研究で随時水道水フッ化物添加の安全性は確かめられている

（4）こわいことば

「汚染」「毒」「遺伝毒性」「癌」などのことばを頻繁に使い、住民の恐怖心をあおる

（5）見せかけの論争

科学的論争があると見せかけて、住民に「賛否両論」があるかのような印象を与える

この他、表5にアメリカにおける水道水フッ化物添加反対派の用いる情報戦略の変遷を示しましたが、まさに世相の反映といえます[9]。そのため、専門機関が問答集やガイドブックを発行し、住民に正しい情報を伝える努力がなされています。アメリカ歯科医師会が発行している「Fluoridation Facts」[7]はその代表的なもので、2005

表5　アメリカにおける水道水フッ化物添加反対運動の年表
（参考文献9より引用改変）

年代	水道水フッ化物添加反対派の情報戦略
1950	共産主義者の陰謀
1960	環境問題への関心、こわいことばの頻用（毒性廃棄物、公害物質、毒など）
1970	軍産共同体への反体制ムード：政府、保健団体、企業の共謀：癌
1980	老化、アルツハイマー病、エイズ
1990	骨折、出生率低下、癌

年には第7改訂版が発刊されています。また水道水フッ化物添加は、過去60年にわたりアメリカの法廷で審議され、公衆衛生や公共福祉において適正な方法であることが認められています。連邦最高裁判所が見直しの訴えを13回拒否するなど、アメリカの裁判所は一貫して国民の健康と福祉に関係した公衆衛生的施策に対する個人の異論は退ける姿勢をとっています[7]。

水道水フッ化物添加の普及率が、50州中47番めであるカリフォルニア州では、州議会議員、カリフォルニア州歯科医師会、フロリデーションを推進するための組織（CFTF：カリフォルニア・フロリデーション・タスクフォース）が原動力となり、熟練した政治的手法と草の根運動などをうまく結びつけることにより、1996年に水道水フッ化物添加法案が可決されました。そしてロサンゼルス市、サクラメント市などでも水道水フッ化物添加が可能となったのです。このとき、キーパーソンとなったのが2人の女性政治家でした。彼女らの活躍なくしてこの法案成立の実現は不可能であり、この成功はアメリカ他州や他国での水道水フッ化物添加拡大の"前奏曲"になるような勝利と称されていました。

このように、水道水フッ化物添加普及の背景には、行政、歯科医師会、歯科衛生士会などの努力と、医学、歯学、薬学など学術的専門機関の推奨や強力な支援があります。2005年7月にシカゴで開催されたアメリカ水道水フッ化物添加60周年記念シンポジウムに参加した際に、そのことを再認識しました。国民の口腔の健康のための水道水フッ化物添加の普及・拡大を目指す政治家、行政、歯科医師、歯科衛生士の情熱と活躍は、感動に値するも

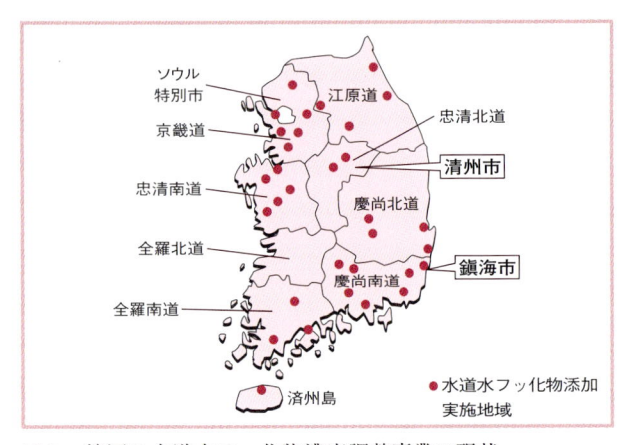

図6　韓国の水道水フッ化物濃度調整事業の現状。

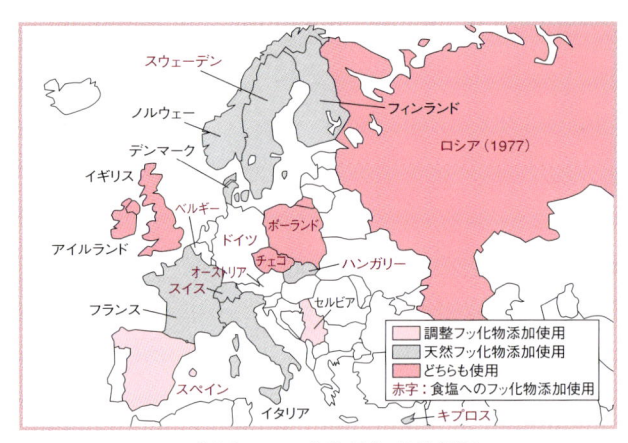

図7　ヨーロッパ各国のフッ化物添加実施状況。

のです。

2）韓国の状況

続いて、アジア各国における水道水フッ化物添加の普及率をみると、シンガポール（100%）、香港（100%）、マレーシア（48.4%）、イスラエル（45.0%）などが高い値を示していますが[8]、近年特に注目すべきは隣国である韓国の躍進です。韓国では、1981年にチンネ（鎮海）市で水道水フッ化物添加が開始されたのを始めとし、2002年までには33地区、665万人（総人口の14.1%）に普及することが決定されています[8,10]（図6）。2000年には国民の口腔の健康を増進するために「韓国口腔保健法」が施行されました。本法には水道水フッ化物添加事業や学校口腔保健事業におけるフッ化物洗口についてなど、具体的な事業が明示され、これを実施する際の国と地方自治体の責務ならびに国民の義務が規定されています[8,10]。

また、1998年には若手歯科医師たちが「健康社会のための韓国歯科医師会」を結成し、政府主導型で始まった水道水フッ化物添加モデル事業後の推進役となっています。現在会員数約1,300人で、水道水フッ化物添加の啓発・普及、高齢者と障害者の支援、新聞の発行とセミナーの開催などを主な活動内容としています。水道水フッ化物添加に関する討論会の主催、新聞への寄稿・テレビインタビュー、街頭宣伝なども行い、精力的に活動を続けています。

この他、釜山（プサン）広域市（人口400万人）の水道水フッ化物添加と障害者の健康の増進を目指して結成された、52の市民社会団体のネットワーク組織である「健康歯牙連帯」は、釜山での水道水フッ化物添加の実現のため、10万人の署名を目指して市民広報キャンペーンを展開しています[10]。このように、韓国でも専門家の努力は大きな力となっており、アメリカと同等の情熱があります。

3）ヨーロッパの状況

ヨーロッパにおいて、調整による水道水フッ化物添加を実施している国は、イギリス（普及人口：540万人）、スペイン（400万人）、アイルランド（234.5万人）など7ヵ国、天然による水道水フッ化物添加はイギリス（235.9万人）、スウェーデン（74万人）、フィンランド（20万人）など13ヵ国にのぼります[8]（図7）。

イギリスでは、フッ化物配合歯磨剤の普及により、小児のう蝕パターンに改善が認められた一方で、社会階級の影響もあり、子どもたちの口腔の健康状態の二極化傾向が強まっています。そこでイギリス歯科医師会は、う蝕が許容範囲を超えるほど高い有病状況の地区では、水道水フッ化物添加を実施するよう提案しています。1996年には「歯科衛生の平等を求める全国連盟」が設立され、政府に水道水フッ化物添加実現を求める運動を展開しています[8,11]。

一方、スウェーデン、オランダ、フィンランドなどでは、以前行っていた調整による水道水フッ化物添加を中止しました。しかし、これはいずれも政治的な決定であり、安全性や効果あるいは医学的、倫理的理由によるものではありません[8]。したがって、天然による水道水フッ化物添加は利用されています。

たとえば、フィンランドでは国の南東部や南西部には

天然のフッ化物添加地域が存在し、約20万人が居住しています。フィンランドは、フッ化物配合歯磨剤の市場占有率が20年以上前からすでに98〜99％にものぼり、フィンランド歯科医師会は毎日2回の歯磨剤利用を推薦する声明を出しています。また、フッ化物洗口液は歯磨剤と同様、処方箋・指示書なしで購入できるなど、フッ化物の積極的な応用が行われています[12]。

4) オーストラリアの状況

オーストラリア、ニュージーランドでの水道水フッ化物添加の普及率はそれぞれ67％、64％となっています。オーストラリアでの水道水フッ化物添加は、1953年にタスマニアで始まりました。現在、各州の首都のうちクィーンズランド州の首都ブリスベーン以外の7首都、すなわちシドニー（ニューサウスウェールズ州）、キャンベラ（首都直轄地域）、ホバート（タスマニア州）、パース（西オーストラリア州）、アデレード（南オーストラリア州）、ダーウィン（北部直轄地区）、メルボルン（ウィクトリア州）では水道水フッ化物添加が実施されています（図8）。

1996年に行われた調査では、2/3以上の人が水道水フッ化物添加に賛成であると答えています。これは、歯磨剤の広告、州政府の広報、子どもへの健康教育においても、フッ化物についての適切な知識を提供してきた成果であるといわれています。

5) 日本の状況

我国では、1920年代から斑状歯の存在が報告されるとともに、このような地域ではう蝕が少ないことも知られるようになりました。兵庫県の宝塚市や西宮市では、昭和40年代に歯のフッ素症が社会的な問題となり、市当局が訴えられました。これはう蝕予防を目的とした水道水フッ化物添加によるものではなく、水道水、井戸水などの飲料水中に高い濃度の天然のフッ化物が含まれていたために生じたものです。また北津軽、北関東、笠岡では飲料水フッ化物濃度と歯科保健の関係についての疫学調査が行われています[1,2,13]（次ページ図9）。

水道水フッ化物添加の実施地域についてみていくと、1952年から13年間、京都市山科地区においてフッ化物濃度0.6ppmで行われました。その結果、約40％の永久歯

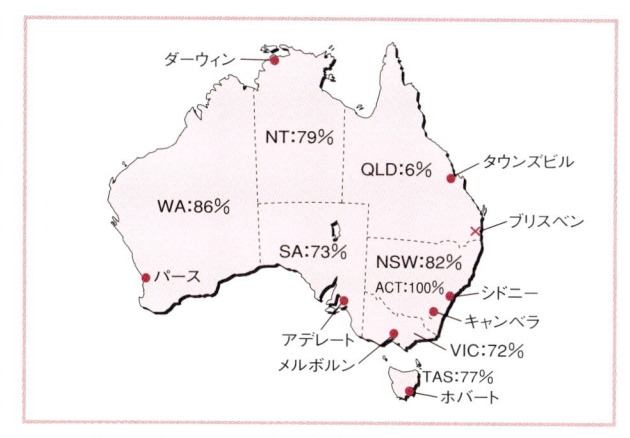

図8 オーストラリアの主な都市における水道水フッ化物添加実施状況。

う蝕予防効果が報告されています。また、米軍統治下の沖縄本島では、1957年から日本に返還される1972年まで実施され、本土復帰直前の1971年の時点では19市町村の約60万人がフッ化物を添加した水道水を利用していました[13]。現在も、日本に存在するいくつかの米軍基地で水道水フッ化物添加が実施されています。この他、1967年に三重県朝日町で実施されましたが、浄水場拡張のため3年9ヵ月後に中断されました[2,13]（次ページ図9）。

こうした状況を経て2000年には、厚生省、日本歯科医師会から自治体の合意があれば水道水フッ化物添加を支援するとの見解が出されました（次ページ図10、表6）。

4 水道水フッ化物添加の必要性

先進諸国のフッ化物の利用状況、さらにはう蝕抑制・オーラルヘルスプロモーションに成功を収めている国々の特徴（68ページ表1）から、日本においても生活の各場面に見合った種々のフッ化物を利用していくことが重要だと考えられます。日本の人口を考慮すれば、北欧のように人口が数百万規模の国の成功例よりも、アメリカなど数千万人、数億人の人口を抱える国の成功例を参考にする方がより自然です。

我国のすべての人々が健康な歯と口腔で生活していくために、地域の水系に含まれているフッ化物濃度を住民の口腔の健康に最適なレベルまでに調整する水道水フッ化物添加は、優先されるべき施策でしょう。韓国と日本のう蝕状況の比較（図11）は、それを強く訴えるものです。

第6部　公衆衛生におけるフッ化物応用

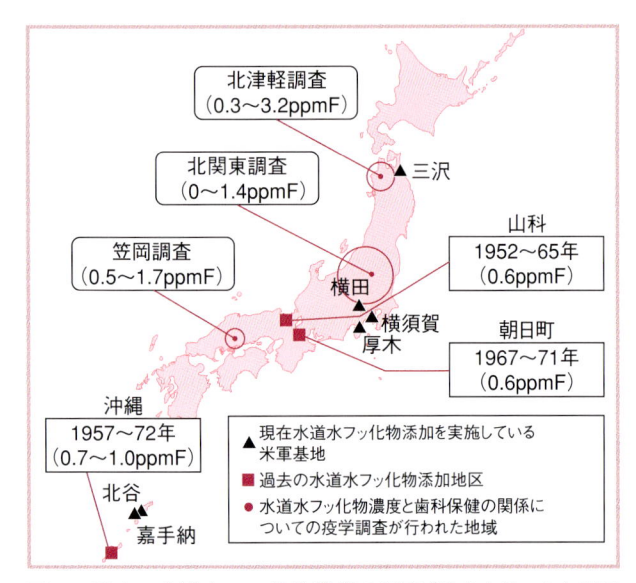

図9　日本の水道水フッ化物濃度の歴史（参考文献1より引用改変）。

図10　日本の水道水フッ化物添加の至適濃度（参考文献14より引用改変）。

表6　日本の水道水フッ化物添加に関する最近の見解

> 1999年11月、日本歯科医学会は『フッ化物応用についての総合的な見解』を公表、フッ化物応用の有効性とその積極的な普及について答申を行った。
> 2000年11月、厚生省は水道水フッ化物添加の技術的支援要請に応じるとの見解を表明した。
> 2000年12月、日本歯科医師会が、実施は最終的には地方自治体の問題であり、その過程で地域歯科医師会や住民との合意が前提としながらも、「水道水フッ化物添加が、各種フッ化物応用の中で、有効性、安全性、至便性、経済性などに対する、公衆衛生的に優れた方法であると認識する」との見解を示した。
> 2002年9月、日本口腔衛生学会が水道水フッ化物添加への学術的支援を表明した。

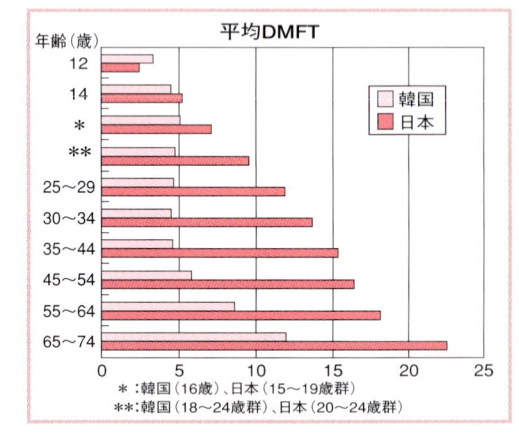

図11　韓国と日本の永久歯う蝕有病状況の比較（参考文献10より引用改変）。

参考文献

1．境 脩，小林清吾，佐久間汐子，田浦勝彦，八木 稔（eds）．これからのむし歯予防―わかりやすいフッ素応用とひろめかた（第4版）．東京：学建書院，2005．
2．日本口腔衛生学会フッ化物応用委員会（ed）．フッ化物ではじめるむし歯予防．東京：医歯薬出版，2002．
3．荒川浩久．年齢・用途に応じたフッ化物製剤の使い方・1―基礎知識と幼児の応用編．歯科衛生士　2001；25（5）；17-30．
4．田浦勝彦，磯崎篤則，小林清吾．フッ素で健康づくり．東京：砂書房，2000．
5．NPO法人日本むし歯予防フッ素推進会議（ed）．日本におけるフッ化物製剤（第6版）―フッ化物応用の過去・現在・未来―．東京：口腔保健協会，2002．
6．日本口腔衛生学会フッ化物応用研究委員会（訳）．米国国立疾病管理センター（CDC）米国におけるう蝕予防とコントロールのためのフッ化物応用に関する推奨．東京：口腔保健協会，2002．
7．American Dental Association. Fluoridations Facts. Chicago : American Dental Association, 2005.
8．小林清吾．世界の動向 米国／ヨーロッパ／アジア諸国／その他．In：花田信弘（eds）．新しい時代のフッ化物応用と健康―8020達成をめざして―．東京：医歯薬出版，2002：241-248．
9．日本口腔衛生学会 フッ化物応用委員会（ed）．フッ化物応用と健康―う蝕予防効果と安全性―．東京：口腔保健協会，1998．
10．田浦勝彦，晴佐久悟，山本武雄，浪越建男，互 亮子，田口円裕，田口千恵子，千葉順子，楠本雅子，境 脩，金 鎮範．韓国の口腔保健推進への取り組みについて．J Dent Heal 2002；52（7）：168-174．
11．Sheila CJ. 英国における水道水フッ化物添加／21世紀における口腔保健とフッ化物応用．J Dent Heal 2001；51：350-353．
12．北村雅保．キシリトールだけではないフィンランドのう蝕予防．NPO日F会議通信　2004；7：3．
13．安藤雄一．わが国での普及状況1．水道水フッ化物添加の歴史．In：花田信弘（eds）．新しい時代のフッ化物応用と健康―8020達成をめざして―．東京：医歯薬出版，2002：223-230．
14．筒井昭仁．米国の水道水フッ化物添加を中心としたフッ化物利用の歴史と現状 う蝕・歯のフッ素症の状況に関するレビュー（総説）．J Dent Heal 2001；51（1）：2-19．
15．田浦勝彦，木本一成，磯崎篤則，田口千恵子，小林清吾．だれにでもできる小さな努力で確かな効果―う蝕予防フッ化物応用―．東京：砂書房，2001．

自分の診療空間づくりのヒントとなる1冊

別冊 the Quintessence

未来型歯科診療

患者さんにやさしいデンタルチェア

デンタルチェアメーカー7社による未来型歯科診療室の提案を、デンタルチェアに焦点を当てて紹介するthe Quintessence別冊。各メーカーのデンタルチェア紹介記事4ページと、臨床編として使用されている臨床家の先生による「未来型歯科診療室」の実際約8ページを1セットとした記事づくりで、今までにない体裁の別冊となっている。新規開業を考えられている先生や、さらには改装・改築を進めている先生にとっては、自分の診療空間づくりのヒントとなる1冊。

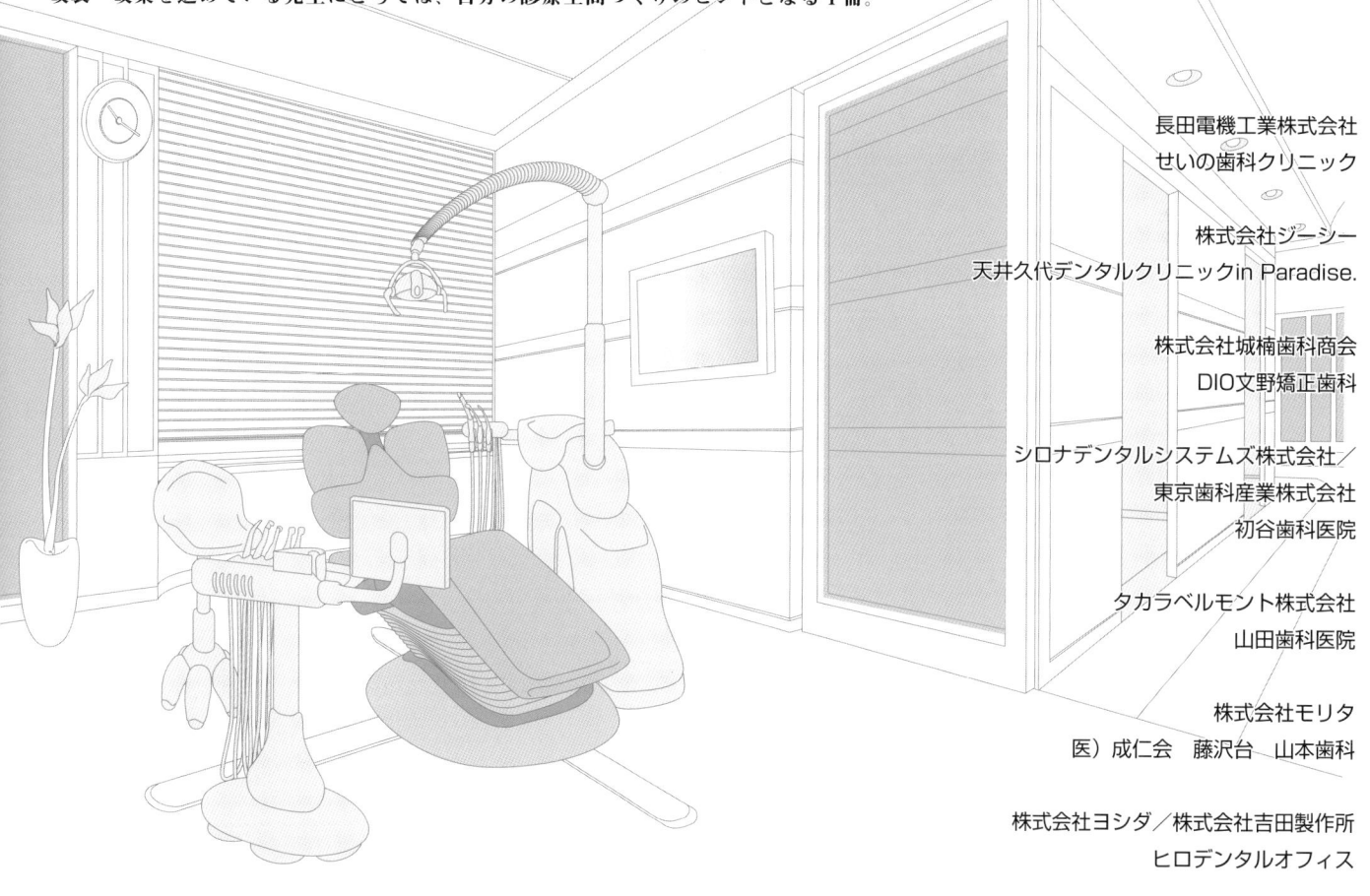

長田電機工業株式会社
せいの歯科クリニック

株式会社ジーシー
天井久代デンタルクリニックin Paradise.

株式会社城楠歯科商会
DIO文野矯正歯科

シロナデンタルシステムズ株式会社／
東京歯科産業株式会社
初谷歯科医院

タカラベルモント株式会社
山田歯科医院

株式会社モリタ
医）成仁会　藤沢台　山本歯科

株式会社ヨシダ／株式会社吉田製作所
ヒロデンタルオフィス

● サイズ：A4判変型　● 112ページ　● 定価：4,410円（本体4,200円・税5％）

クインテッセンス出版株式会社
〒113-0033　東京都文京区本郷3丁目2番6号　クイントハウスビル
TEL 03-5842-2272（営業）　FAX 03-5800-7592　http://www.quint-j.co.jp/　e-mail mb@quint-j.co.jp

最新の知識、技術へとアップグレードした『改訂版』！

日常臨床でデジカメをどう活用するか

撮る・見る・見せる
デジタル口腔内写真
改訂版

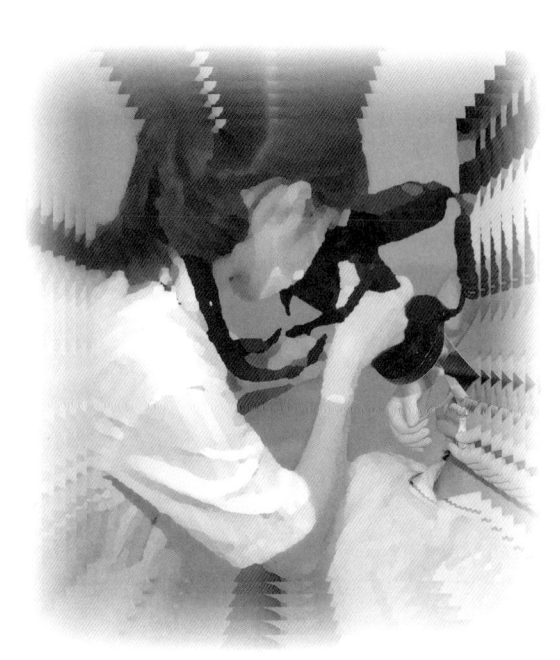

眞田浩一／月星光博　著

いまやデジカメは日常臨床、研究における必需品！
撮る！＝一眼レフタイプのデジカメを用いた簡単で美しい口腔内写真の撮り方
見る！＝デジカメ画像の管理方法と汎用ソフトを用いた画像補正の方法と手順
見せる！＝患者説明にも勉強会にも、画像のプレゼンテーション
デジカメやPCの選び方から、基礎的な用語のまとめ、補助器具、ミラーアングルの図解など、歯科医・歯科衛生士の立場から、実情に即し、徹底して懇切に解説。PC画面を駆使し、順を追ってわかりやすく解説。

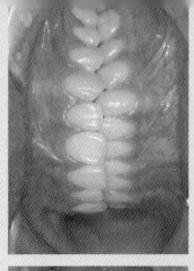

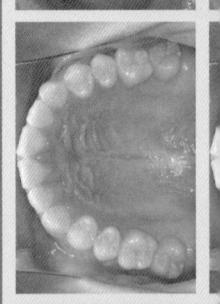

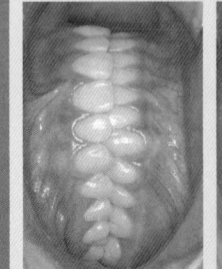

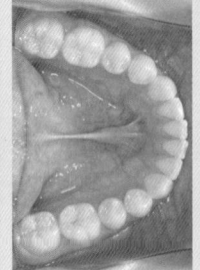

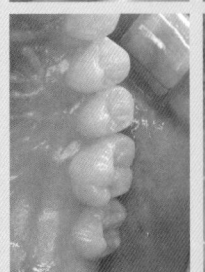

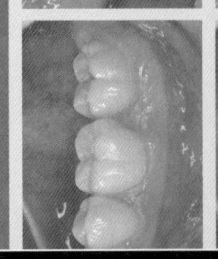

CONTENTS

第1章　デジタル口腔内写真の撮り方
- デジタルカメラの利点
- カメラの基礎知識
- デジタルカメラの選択と撮影条件の設定
- 写真撮影の補助器具
- 規格写真の撮影方法
- シェードテイキング
- デジタルカメラによるアナログ写真（スライドおよびX線写真のデジタル化）

第2章　デジタル写真の画像管理方法
- パソコンの選択とモニタの色合わせ
- デジタル写真の画像管理方法

第3章　デジタル画像のプレゼンテーション
- パソコンのモニタ画面による患者への提示
- プリントアウト
- 院内LANとデータのバックアップ
- Power Pointを用いたプレゼンテーション

●サイズ：A4判変型　●128ページ　●定価：9,240円（本体8,800円・税5％）

クインテッセンス出版株式会社
〒113-0033　東京都文京区本郷3丁目2番6号　クイントハウスビル

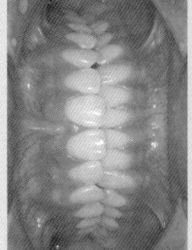

第7部

こんなときどうする？　フッ化物応用の実際

1　ひとめでわかるライフステージ別フッ化物応用一覧　　　　　　　　　荒川浩久
2　ライフステージ別にみるフッ化物応用（1）―幼児　　　浪越建男、大西祥子
3　ライフステージ別にみるフッ化物応用（2）―幼若永久歯　　　　　　杉山精一
4　ライフステージ別にみるフッ化物応用（3）―混合歯列期　　　　　　杉山精一
5　ライフステージ別にみるフッ化物応用（4）―若年者　　　　　　　　杉山精一
6　ライフステージ別にみるフッ化物応用（5）―障害者　　　　　　　寺田ハルカ
7　ライフステージ別にみるフッ化物応用（6）―難病患者　　　　　　尾形由美子
8　ライフステージ別にみるフッ化物応用（7）―成人
　　（補綴された歯・二次う蝕予防）　　　　　　　　　　　　　　　　景山正登
9　ライフステージ別にみるフッ化物応用（8）―成人
　　（歯根露出・根面う蝕予防）　　　　　　　　　　　　　　　　　　景山正登
10　ライフステージ別にみるフッ化物応用（9）―成人（知覚過敏症状）
　　　　　　　　　　　　　　　　　　　　　　　　　　　　　　　　小林明子
11　ライフステージ別にみるフッ化物応用(10)―唾液が出ない高齢者
　　　　　　　　　　　　　　　　　　　　　　　　　　　　　　　　河野正清
12　ライフステージ別にみるフッ化物応用(11)
　　―在宅療養中の高齢者への口腔ケア時　　　　　　　　　　　　尾形由美子
13　治療別にみるフッ化物応用（1）―矯正治療時　　　　　　秋本　進　ほか
14　治療別にみるフッ化物応用（2）―インプラントが埋入された口腔内
　　　　　　　　　　　　　　　　　　　　　　　　　　　　　　　　小林明子

ひとめでわかるライフステージ別フッ化物応用一覧

第7部 こんなときどうする？ フッ化物応用の実際

1

荒川浩久●神奈川歯科大学健康科学講座口腔保健学分野・教授

　う蝕リスクは、ライフステージにしたがって変化します。大きくは乳歯から永久歯への変化があり、その途中では歯冠部の咬合面う蝕から歯頸部・隣接面う蝕へのリスクの移行、そして根面う蝕の発生リスクへと変化します。さらに、口腔内に装着された種々の修復物や補綴物、矯正装置による影響を受けたり、全身的な変化の影響を受けたりします。歯科専門家として、二次う蝕を発生させたり、矯正装置をはずしたらう蝕が発生していたなどは許されません。また、唾液分泌が低下して緩衝作用が期待できない人もいますし、障害によって物理的なプラークコントロールができない人もいます。そのような場合には、どのようなフッ化物応用の組み合わせがよいかを考え選択し、患者さんに提供していかなければなりません。当然ですが、年齢によっては、実行してほしいフッ化物応用に必要な能力が備わっていないこともあるでしょう。

　ここでは、「はじめに」の『我国におけるフッ化物臨床応用の分類と選択』で説明したように、現在の日本におけるフッ化物局所応用を大きく3つに分類し、ライフステージごとにどのように組み合わせたらよいかを一目でわかるようにまとめました。各歯科医院においては、「塗布」「洗口」「歯磨剤」という従来のフッ化物局所応用のジャンルにとらわれずに、驚くほど改良・くふうされて、あたりまえのように歯科臨床に組み込んでいる現状があります。ライフステージごとに注意すべき点も併記しましたので、ぜひ参考にしてください。

　たとえば、う蝕リスクが「普通」の8歳の患者が来院したとします。この年齢では、まずプロユースとしてのフッ化物歯面塗布を定期的にくり返すことが必要です。詳しくは、本書第5部1をご覧になればわかります。さらに、フッ化物洗口をすすめますが、まず集団で実施しているかどうかを確認してください。実施していればよいのですが、実施していない場合は、第4部2を参考に家庭応用をすすめることになります。さらに、ホームケアとして患者さんが使用している歯磨剤の確認をしてください。フッ化物が配合されているかどうか、配合されている場合はどのように使用しているのか、使用量が少なすぎないか、洗口しすぎていないかなどの情報を得てください。フッ化物配合歯磨剤を使用していても使用法が適切でなかったり、フッ化物配合歯磨剤を使用していなかったりしたら、第4部1を参考に、適切な使用法をアドバイスしたり、歯科医院専売のフッ化物配合歯磨剤をすすめたりしてください。また、シーラントの必要な場合は、ぜひフッ化物を徐放する製剤を選択してください。これらのフッ化物応用に利用できる製品は、付録1を見ればわかります。使用している歯磨剤にフッ化物が配合されているかどうかの確認にも有用ですし、歯科医院で購入するフッ化物製剤の選択の際にも利用できます。

　また、う蝕リスクが「高い」患者であれば、さらにフッ化物応用を強化する必要があるでしょう。この一覧には併記できませんでしたが、本文の随所に記載されているように、応用回数を増やしたり、濃度を上げたり、フッ化物バーニッシュをう蝕予防に利用することもできます。

　ぜひ本書を診療室に常備して、日々の臨床にお役立てください。

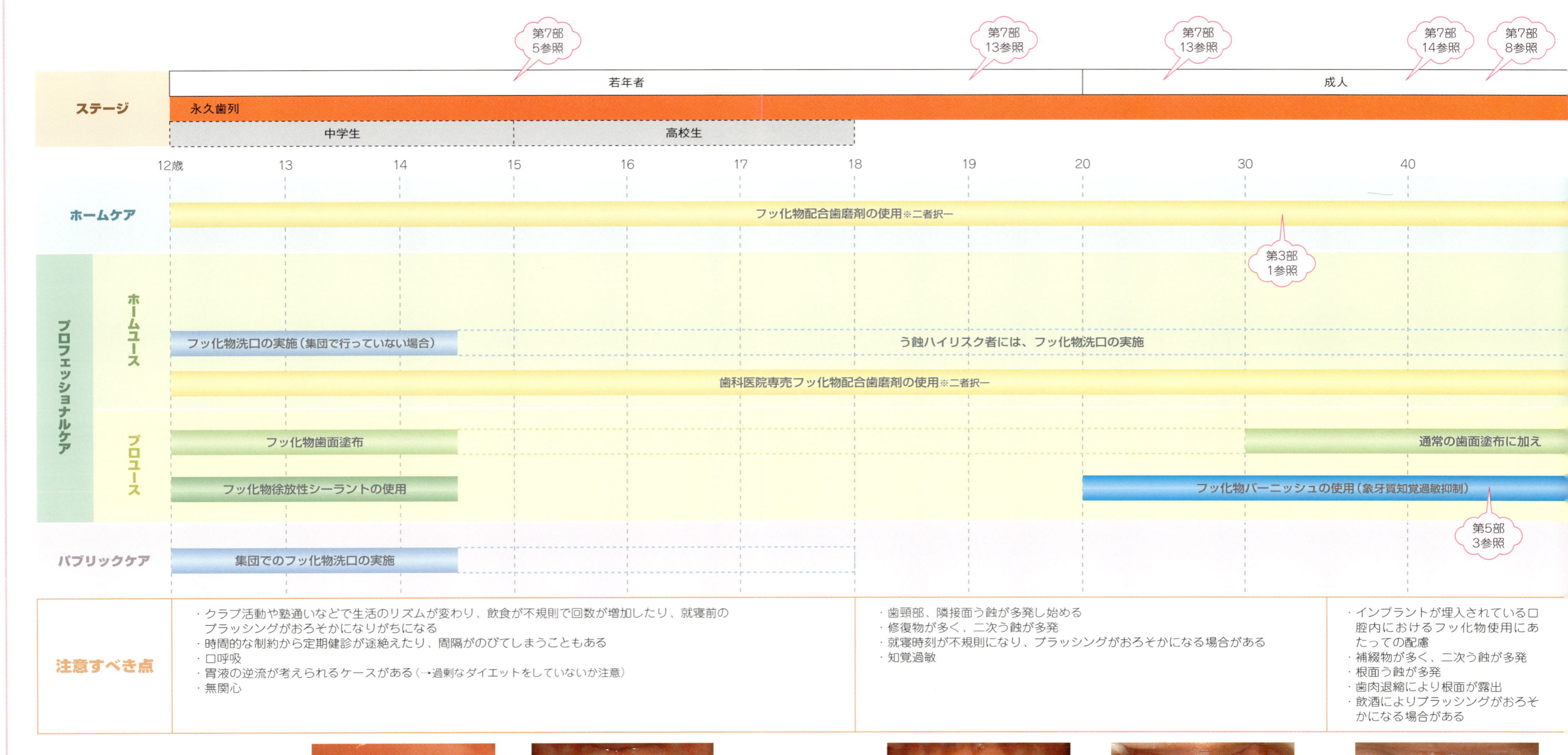

第7部 こんなときどうする？ フッ化物応用の実際

ステージ	若年者							成人		
	永久歯列									
	中学生			高校生						
	12歳	13	14	15	16	17	18	19	20	30	40

参照案内：
- 第7部 5参照
- 第7部 13参照
- 第7部 13参照
- 第7部 14参照
- 第7部 8参照
- 第3部 1参照
- 第5部 3参照

ホームケア
- フッ化物配合歯磨剤の使用 ※二者択一

プロフェッショナルケア

ホームユース
- フッ化物洗口の実施（集団で行っていない場合）
- う蝕ハイリスク者には、フッ化物洗口の実施
- 歯科医院専売フッ化物配合歯磨剤の使用 ※二者択一

プロユース
- フッ化物歯面塗布
- 通常の歯面塗布に加え
- フッ化物徐放性シーラントの使用
- フッ化物バーニッシュの使用（象牙質知覚過敏抑制）

パブリックケア
- 集団でのフッ化物洗口の実施

注意すべき点

（若年者）
・クラブ活動や塾通いなどで生活のリズムが変わり、飲食が不規則で回数が増加したり、就寝前のブラッシングがおろそかになりがちになる
・時間的な制約から定期健診が途絶えたり、間隔がのびてしまうこともある
・口呼吸
・胃液の逆流が考えられるケースがある（→過剰なダイエットをしていないか注意）
・無関心

（成人前半）
・歯頸部、隣接面う蝕が多発し始める
・修復物が多く、二次う蝕が多発
・就寝時刻が不規則になり、ブラッシングがおろそかになる場合がある
・知覚過敏

（成人後半）
・インプラントが埋入されている口腔内におけるフッ化物使用にあたっての配慮
・補綴物が多く、二次う蝕が多発
・根面う蝕が多発
・歯肉退縮により根面が露出
・飲酒によりブラッシングがおろそかになる場合がある

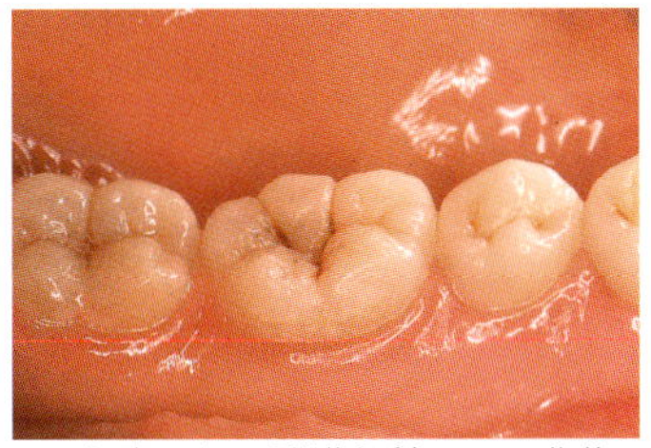

▲う窩のない裂溝う蝕。フッ化物徐放性シーラントの実施が必要。

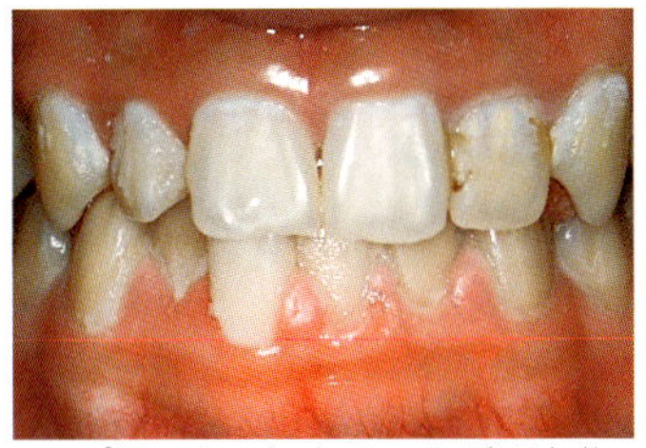

▲プラークコントロールが不十分。ブラッシング指導、フッ化物の効果的な応用、食生活指導が必要。

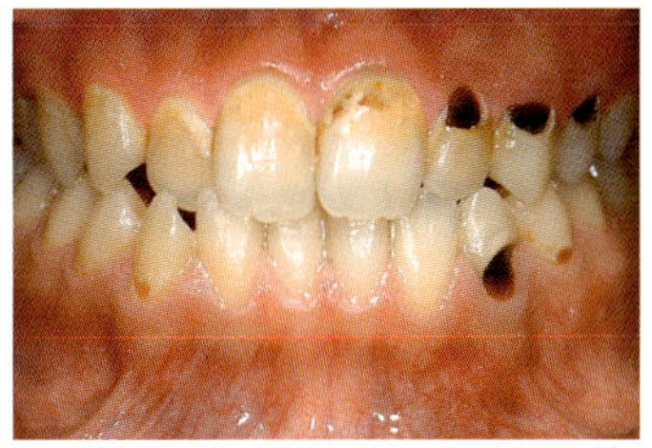

▲24歳男性の正面観。歯頸部う蝕が多発。

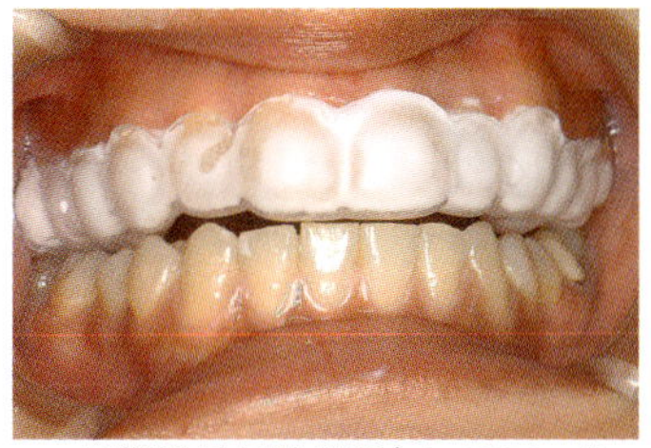

▲知覚過敏予防処置としてフッ化物歯面。

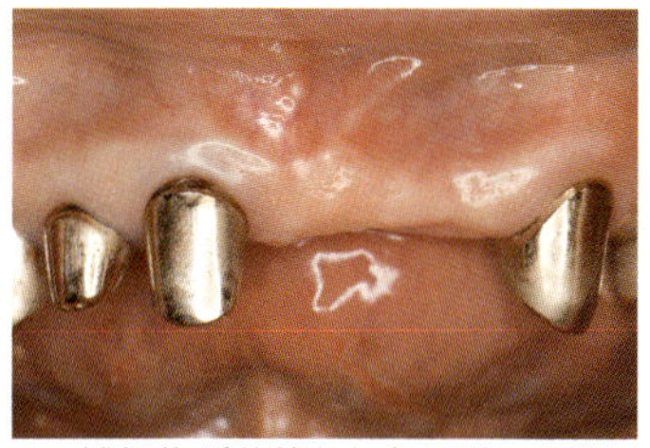

▲補綴物が装着された口腔。唇側マージン部の二次う蝕。

歯科衛生士のためのフッ化物応用のすべて

ステージ														
	乳児		幼児						学童					
	萌出		乳歯列			幼若永久歯	混合歯列							
	乳幼児期		保育園／幼稚園					小学生						
	0歳	1	2	3	4	5	6	7	8	9	10	11	12

（第7部2参照／第7部2参照／第7部3参照／第7部4参照）
裏に続く

ホームケア
- フッ化物配合歯磨剤の使用 ※二者択一（第3部1参照）

プロフェッショナルケア

ホームユース
- 泡状・ジェル状フッ化物配合歯磨剤、フッ化物スプレー、低濃度フッ化物洗口液によるブラッシング（第4部1参照／第7部2参照）
- フッ化物洗口の実施（集団で行っていない場合）（第4部2参照）
- 歯科医院専売フッ化物配合歯磨剤の使用 ※二者択一（第4部1参照）

プロユース
- フッ化物歯面塗布
- フッ化物徐放性シーラントの使用（第5部1参照）

パブリックケア
- 集団でのフッ化物洗口の実施（第6部1参照）

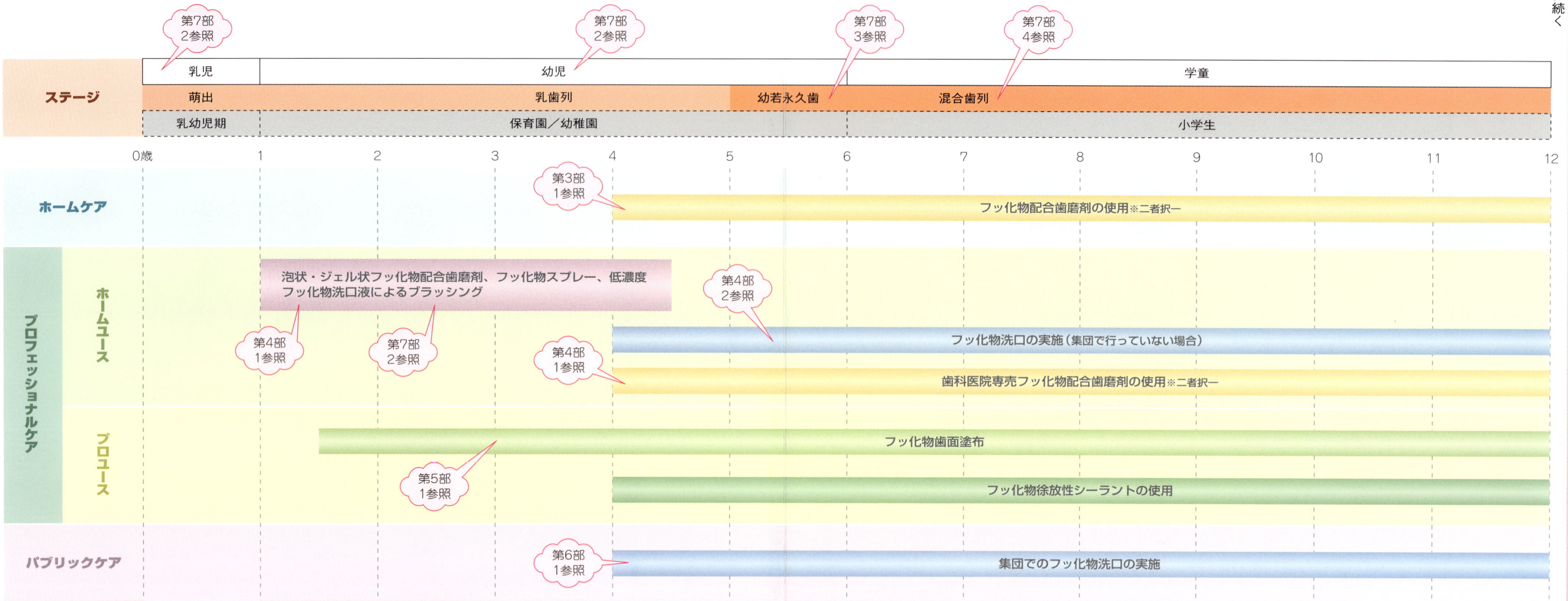

注意すべき点
- ミュータンスレンサ球菌の感染
- 上顎乳前歯にう蝕の初発がみられる時期
- 3歳頃になると乳臼歯の咬合面う蝕が多発する
- 4、5歳になると、乳臼歯の隣接面にう蝕が多発する
- 萌出したての第一大臼歯の裂溝に要注意

- 幼若永久歯のエナメル質は未成熟
- 永久歯が順次萌出し、第一大臼歯、上顎前歯部、小臼歯部、第二大臼歯へとう蝕の好発部位が移る時期
- 活動範囲が広がり、スポーツドリンクや菓子類など飲食によるリスクが高くなる
- 口呼吸
- 口腔清掃が自立する時期で、口腔清掃が不十分になりがち
- エナメル質形成不全部
- 潜在性う蝕

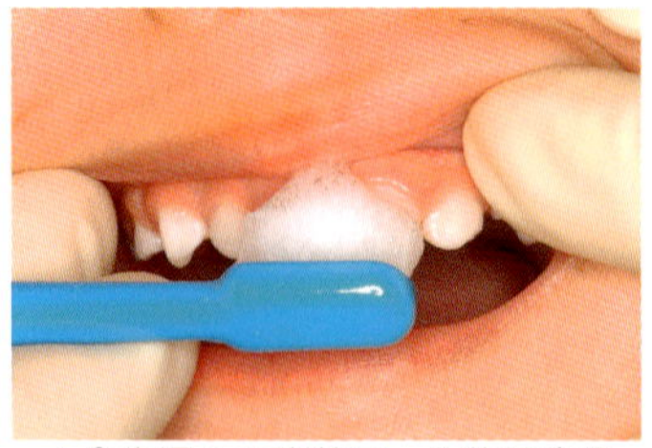

▲2歳児への泡状フッ化物配合歯磨剤の応用。

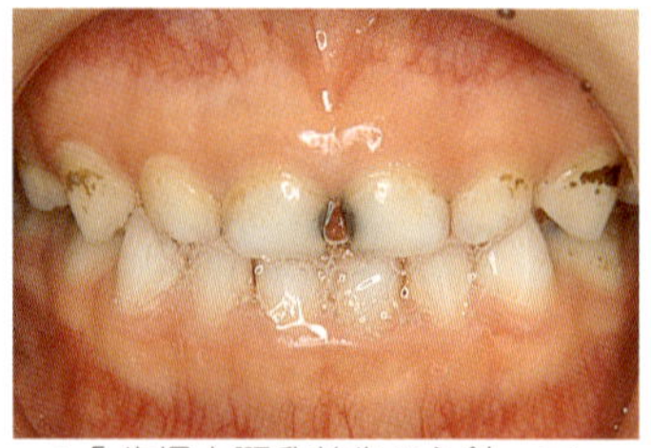

▲5歳児上顎乳前歯のう蝕。フッ化物の応用と食習慣の改善が必要。

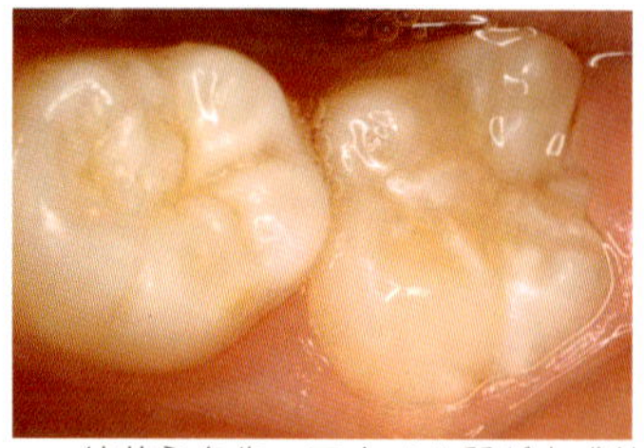

▲幼若永久歯。エナメル質が未成熟。

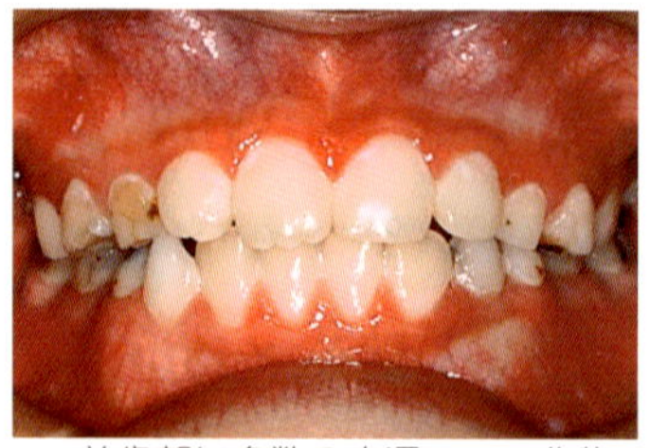

▲前歯部に多数の白濁。フッ化物の応用と食生活の指導が必要。

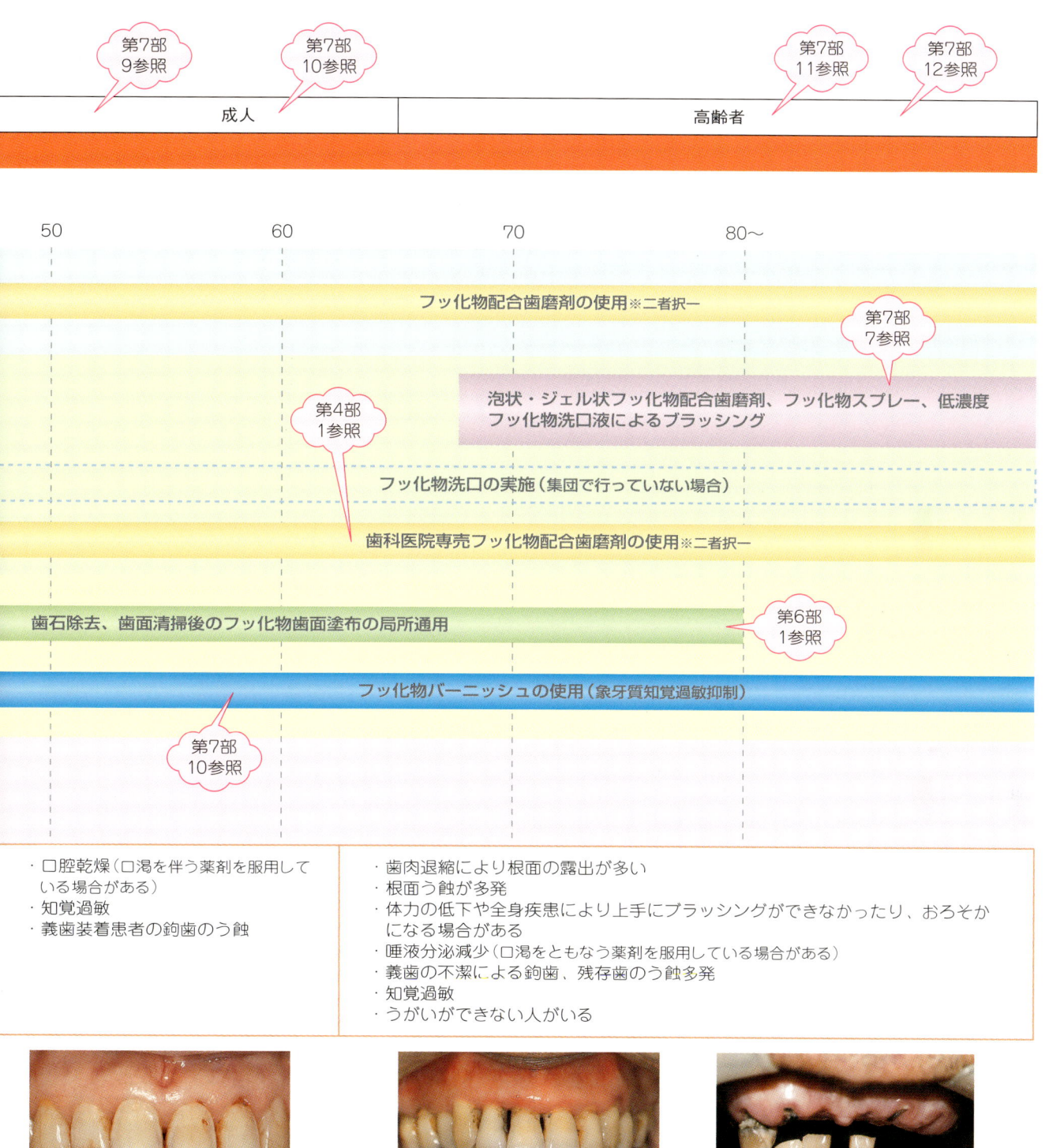

歯科衛生士のためのフッ化物応用のすべて

成人	高齢者

第7部9参照 / 第7部10参照 / 第7部11参照 / 第7部12参照

| 50 | 60 | 70 | 80〜 |

- フッ化物配合歯磨剤の使用 ※二者択一
- 泡状・ジェル状フッ化物配合歯磨剤、フッ化物スプレー、低濃度フッ化物洗口液によるブラッシング（第7部7参照）
- フッ化物洗口の実施（集団で行っていない場合）
- 歯科医院専売フッ化物配合歯磨剤の使用 ※二者択一（第4部1参照）
- 歯石除去、歯面清掃後のフッ化物歯面塗布の局所通用（第6部1参照）
- フッ化物バーニッシュの使用（象牙質知覚過敏抑制）（第7部10参照）

- 口腔乾燥（口渇を伴う薬剤を服用している場合がある）
- 知覚過敏
- 義歯装着患者の鉤歯のう蝕

- 歯肉退縮により根面の露出が多い
- 根面う蝕が多発
- 体力の低下や全身疾患により上手にブラッシングができなかったり、おろそかになる場合がある
- 唾液分泌減少（口渇をともなう薬剤を服用している場合がある）
- 義歯の不潔による鉤歯、残存歯のう蝕多発
- 知覚過敏
- うがいができない人がいる

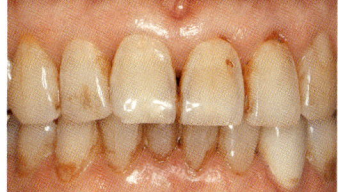

▲前歯唇側の根面う蝕。

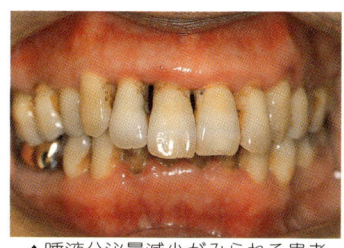

▲唾液分泌量減少がみられる患者。

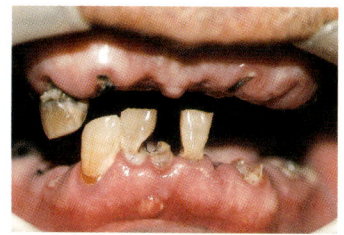

▲全身疾患により上手にプラークコントロールができない患者。

第7部 こんなときどうする？ フッ化物応用の実際

ライフステージ別にみるフッ化物応用（1）—幼児

浪越建男、大西祥子[*] ●浪越歯科医院・歯科医師、[*]歯科衛生士

　欧米諸国では、幼児を含めすべての年齢層にフッ化物が複合的に利用されています。国際歯科連盟（FDI）、アメリカ歯科医師会（ADA）、カナダ歯科医師会、イギリス歯科医師会などは、1日のフッ化物推奨投与量を飲料水中フッ化物濃度ならびに年齢別に推奨しています（23ページ表3）。具体的には、水道水フッ化物添加が実施されていない地域では、フッ化物錠剤やフッ化物ドロップによりフッ化物の摂取量を補充しています（図1、2）。これに従うと、水道水フッ化物添加が実施されていない日本では、3歳以下でも飲食物以外からフッ化物を適量摂取すべきと考えられます。全身応用が取り入れられていない現時点では、フッ化物配合歯磨剤あるいはブラッシング時の低濃度フッ化物溶液（100ppm）の利用が、家庭において日常的に利用できる唯一のフッ化物の供給源であり、これに定期的なフッ化物歯面塗布法を組み合わせることになります。

　実際の臨床現場では、特に低年齢児におけるフッ化物応用に関する情報は不足していると思われます。あらゆる機会に、専門家がフッ化物の必要性、安全性、効果についてアピールすることが必要です。保護者に正しい情報を提供し、フッ化物を継続的に応用できることがキーポイントになるでしょう。

1 乳歯の萌出期の吐き出しができない低年齢児への応用

　上顎乳前歯にう蝕の初発が見られる時期です。定期的なフッ化物歯面塗布と、家庭でのフッ化物応用として以下の3方法から継続しやすい方法を選択します[1〜4]。

1）低濃度フッ化物洗口液の使用

　フッ化物洗口剤（ミラノール、オラブリスなど）を100ppmに薄めたものでブラッシングをします。ミラノールであれば450ppm用（ピンク色の袋）は900mℓ、250ppm用（黄色の袋）は500mℓに溶解し、1日1回だけ使用します。煮沸した水道水や蒸留水を利用し、溶解時にペットボトルを用いると便利です（図3）。フッ化物溶液の作製は歯科医院で行い、家庭では冷蔵庫で保管するよう指示します。寝かせ磨き時に1日1回だけこの

フッ化物補助製剤

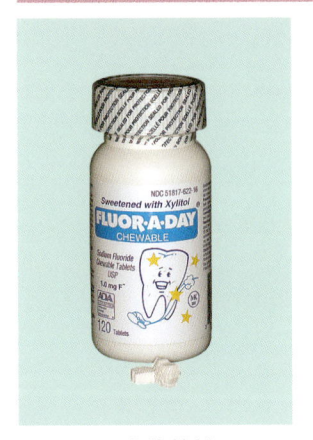

図1　フッ化物錠剤。

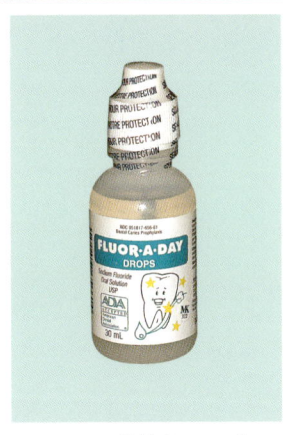

図2　フッ化物ドロップ。

フッ化物洗口剤の作製

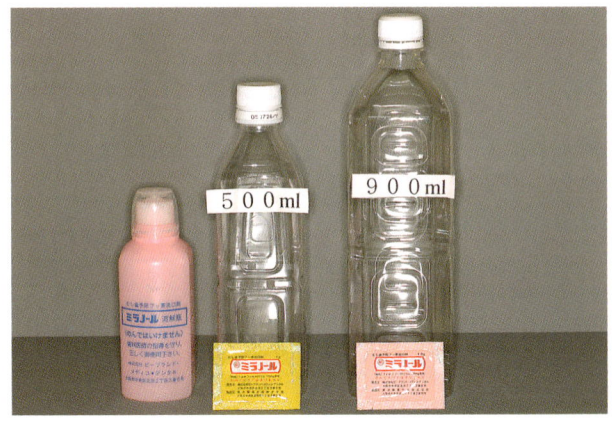

図3　低濃度（100ppmF）のフッ化物溶液作製法の1例。

表1 吐き出しのできない小児のフッ化物配合歯磨剤使用時における応用回数と使用量の目安(参考文献2、3より引用)

	回数	歯の萌出状況別1回あたりの量・回数		
		乳犬歯のみ萌出	乳犬歯と第一乳臼歯	すべての乳歯が萌出
フッ化物洗口剤により作製した低濃度フッ化物溶液(100ppm)	1日1回	1mℓ	2mℓ	3mℓ
泡状のフッ化物配合歯磨剤	1日3回	0.04g	0.06g	0.08g
フッ化物スプレー(噴霧回数)	1日3回	1度に4回	1度に7回	1度に10回

フッ化物歯磨剤の使用量

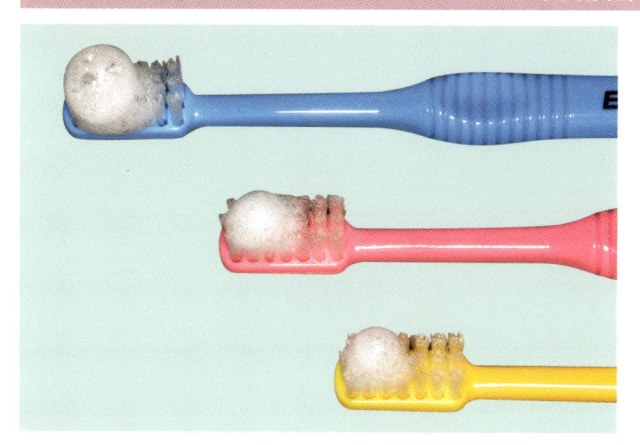

図4 吐き出しのできない小児における泡状フッ化物配合歯磨剤の使用量。

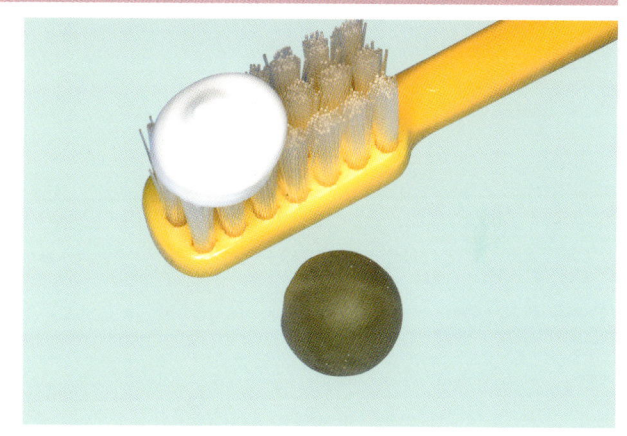

図5 3～6歳未満の小児における通常のフッ化物配合歯磨剤の使用量。pea-size(豆粒大)が目安。

溶液をつけてブラッシングをします。使用量に関しては表1のとおりです。寝る前の使用がより効果的です。

2) 泡状のフッ化物配合歯磨剤の使用

泡状のフッ化物配合歯磨剤としてはCheck-UP foam(フッ化物濃度950ppm、研磨剤無配合)があります。その使用量に関しては、表1、図4の通りです。

3) フッ化物スプレーの使用

フッ化物スプレーの噴霧あるいは塗布として液体歯磨剤のレノビーゴ(フッ化物濃度100ppm、研磨剤無配合)があります。噴霧回数については表1のとおりです。

2 吐き出しができる3歳頃

乳臼歯の咬合面う蝕が好発する時期です。フッ化物歯面塗布剤、フッ化物配合歯磨剤、フッ化物徐放性シーラントを利用します。ある程度うがいができるのであれば、ブクブクうがいを練習し、保護者の管理下でフッ化物洗口の実施も可能です。吐き出しができるのであれば、市販されているフッ化物配合歯磨剤もすすめられます。歯磨剤の使用量に関してはpea-size(豆粒大:0.25g)であることを確認するべきです(図5)。

たとえば1,000mmFの歯磨剤の1日使用量であるpea-size(豆粒大:0.25g)を全量飲み込んだとしても、3歳未満のフッ化物推奨投与量(0.25mgF)に相当しますが(23ページ表3)、実際は歯ブラシに歯磨剤が残るのでそれを下回ること、また歯のフッ素症の発現閾値(飲食物以外から0.04mg/kg/日の付加)を、幼児本人の体重にあわせて算出してみせると、保護者に安心感を与えます。歯磨剤を飲み込んでしまう場合は、泡状フッ化物配合歯磨剤または500ppmのジェル状フッ化物配合歯磨剤をすすめ

91

ましょう。

3　一定時間のうがいができる4、5歳頃

　乳臼歯の咬合面や隣接面、萌出したての第一大臼歯にう蝕が好発する時期です。フッ化物歯面塗布剤、フッ化物洗口剤、フッ化物配合歯磨剤、フッ化物徐放性シーラントを利用します。保育園・幼稚園で、集団フッ化物洗口を実施することで確実にう蝕が抑制されます。保護者から相談があれば、専門家として集団応用の実現のために最大限の協力・努力をするべきです。集団応用が未実施の場合は、家庭でのフッ化物洗口とフッ化物配合歯磨剤の利用を指導します。

　なお、永久歯萌出後のフッ化物応用の効果は、平滑面、歯間部、小窩裂溝の順に低下します。歯の形成期に水道水フッ化物添加地域で生活したり、フッ化物の全身応用を行うと、もっとも予防が困難である永久歯の小窩裂溝のう蝕予防効果が著明に現れるという報告があります[5,6]。したがって、永久歯萌出前の低年齢児におけるフッ化物の適正な応用は、生涯にわたり大きな利益をもたらすことを示唆していると考えられます。

参考文献

1. 日本口腔衛生学会フッ化物応用委員会(ed). 米国におけるう蝕の予防とコントロールのためのフッ化物応用に関する推奨(CDC). 東京：口腔保健協会, 2002.
2. 高江洲義矩(監修), 中垣晴男, 眞木吉信(編著). 21世紀の歯科医師と歯科衛生士のためのフッ化物臨床応用のサイエンス. 京都：永末書店, 2002.
3. 荒川浩久. 年齢・用途に応じたフッ化物製剤の使い方・1—基礎知識と幼児への応用編. 歯科衛生士　2001；25(5)：17-30.
4. 荒川浩久. 年齢・用途に応じたフッ化物製剤の使い方・2—基礎知識と小児への応用編. 歯科衛生士　2001；25(6)：17-29.
5. Groeneveld A, Van Eck AA, Backer Dirks O. Fluoride in caries prevention : is the effect pre-or post-eruptive. J Dent Res 1990；69 Spec No：751-755；discussion 820-823.
6. Singh KA, et al.Relative effects of pre-and posteruption water fluoride on caries experience of permanent first molars. J Public Health Dent 2003；63(1)：11-19.

コラム　フッ化物徐放性シーラント、修復材

薄井由枝●国立保健医療科学院口腔保健部・歯科衛生士

　二次う蝕や修復物辺縁からの再発性う蝕を防ぐために、修復材自体からのフッ化物の徐放性に関する研究が進んできました。その結果、これらの材料から微量のフッ化物が放出されるだけでなく、フッ化物の再吸収能もあることが明らかとなりました[1]。つまりフッ化物含有修復材は、窩洞の封鎖だけではなく歯質の耐酸性獲得という可能性があるために、より高いう蝕予防効果が期待できるとされています。また、従来の物理的封鎖によるシーラントも、数年にわたる疫学調査からう蝕抑制効果が認められていますが、フッ化物徐放性シーラントには、フッ化物除放によるさらなるう蝕予防効果が期待できるでしょう。ただし、その予防効果を導くためには、シーラント施行時に下記のルールを守らなければいけません。

① 適応は、健全歯のみ。う蝕が始まった歯に施行すると、シーラント二次う蝕を招く原因になります。
② 対象歯をしっかり防湿し、マニュアルどおりに行いましょう。完全防湿に失敗したときは、脱落やシーラント二次う蝕が誘発されたり、過剰量の填塞はかえってシーラントの破壊を招きます。
③ 一度施行したら、最低でも年1回はシーラントをチェックし、必要に応じて補填しましょう。

参考文献

1. 千田　彰, 中垣晴夫, 眞木吉信. フッ化物徐放性修復材料ガイドブック. 京都：永末書店, 2005.

第7部 こんなときどうする？フッ化物応用の実際

3 ライフステージ別にみるフッ化物応用（2）―幼若永久歯

杉山精一●医療法人社団 清泉会 杉山歯科医院・歯科医師

　萌出直後の歯のエナメル質は未成熟（図1）で、ある程度成熟するまでに2～4年ほどかかるといわれています。萌出直後の歯は、反応性が高くフッ化物の取り込みが多いため、この期間はフッ化物の効果がもっとも高い時期でもあります。したがって、来院時にプロフェッショナルケアとしてのフッ化物歯面塗布を行うことに加えて、必ず家庭でのフッ化物の利用状況を確認することが必要です。最近はフッ化物配合歯磨剤が普及してきましたので、多くの家庭でフッ化物配合歯磨剤が使用されていますが、歯磨剤使用時の洗口方法（イエテボリテクニック）（表1）によってもう蝕の予防効果が変わってくるので、洗口方法についての指導も必要です。

　また、歯の萌出期間は歯種により異なり[1]、もっとも長期間かかるのは下顎第一大臼歯で平均17ヵ月、上顎第

幼若永久歯

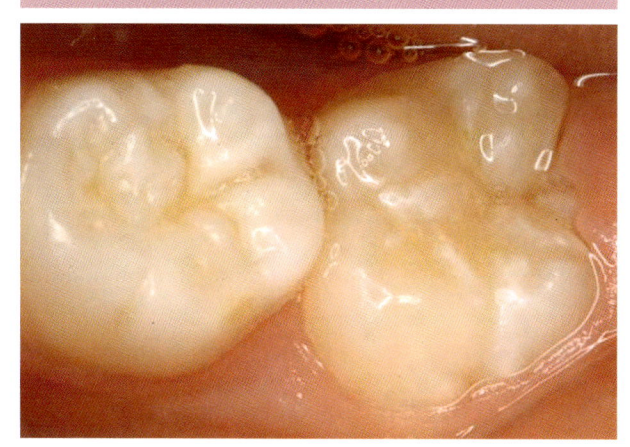

図1　萌出途中の第一大臼歯。

表1　フッ化物配合歯磨剤使用時の洗口方法（参考文献2、3より引用）

イエテボリテクニック
①歯ブラシに2cmの歯磨剤をつける
②歯磨剤を歯面全体に広げる
③2分間ブラッシングをする
（特にブラッシング方法にはこだわらない）
④歯磨剤による泡立ちを保つ
⑤歯磨剤を吐き出さずに10mlの水を含む
⑥30秒そのまま洗口する
⑦吐き出した後はうがいをしない
⑧その後2時間は飲食しない

幼若永久歯の萌出期間

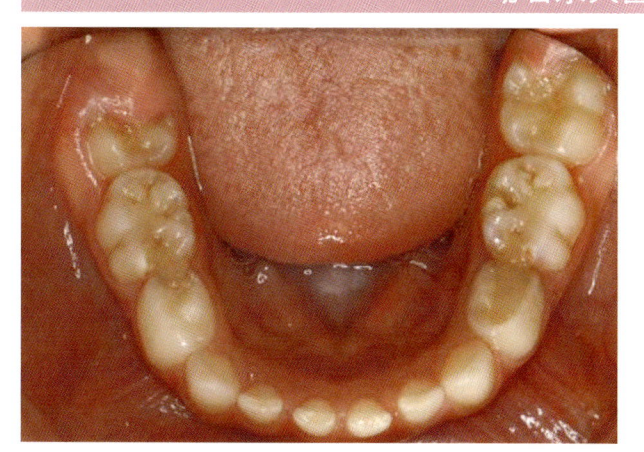

図2-a　萌出に時間がかかる例（2004年5月12日）。

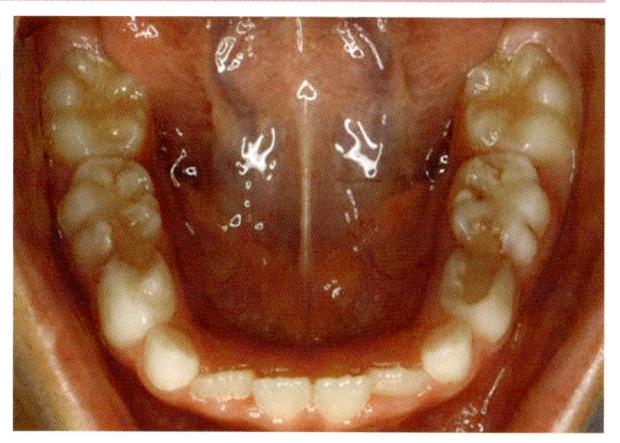

図2-b　1年後（2005年5月28日）。前歯を比較すると違いがよくわかる。

幼若永久歯の裂溝

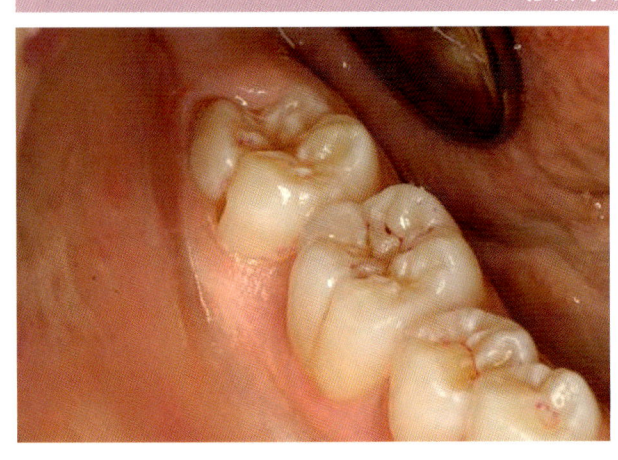

図3 頬側の深い裂溝。このような状態を見逃さずにシーラントを行うことが必要である。

エナメル形成不全

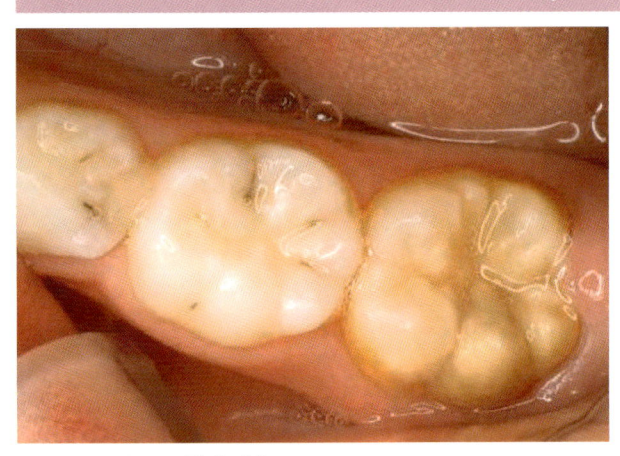

図4-a エナメル形成不全。

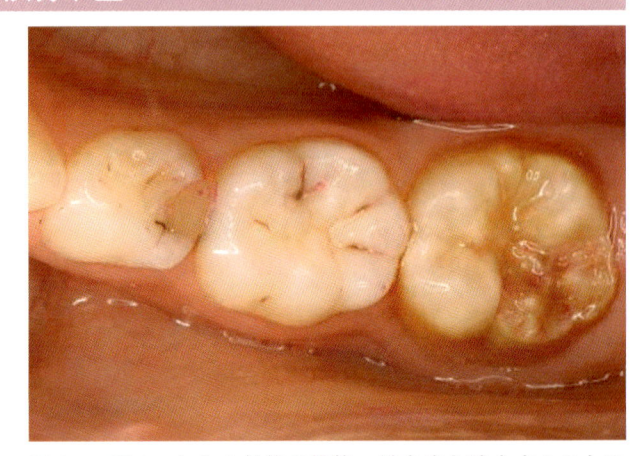

図4-b 図4-aから1年後の状態。対合歯と咬合することによりエナメル形成不全部が破折してくることがあるため、定期的な経過観察が必要である。

一大臼歯でも平均11ヵ月を要します（前ページ図2）。

第一大臼歯は乳歯列の後方に萌出するため保護者が気づかないこともあります。そのためプラークコントロールが不十分となり、長い萌出期間という悪い条件も重なって、う蝕になるリスクが高くなります。

対策としては、乳歯列時から定期管理を行うようにして、第一大臼歯の萌出が始まったら、本人と保護者に実際に口腔内を示しながら、萌出完了して本人がきちんとブラッシングできるようになるまで（8歳頃まで）仕上げ磨きを継続するよう指導することが必要です。

萌出中から裂溝の診査を行い、必要があればシーラント処置をすることも大切です。咬合面だけでなく、下顎頬側の裂溝（図3）についても注意し、状況によっては、萌出途上でシーラントを行うこともあります。当院では、この時期のシーラントはフッ化物徐放性のグラスアイオノマー系シーラントを使用することが多いです。

エナメル形成不全の症例においては、対合歯と咬合が始まるとエナメル質が欠けてくる場合があるので注意が必要です（図4）。

参考文献

1. 佐藤貞勝．カラーアトラス永久歯の萌出．東京：医歯薬出版，1986．
2. Sjögren K, Birkhed D, Rangmar S, Reinhold AC. Fluoride in the interdental area after two different post-brushing water rinsing procedurss. Caries Res 1996；30（3）：194-199．
3. Sjögren K. Toothpaste Technique. Studies on Fluoride Delivery and Caries Prevention. Swedish Dental Journal Suppl 1995；110：1-44．

第7部 こんなときどうする？フッ化物応用の実際

4 ライフステージ別にみるフッ化物応用（3）—混合歯列期

杉山精一●医療法人社団 清泉会 杉山歯科医院・歯科医師

　この時期の患者は保護者とともに来院しますので、日常生活の状況は比較的把握しやすいです。唾液検査を利用して適切なう蝕リスクアセスメントを行い、本人、保護者、診療室の担当歯科衛生士、歯科医師で情報を共有して定期予防管理をしながらリスクコントロールしていくことが大切です。永久歯列が完成する中学生の時期になると、本人だけでの来院となる場合が多くなります。小学生の時期に本人と保護者による定期来院が習慣として定着していると、中学生になってから1人で定期的に来院できる場合が多いようです。

　症例（図1～5）は、小学校6年生男子で学校歯科健診の通知をきっかけに来院しました。前歯部（図1-b）は白濁が多く、エックス線写真診査（図1-d）で下顎第一大臼歯の近心に象牙質にいたるう蝕を認めました。サリバテストを使用してう蝕リスクアセスメントを行ったところ、ミュータンス菌（SM）、ラクトバチラス菌（乳酸桿菌）（LB）も非常に多く、また飲食回数やブラッシングも改善をしていく必要があることがわかりました（図1-e）。

　乳歯のう蝕治療を行った後、下顎第一大臼歯近心面は、乳臼歯の遠心を削除して、大臼歯の近心面のみに充填を行いました。前歯部の白濁部位は、ブラッシング指導でプラークコントロールの改善を図り、6ヵ月間は毎月来院してもらい、PMTCとフッ化物塗布を繰り返し行いました（図2）。半年後にプラークコントロールは改善し、白濁部位が滑沢になってきたので、3ヵ月ごとのメインテナンスとし、中学生になっても継続して来院すること

症例
初診時

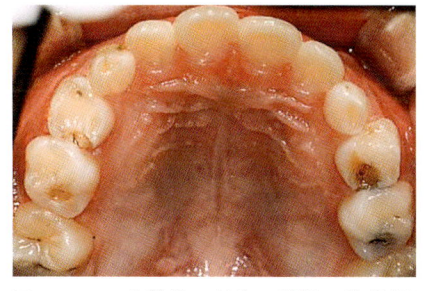

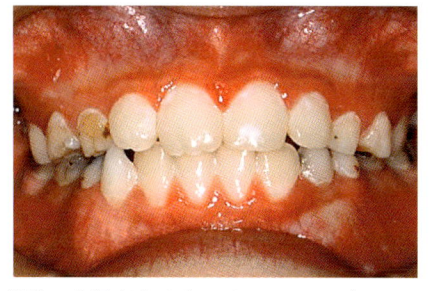

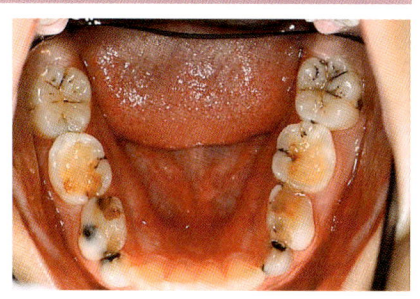

図1-a～c　小学校6年生の男児。前歯部に多数の白濁がある（2001年6月・11歳）。

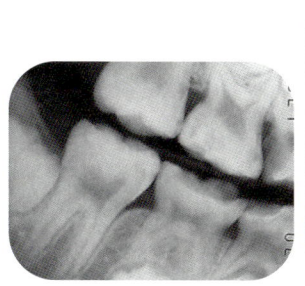

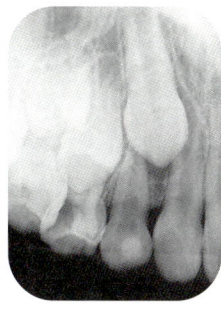

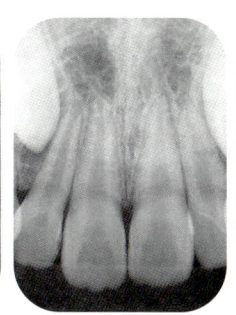

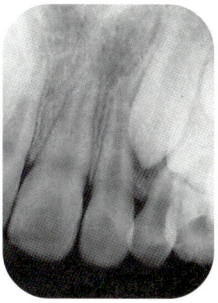

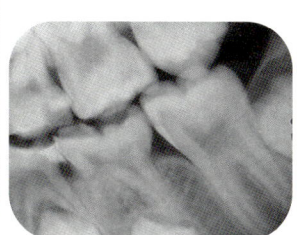

図1-d　初診時のエックス線写真。6|6近心には象牙質にいたるう蝕がある。Eの遠心を削除して充填を行った。

第7部 こんなときどうする？ フッ化物応用の実際

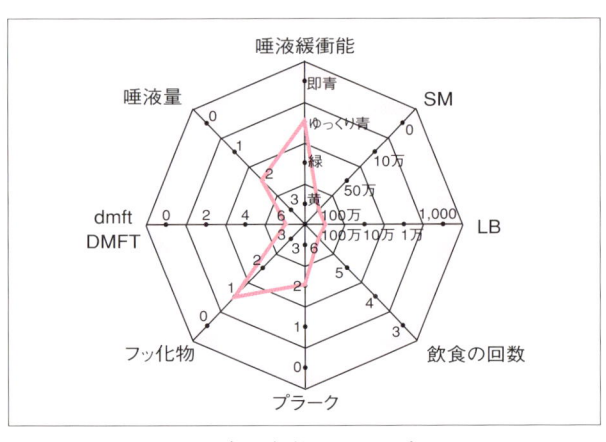

図1-e　SM、LBとも多くう蝕リスクが高い。トータルリスクスコアは15。

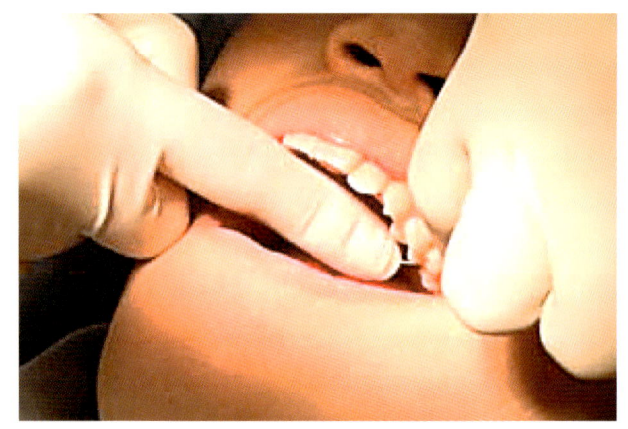

図2　歯ブラシゲル法でフッ化物歯面塗布を行う。塗布後フロスを使用して隣接面にフッ化物がいきわたるようにしている。

初診から3年後のメインテナンス時

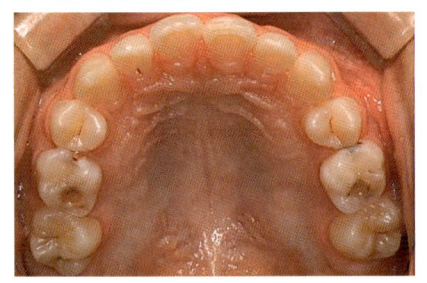

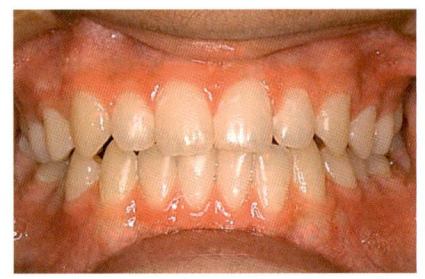

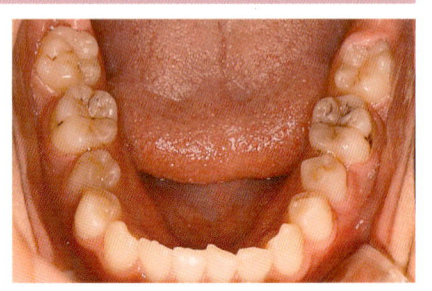

図3-a〜c　初診から3年後の状態（2004年5月・14歳）。前歯部の白濁部位は減少、隣接面においては経過をみている。

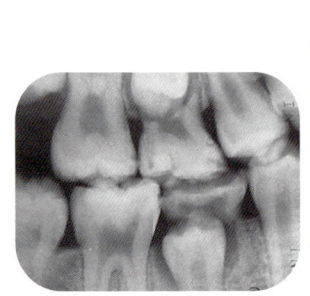

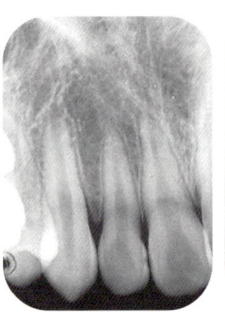

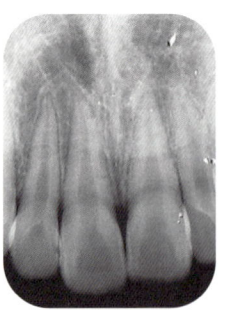

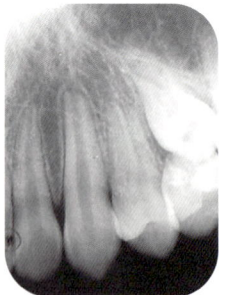

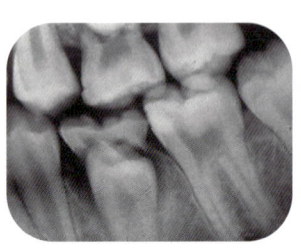

図3-d　初診から3年後のエックス線写真。2｜近心のう蝕は進行していない。

が大切であることを説明しました。

　図3は3年後の状態です。前歯部の白濁も改善し、2｜近心部のう蝕は進行していません。中学生時には、クラブ活動でスポーツドリンクを飲用していた時期もありましたが、メインテナンスが継続できていたため、スポーツドリンク中の糖分のリスクについて再度説明することで、お茶へ変更してもらうことができました。

　メインテナンス時に行うフッ化物歯面塗布は、現在歯ブラシで塗布する方法を行っています。塗布時は必ず隣接面にフッ化物がいきわたるようにフロスを使用しています（図2）。エックス線写真と口腔内写真は年に1回撮影して、必ず本人に状況を説明しています。エックス線写真検査は、隣接面や視診で見つけることができない咬合面う蝕（潜在性う蝕）の診査のために、1年に1回の撮影が必要です（図4、5）。

エックス線写真による確認

図4-a｜図4-b
図4-c

図4 a〜c　隣接面のう蝕。エックス線写真により、う蝕がみつかった。メインテナンス時はフッ化物歯面塗布を必ず行うが、年に1回はエックス線写真も撮影し確認する。

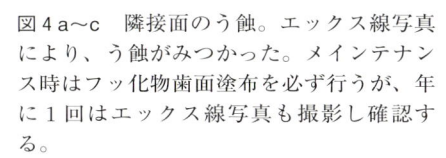

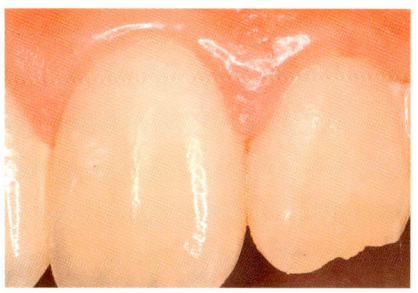

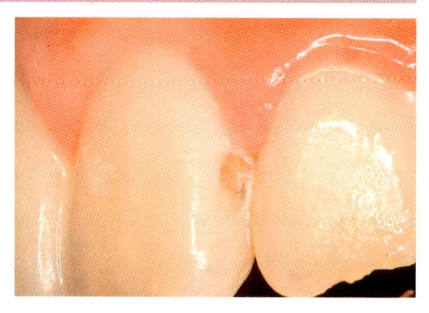

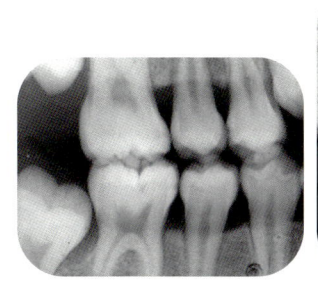

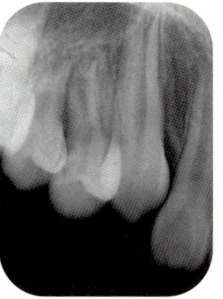

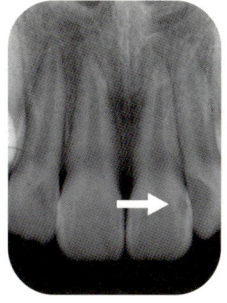

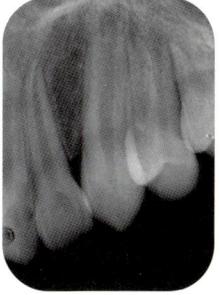

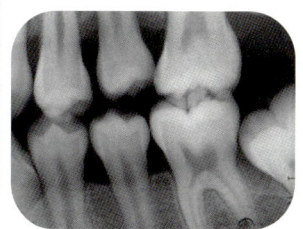

図5-a｜図5-b
図5-c

図5-a〜c　咬合面のう蝕。エックス線写真から臼歯部にう蝕があるのがわかった。咬合面も視診ではわからない場合があるので、年に1回はエックス線写真を撮影し確認する。

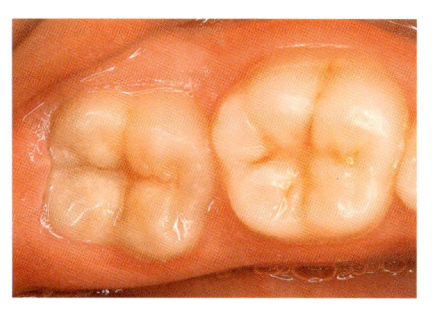

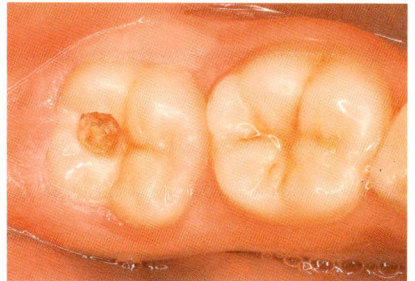

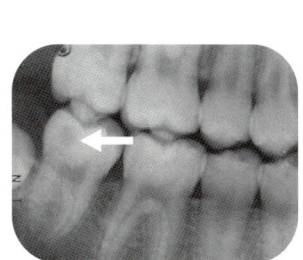

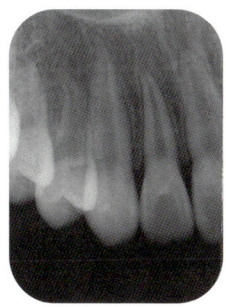

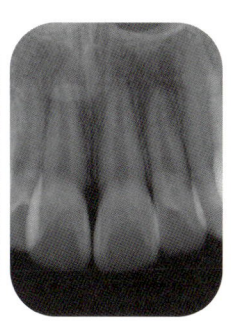

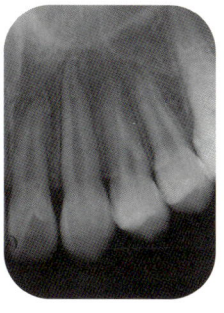

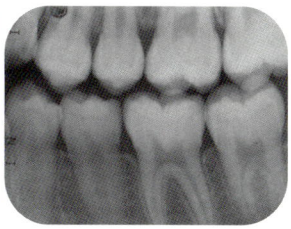

第7部 こんなときどうする？ フッ化物応用の実際

5

ライフステージ別にみるフッ化物応用（4）―若年者

杉山精一●医療法人社団 清泉会 杉山歯科医院・歯科医師

　若年者（中学生から20代前半まで）は、生涯の中でもう蝕リスクが高い時期です。中学生になると乳歯はほぼ脱落して永久歯列が完成します。日常生活はクラブ活動や塾通いなどで生活のリズムが変わり飲食回数が増加したり、就寝前のブラッシングがおろそかになってしまいがちです。また、親に対する反抗期でもあり、小学生のときのように、保護者のいうことに素直に耳を傾けなくなることも多いようです。さらに、それまでは比較的定期的に通院していた子どもたちでも、時間的な制約のために定期健診が途絶えたり、間隔が延びてしまうこともあります。たとえ来院しても予約時間に遅れることも多く、結果として十分な指導や処置の時間が取れなくなってしまうことがあります。

　症例1は、学校歯科健診をきっかけに来院した高校1年生の女子です。来院時はプラークコントロールが不十分で、前歯部に多くの白濁部位があり歯肉炎もみられま

症例1
初診時

図1a～i　初診で来院された高校1年生の女子（1996年）。プラークコントロールが不十分で、プラークがべっとりと付着している。前歯部は白濁が多く、歯肉が炎症を起こしている。

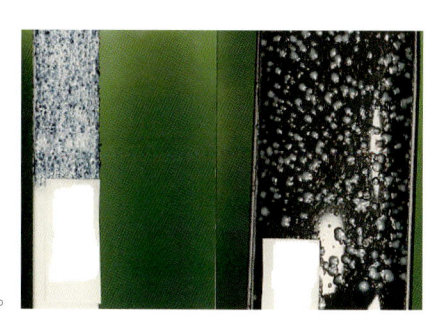

図1-j　初診時のカリエスリスク検査の結果。

初診から3年後

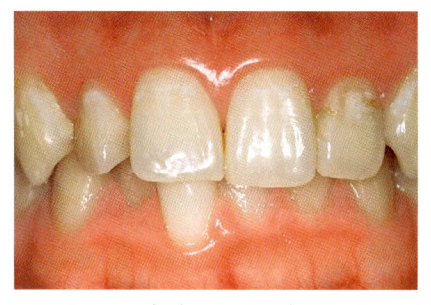

図2-a　1999年（高校3年時）のメインテナンス時の正面観。白濁部分が減少している。

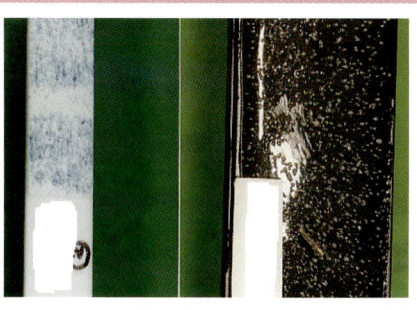

図2-b　1999年3月のカリエスリスク検査の結果。

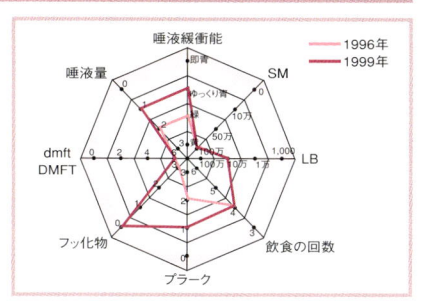

図2-c　1996年から1999年への口腔内の変化。フッ化物の使用により良好に向っている。

した（図1-a～i）。本人はこのような口腔の状況に無関心なようで、学校歯科健診で指摘されるまで気づいていませんでした。早速、口腔内写真とエックス線写真検査を行い本人に現状を説明し、その後カリエスリスク検査（図1-j）を行いました。結果をもとにリスクの改善をすれば、白濁部位は進行が停止し、充塡修復処置を避けられると説明したところ、本人も同意してリスク改善を進めることになりました。

最初にブラッシングの方法を確認し、フッ化物配合歯磨剤の使用についても確認しました。当初の2ヵ月間は月に2回の予約を取り、来院時にはブラッシングの確認後、PMTCを行いフッ化物歯面塗布をしました。幸い予約どおりの来院が続き、3ヵ月めからは1ヵ月に1回の来院とし同様の処置を繰り返し、メインテナンスに移行しました。

図2は初診から3年後の高校3年時の状態です。白濁部位が減少しているのがわかります。カリエスリスク検査からもプラークコントロールが定着しているのがわかります（図2-b）。初診から3年間でこのような変化を見せました（図2-c）。

初診から4年後

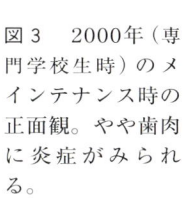

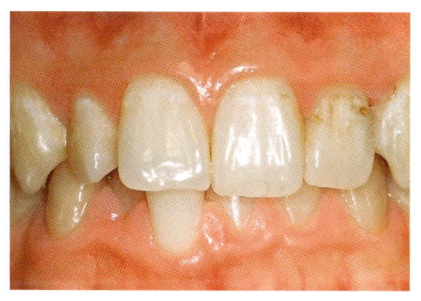

図3　2000年（専門学校生時）のメインテナンス時の正面観。やや歯肉に炎症がみられる。

図3はさらに1年後の専門学校生のときで、歯肉にやや炎症はありますが、歯面の白濁は安定しています。

症例2（図4、5）は、小学校5年生から定期的に来院している男子です。比較的無口で、来院時には担当歯科衛生士の指導を素直に聞きますが、歯磨剤がどうしても嫌いで、フッ化物洗口剤を提供したものの定着せずに、フッ化物応用がほとんどできない状況が続いてしまいました。ミュータンス菌やラクトバチラス菌（乳酸桿菌）も多く、プラークコントロールももう一歩という状況でう蝕リスクは高い状態です。毎年撮影しているエックス線写真検査の結果から、隣接面う蝕がコントロールできていない状況がわかります（次ページ図4）。原因を特定す

第7部 こんなときどうする？ フッ化物応用の実際

症例2
エックス線写真による隣接面う蝕の経時的変化

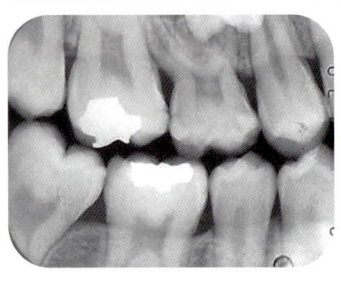

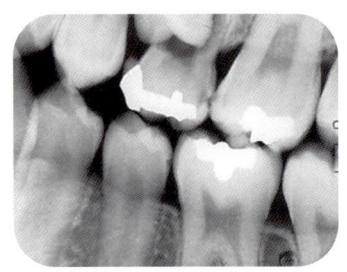

図4-a、b　2000年6月の左右臼歯部エックス線写真。歯磨剤が嫌いでフッ化物洗口剤も定着しなかったため、隣接面に次々とう蝕が進行していく。

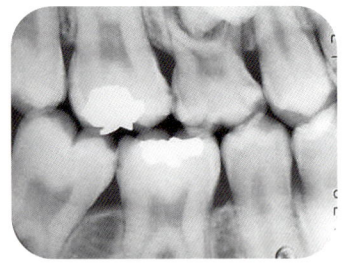

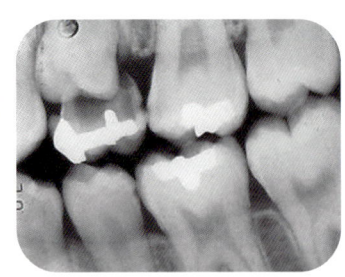

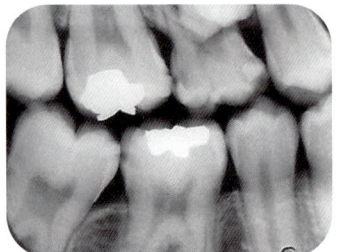

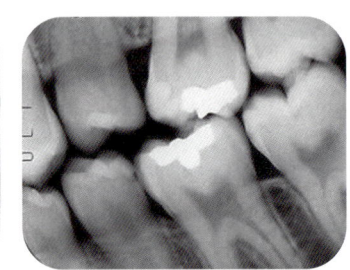

図4-c、d　2001年5月の左右臼歯部エックス線写真。

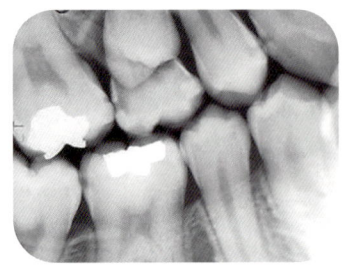

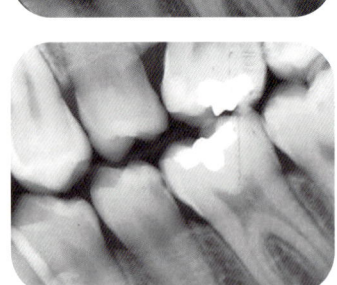

図4-e、f　2002年3月の左右臼歯部エックス線写真。

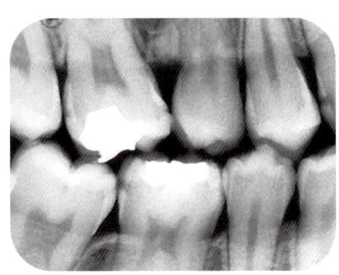

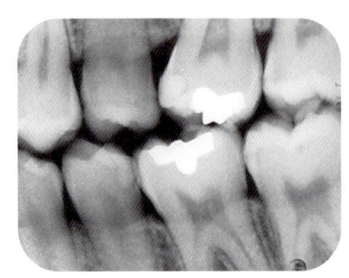

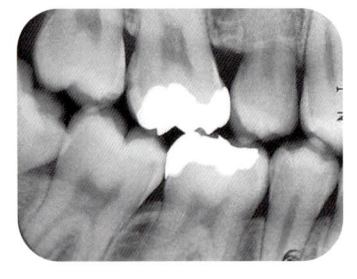

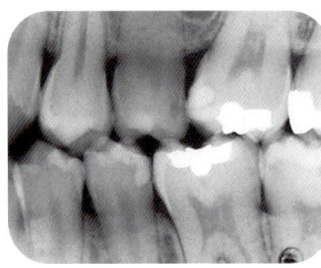

図4-g、h　2003年2月の左右臼歯部エックス線写真。

図4-i、j　2004年3月の左右臼歯部エックス線写真。

図4-k、l　2005年3月の左右臼歯部エックス線写真。

トータルリスクスコアにみる変化

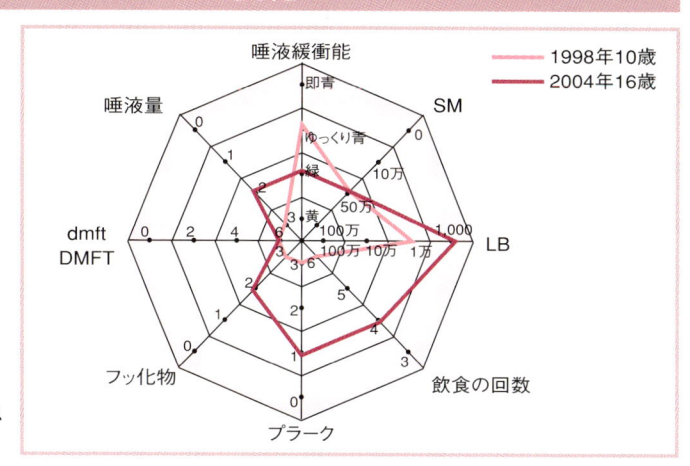

図5 1998年から2004年への口腔内の変化。トータルリスクスコアは、16から11へ変化している。

ることは不可能ですが、フッ化物応用が定着していれば状況は好転していたであろうと推測できる症例です（図5）。

日常臨床では、しばしば歯磨剤嫌いの子どもを見かけることがあります。家庭でのフッ化物洗口をすすめますが、残念ながら定着率は低いようです。今後、欧米先進国のようにフッ化物洗口剤が、ドラッグストアなどでも簡単に入手でき、また個人の好みに合うような商品が日本でも発売されることが望まれます。

コラム　38%、3.8%フッ化ジアンミン銀

薄井由枝●国立保健医療科学院口腔保健部・歯科衛生士

38%フッ化ジアンミン銀（サホライド）は、初期う蝕の進行抑制と象牙質知覚過敏鈍麻剤として、約30年前に日本で開発されました（ビーブランド・メディコ・デンタル）。また、10倍希釈されたフッ化ジアンミン銀水溶液（サホライド・RC）は、根管治療薬として販売されています。

薬効作用は、銀によるたんぱく固定や殺菌作用、またフッ化物による不溶性塩の生成により、象牙細管を閉塞することで知覚過敏の緩和を促すことや、初期う蝕の進行を抑制するとされています[1]。治療が困難な小児、来院の難しい高齢者の方にすすめられます。

サホライドや現像液・定着液の付着による銀化合物のシミを溶かし出して除去するための薬剤・サホライドクリーナーも販売されています。

参考文献
1. Usui Y, Imai S, Saito N, Hanada N, Uematsu H. Effect of 3.8%Ag (NH3) 2F solution as an anticaries agent on dentin in artificial mouth model system using *Actinomyces naeslundii*. J Dent Hlth 2005；55：186-193.

第7部 こんなときどうする？ フッ化物応用の実際

ライフステージ別に見るフッ化物応用（5）—障害者

寺田ハルカ●おがた小児歯科医院・歯科衛生士

障害者のう蝕予防を目的としたフッ化物応用は、障害を持たない者となんら変わりはありません。しかしながら、歯磨きによる物理的な清掃に限界がある障害者のう蝕や、知的障害者にみられる歯面全体に及ぶう蝕を抑制するには、フッ化物応用による効果が特に期待されます。障害者の中には、知的障害だけでなく、う蝕誘発性の高い食品への固執を持つ者や、上肢の機能障害のため歯磨きの自立が困難な者が多く、口腔衛生の維持管理が不十分になりがちです。このような患者さんには、フッ化物の効果を期待する反面、その効果を過信しすぎないようアドバイスすることが大切です。また、開口や開口を維持できない者、フッ化物塗布に協力的でない障害者には、通法の術式による応用が困難であり、フッ化物の誤飲防止を考慮して術式を変更することも必要です。

1 プロユースとしての応用

フッ化物局所塗布の適用時期は、障害を持たない者と同様です。

歯面塗布法は、簡易防湿下でフッ化物ゲル（ゼリー）を歯面に塗布する綿球・綿棒法や歯ブラシゲル法が簡便ですすめられます。特に歯ブラシ法は、家庭で行うブラッシングと同じ方法で塗布するため、恐怖心の強い障害者にも受け入れが容易です。また、フッ化物歯面塗布剤は、流涎の著しい障害者でも歯面への停滞がよく、塗布状況を明確に判断できます。

塗布の手順も、障害を持たない者と同様です。余剰の塗布剤は確実に拭き取り、その後、唾液を吐き出すことが困難な者はバキュームで吸引します。

塗布は、1口腔単位だけでなく1歯単位でも行います。1歯単位の塗布は、う蝕感受性の高い歯種を選択し、応用回数もリスクに応じて増加させます。

自閉症者では、思春期を過ぎた頃より隣接面う蝕が発生することが報告されています[1]。そこで、定期的な歯科管理の中で、フロスにフッ化物を付着させたフロッシングを行い、隣接面まで十分にフッ化物を塗布することが大切です（図1）。

2 プロユース時における注意事項

開口状態でフッ化物歯面塗布剤を塗布して誤飲を防ぎ、フッ化物を直接歯面に作用させるために防湿を十分に行うことが大切です。しかし、開口や開口維持が困難な者や非協力的な障害者に完全な防湿を行うことは限界があります（図2）。そのような場合は、フッ化物の使用量を守り（2mℓ以内とする）、各歯列区分の塗布終了後の拭き取りを確実に実施します。そして、必要以上の量を使用しない、飲み込ませない、塗布後は確実に拭き取るなどの注意を守り、急性中毒を起こさないようにします。特に、体重が少ない者や非協力的な障害者には、さらなる配慮が必要です（表1）[2]。

脳性麻痺のように緊張が強く開口や開口維持ができない障害者には、トレー法やイオン導入法を用いることは

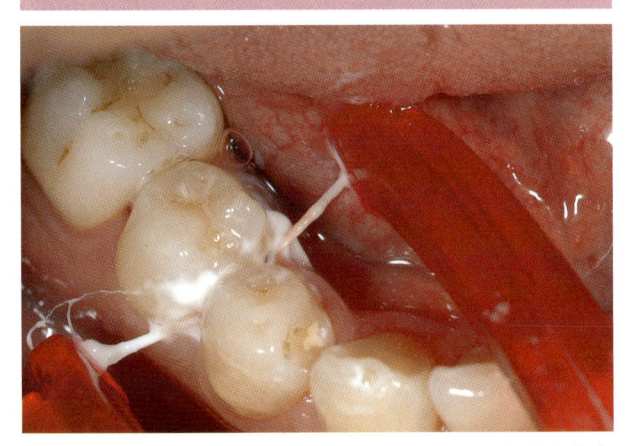

図1 自閉症者へは、特に隣接面まで十分にフッ化物を塗布する。

障害者におけるプロユース時の注意事項

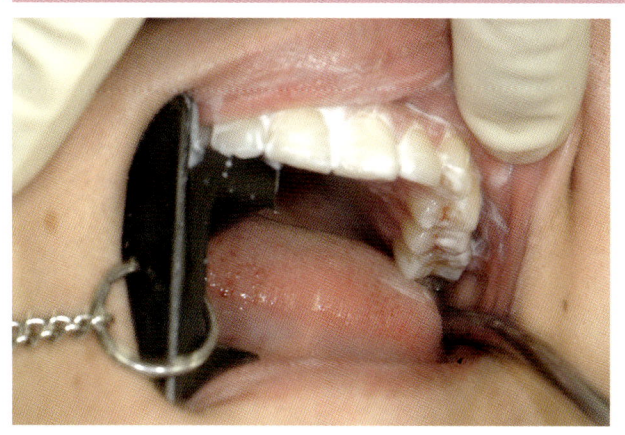

図2 フッ化物歯面塗布時は、誤飲防止や防湿のためにバイトプロップにて十分な開口保持を行う。

表1 非協力的な障害児・障害者へのフッ化物歯面塗布における誤飲防止のための対応（参考文献2より引用改変）

①使用量を守る
　⇒2ml以内とする（幼児では1ml以内）
②嚥下させない
　⇒口を閉じさせない（口を閉じると嚥下反射が起こりやすい）
　・臼後三角に術者の人差し指を入れておく
　・バイトブロックやバイトプロップを挿入して塗布する
③確実に拭き取る

自閉症児へのくふう

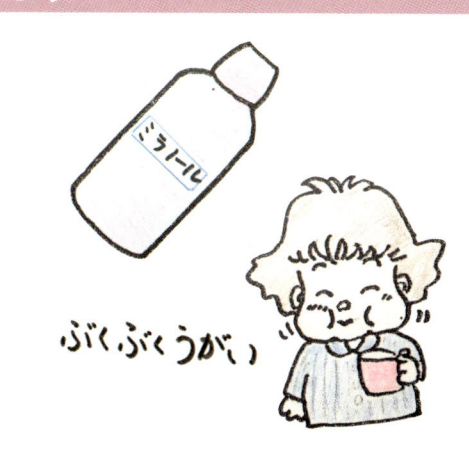

図3 自閉症児のフッ化物洗口を習慣づけるための絵カードを使用したりする。

できません。

自閉症児・自閉症者の中には、慣れない味に対して抵抗を示し塗布を拒否する場合もみられます。そこで、歯磨剤の使用が可能か、偏食や食べ物へのこだわりの有無について事前に保護者へ問診しておくと参考になります。

3 ホームユースとしての応用

フッ化物洗口剤やフッ化物配合歯磨剤は、年齢や目的に応じて、可能な限り積極的に使用するよう指導が必要です。

含嗽できない障害者では、歯ブラシの刷毛部にフッ化物洗口液を含ませてブラッシングの要領で塗布します。

こだわり行動がみられ、含嗽の可能な自閉症児では、絵カード（図3）や写真を用いて、ブラッシングの後にフッ化物洗口を行う順番を提示することで習慣づけにつながる場合もあります。また、自閉症児・自閉症者では、フッ化物の洗口時間を明示する方法として砂時計など視覚的媒体を用いると理解が容易です。

4 ホームユース時における注意事項

フッ化物洗口法は、含嗽のできない障害者へは誤飲の危険性があり、十分な配慮とくふうが求められます。

参考文献
1. 緒方克也, et al. 乳歯列期から行った障害児の継続的歯科管理の結果について. 障歯誌 1999；20（3）：274-281.
2. 小笠原　正. 歯科保健指導ハンドブック. 日本歯科衛生士会（ed）. 東京：医歯薬出版，1998：195-196.

第7部 こんなときどうする？ フッ化物応用の実際

7 ライフステージ別にみるフッ化物応用（6）―難病患者

尾形由美子●尾形歯科医院・歯科衛生士

「う蝕が進行し、痛みが出て歯科を受診すると、『どうしてここまで放っておいたのか』といわれ、責められているような気持ちになり、歯科への足がさらに遠のく」という話を行政の難病医療相談会でよく耳にします。

これは勝手な理論のようですが、原因や治療法が確立できないばかりか、ひとりひとりの症状の現れ方や進度に違いが出ることが多く、自分の予後の予測がつかない難病を持つ患者さんにとっては、自身の「難病」を受け入れるための精神的受容と、全身の管理だけに目が向いてもやむをえないことです。そして歯に痛みが出て歯科医院を訪れ、冒頭のような状況になることが多いのでしょう。

このようなう蝕リスクの高い方々への口腔の管理こそ、全身の管理と同様、かかりつけ歯科として継続していくべきだといえます。難病の中でも予後不良なことが多いもののいくつかについて考えてみましょう。

膠原病のように副腎皮質ホルモンを継続して使用していると、口腔乾燥により著しく免疫が低下し、重度のう蝕になりやすいものです。進行も早く、このような方々の歯のイメージは「なぜこんなにもろいの」という感じがぴったりです。まさに、フッ化物による歯質強化が必要です。

パーキンソン病や筋萎縮性側索硬化症（ALS）なども、口腔清掃時に口まで手を上げることが困難でブラッシングが行き届きにくくなります。そして徐々に訪れる口腔機能の低下、口腔内の自浄作用の低下により汚れが停滞しやすくなります。さらには嚥下に問題が生じ、経口摂取ができなくなるなど、口腔に関しても多くの問題を抱えていきます（図1）。全身の機能低下の中で、せめて口腔に関しては、苦痛を与えたくはありません。

また、脊髄小脳変性症なども、細かい作業が困難になり、ALSと同じような経過をたどるときが来るのです。いつかはわかりませんが確実に。それが難病です。

このように、難病の進行とともにその方の生活の広がりはかなり制限されていきます。歯の痛みなどのために、さらにQOLを低下させることのないよう、フッ化物を応用することはとても有効です。そして、今後は継続した管理が必要だということを、多くの難病患者に伝えて

パーキンソン病患者の口腔内

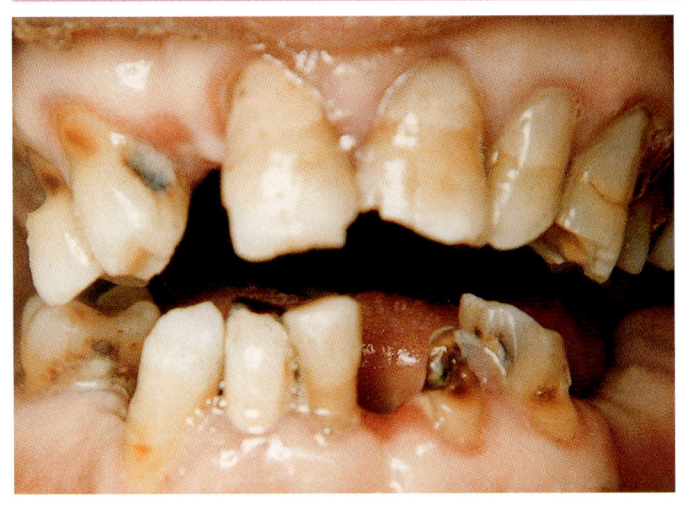

図1 口腔乾燥のためか、歯の溶解が著しい。う蝕の治療は困難であるため、フッ化ジアンミン銀（サホライド）塗布にて対応し、健全部にう蝕を作らないためにフッ化物は欠かせない（ホームユースとして泡状フッ化物配合歯磨剤、プロフェッショナルユースとしては、週1回法フッ化物洗口液を使用しブラッシングを実施）。

表1　難病者におけるフッ化物応用

プロユース	●フッ化物歯面塗布 ●定期的なリコール
ホームユース	●フッ化物洗口 ●ジェル状フッ化物配合歯磨剤（Home Gelや DENT. Check-UP gel、ジェルコートFなど） ●フッ化物洗口溶液によるブラッシング ●フッ化物配合歯磨剤の使用

いかねばなりません。

　このような背景を持つ難病は成年期以降の発症が多く、残存歯の少ない高齢者よりもケアが複雑です。初期う蝕の進行予防、二次う蝕の予防、さらに根面う蝕の予防が大きな目的となり、低濃度・高頻度のフッ化物の応用は、十分な口腔清掃が望めない場合でもう蝕抑制できる方法といえるでしょう[1]。特に歯の保存の可否を大きく左右する根面う蝕の予防効果については、歯根面へのフッ化物の取り込みが歯冠部エナメル質の2倍以上を示したという報告もされています[2]。

　難病患者へのフッ化物応用は、具体的には、プロユースとホームユースに分けられます（表1）が、定期的な管理のもと、嚥下反射や全身の状況に応じたフッ化物応用法を選択し組み合わせていくなどの対応が必要となります。

　たとえば、フッ化物洗口なのか、ジェル状フッ化物配合歯磨剤なのか、フッ化物洗口溶液によるブラッシングなのかを選択する際に留意すべきことは、その方の口腔機能や嚥下反射からブクブクうがいの可否や誤嚥せず安全に行える方法を、そして全身の状態から生活環境や考え方に配慮し、三日坊主にならずに続けられる支援が必要で、その経過を継続管理していきます。初期う蝕がある場合には、軟化牙質を除去したうえでフッ化物を応用した方がよいようです。

　現在フッ化物と難病の関係についての報告はみあたりませんし、水道水フッ化物添加が行われている地域に難病が多いとか、難病の進行が早いなどということはありませんので、無関係であり安全だと考えられているようです。

　フッ化物応用にあたっての具体的な方法としては、
①その方の全身の病状を把握する
②口腔内のう蝕のリスクと日常生活での口腔機能の使われ方を把握する
③疾病の受容など精神面へのかかわりに配慮する
④主治医、その他専門職との情報交換を行う
⑤継続へのモチベーションを支援する
そのうえで、
⑥根面う蝕や二次う蝕など新たなう蝕を予防する
⑦残存歯を保護する（その歯があることにより義歯の安定が望めたり、天然歯はよく噛める、歯ごたえも感じられることから、たとえ1本であっても、大切にする意義は大きい）
⑧唾液の分泌減少や副腎皮質ホルモンなどの副作用によりう蝕リスクが高まることを知っていただく
⑨予後不良の難病においては、病状の進行により治療が困難になっていくことなどから、フッ化物応用と継続した口腔管理（かかりつけ）の必要性を理解していただけるように伝え、ともに難病と向き合う
といったことが求められます。

参考文献
1．可児徳子, et al. フッ素濃度100ppmおよび250ppmのフッ化物洗口液のエナメル質におよぼす影響について．口腔衛生会誌 1985；35（1）：104-112.
2．古賀　寛, et al. 市販フッ化物洗口剤作用後のエナメル質および歯根面へのFluoride Uptakeの in vitro における検討．口腔衛生会誌 2002；52：28-35.

ライフステージ別にみるフッ化物応用（7）—成人（補綴された歯・二次う蝕予防）

景山正登 ●景山歯科医院・歯科医師

メインテナンス中のトラブルの1つに、補綴物装着歯のマージン部における二次う蝕があげられます。特に、審美性が求められる上顎前歯部などのマージンを歯肉縁下に設定した場合、装着後に歯肉退縮が起こり、マージン部やマージン下の根面にう蝕ができることがあります。根面はエナメル質より脱灰に対する臨界pHが高いので、歯肉縁下にマージンを設定したとしても将来歯肉退縮が生じた際には、露出した根面はリスク部位になります。また、補綴物に接した根面は、修復していない露出根面よりう蝕の発生が高くなります。さらに、歯肉退縮によって起こる根面う蝕の好発部位は遠心面や頬側面ですが、補綴物装着歯の場合はマージン全周にわたってう蝕が観察されることが多く、部位特異性がないことが報告されています。そして、補綴物の辺縁封鎖性が悪い場合、根面う蝕の発生は約2倍高くなるといわれています[1]。そのため、補綴物装着歯のマージン部は、特にう蝕予防が重要になる部位です。

そこで、補綴後メインテナンス中にマージン下の根面が露出した症例で、う蝕が発生した部位の進行予防と、まだう蝕が認められない部位の発生予防のためのフッ化物応用について述べてみます。さらに、補綴治療時の二次う蝕を予防するための注意点を整理していきたいと思います。

症例は1941年生まれの女性です。50歳のときに、歯肉

症例

補綴物装着時

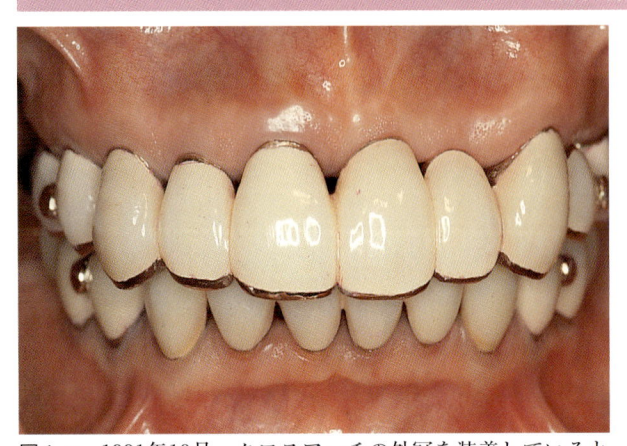

図1-a　1991年10月。クロスアーチの外冠を装着しているところ。

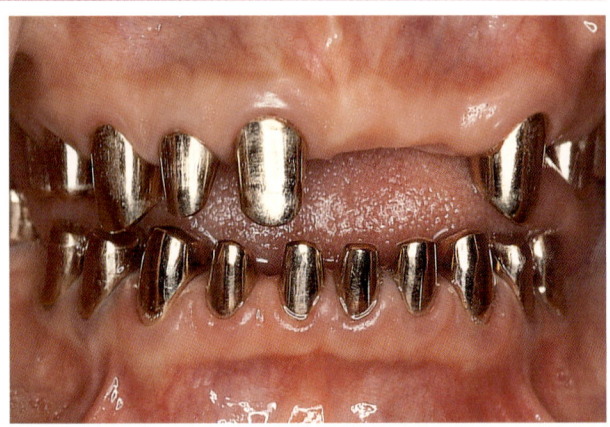

図1-b　1992年4月。内冠装着の状態。歯肉縁下でマージンを形成している。

補綴物装着から2年後

ミュータンス菌数	ラクトバチラス菌（乳酸桿菌）数	唾液分泌量	唾液緩衝能
100万CFU/mℓ以上	1万CFU/mℓ	0.5mℓ/分	緑

表1　1994年7月にデントカルトで行った唾液検査の結果

補綴物装着から約5〜6年後

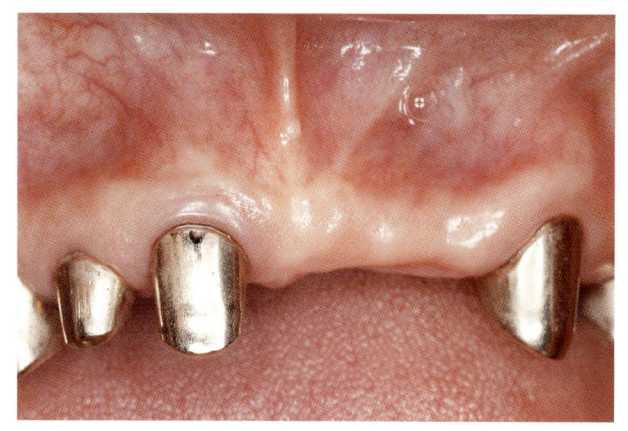

図2　1996年7月。2 1|3の唇側根面に露出が認められるがう蝕はみられない。

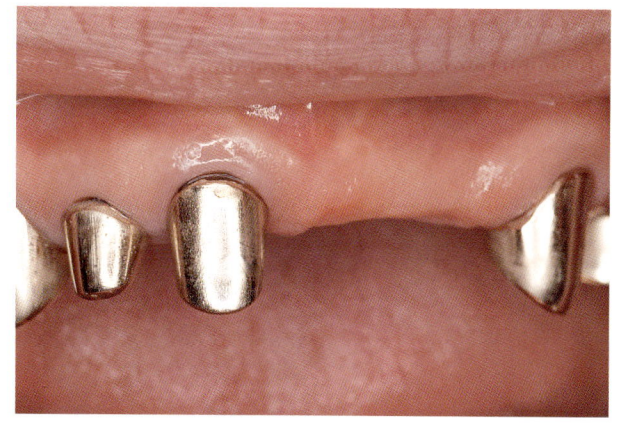

図3　1997年12月。2 1|唇側マージン部に二次う蝕が発生した。しかし、|3にはう蝕は認められない。

補綴物装着から約7年後

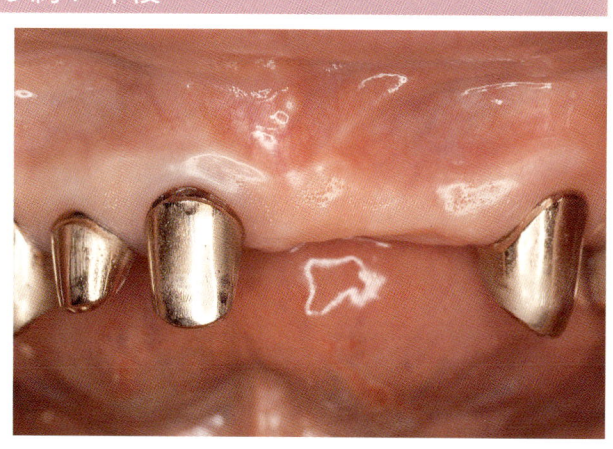

図4　1998年12月。2 1|唇側マージン部の二次う蝕が進行している。

　縁下マージンの内冠をセメント合着し、クロスアーチの外冠が患者可撤式となっている補綴物を装着しました（図1）。全歯に補綴治療をしているので、約2年後にデントカルトを用いて唾液検査を行いました。その結果、唾液分泌量が少なく、緩衝能が低く、ミュータンス菌数が高値を示しました（表1）。

　二次う蝕予防のために、内外冠が装着されているという複雑な環境なのでプラークコントロールを徹底させること、食べ物をよく噛んで唾液分泌量を高めること、さらに、ミュータンス菌数を減少させ、そして歯質強化のためにフッ化第一スズペーストをホームユースとして使用することを提案しました。そして、これらの予防対策が継続できているかどうか、メインテナンス時に確認することにしました。

　装着から5年経過後の1996年7月来院時に、2 1|3唇側に歯肉退縮が認められ根面が露出していました（図2）。しかし、う蝕は発生していませんでした。上顎前歯部は、唾液の流れがよくないのでう蝕になりやすい部位ですが、フッ化物が保持されやすい部位でもあります。そこで、フッ化第一スズペーストをホームケアで使用するとき、う蝕予防効果を上げるため、うがいを1回だけにしていただくことにしました。

　その約1年後、1997年12月の来院時には2 1|に二次う蝕が認められましたが、|3にはみられませんでした（図3）。磨き癖があり、右側にプラークが残っていたため、再度プラークコントロールとフッ化物歯磨剤の使用方法を確認しました。しかし、さらに1年後のメインテナンス来院時は、2 1|の二次う蝕は進行していました

補綴物装着から約14年後

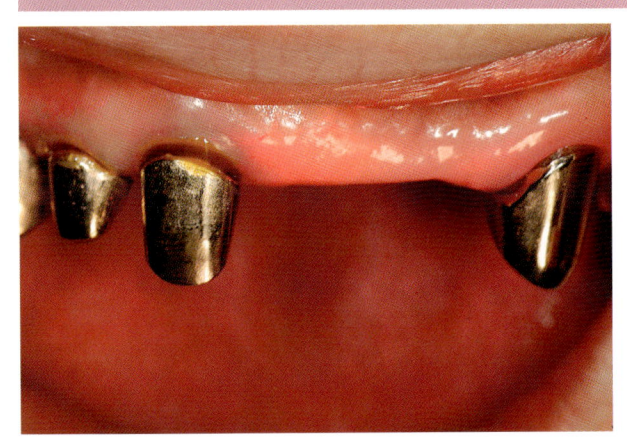

図5 2005年3月。2.26％フッ化物濃度のNaFバーニッシュを塗布しているところ。

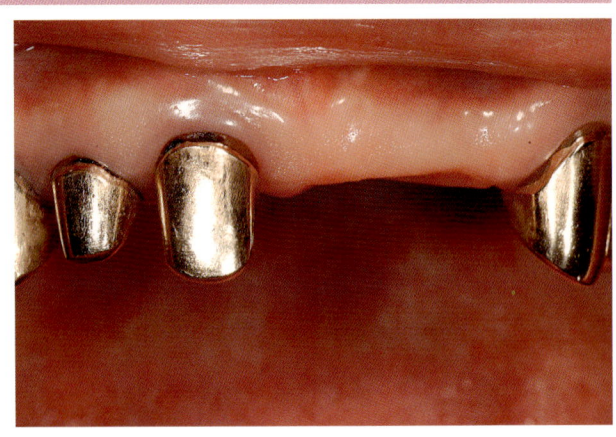

図6 2005年3月。装着から14年後、2 1|の二次う蝕の進行は停止。|3 にもう蝕は発生していない。

（前ページ図4）。そこで、プラークコントロールを徹底させるために練習を繰り返し、プラークは付着しなくなりました。さらに、メインテナンス来院時に、ホームユースの強化とともにプロユースとしてPMTC後に、高濃度のフッ化物を定期的に塗布するようにしました（図5）。装着から14年経過しましたが、2 1|の二次う蝕の進行は停止しています。そして|3 にう蝕は発生していません（図6）。

象牙質およびセメント質の脱灰に対する臨界pHは約6.2であり、エナメル質は約5.5です。そのため、補綴物の辺縁が象牙質やセメント質に設定されると、エナメル質に比べ耐酸性が低いので、二次う蝕のリスクが高くなります。さらにマージンの封鎖性が悪いと細菌が停滞するスペースを作ることになります。したがって補綴物を作製する場合、歯肉縁上マージンでセメントエナメル境よりも歯冠側、すなわちエナメルマージンになるように設定することが望まれます。しかし、歯肉縁下に設定せざるをえない場合があり、この場合は、補綴物の適合精度を極力あげ、辺縁封鎖性を高める必要があります。さらに、補綴治療後にう蝕予防対策を考えるのではなく、補綴治療計画とともにう蝕に対するリスクを調べ、リスクがあればリスクコントロールを行い補綴治療に着手するべきです。

プロフェッショナルのフッ化物応用は、ホームユースとして使用する場合とプロユースで用いる場合があります。ホームユースとしてフッ化物配合歯磨剤を使用する場合、できるだけマージン部にフッ化物が残るよう、あまり洗口しないように指導します。プロユースはあくまでもホームユースを補足するために、高濃度のフッ化物を使用します。補綴物が装着されている場合、高濃度のフッ化物を使用するにあたり、材料への影響を避けるために酸性領域で作用する0.9％や1.23％フッ化物濃度のAPFAゲルは避けて、中性領域で働く0.9％フッ化物イオン濃度のNaFゲル（個人輸入）や2.26％フッ化物濃度のNaFバーニッシュを使用すると良いでしょう。そして、何より二次う蝕の発生や進行を予防するためには、メインテナンスが重要になります。

参考文献
1．渡邊達夫，長光敬人．フッ化物を応用した根面う蝕予防．日本歯科評論 2002；62（3）：95-99．

第7部 こんなときどうする？フッ化物応用の実際

9 ライフステージ別にみるフッ化物応用（8）—成人（歯根露出・根面う蝕予防）

景山正登●景山歯科医院・歯科医師

　歯周疾患などで歯肉退縮が生じ、根面が露出した場合、エナメル質より象牙質の臨界pHが高いので、脱灰されやすい環境になります。ことに歯冠部う蝕やう蝕による充填が多い場合、根面う蝕が発症する可能性が高くなります。さらに歯周病は、若年者より高齢者に多く、高齢者は全身疾患などにより唾液分泌を抑制する薬を服用している場合があります。また、加齢とともにプラークコントロールが徹底できなくなる場合もあります。このような唾液の減少や、不十分なプラークコントロールなどで口腔内環境に問題が出てきた場合、う蝕に対する高いリスクを有するようになります[1]。

　なお、根面う蝕リスクの高い歯種は上顎前歯であり、歯面では遠心面および頰側面です。また、根面う蝕の好発部位は修復物周辺、セメントエナメル境そして歯肉辺縁部であるといわれています。したがって、なんらかの理由で根面が露出している場合、う蝕予防を行い、う蝕を発症させないことが重要です。う蝕ができてしまった場合でも、進行を停止させることで処置が複雑にならず、歯の寿命を延ばすことが可能になります。そのため、患者さんのう蝕リスクを調べ、管理していく必要があります。

　これから提示する症例では、同一口腔内で、歯肉辺縁歯頸部根面にすでにう蝕が見られる部位の進行予防と、根面露出しているがう蝕が認められない部位のう蝕発生予防のためのフッ化物応用について述べていきたいと思います。

　症例は60歳の女性であり、初診時|3はすでに充填され、|1 2唇側歯肉辺縁歯頸部根面に初期う蝕が認められました。う蝕は、表面が粗造で歯質が軟化し薄茶色に着色している活動性の病変でした。一方、3|唇側根面は露出していますがう蝕は認められませんでした（図1）。DMFTは18と多く、甘い物も好きでしたが、フッ化物配合歯磨剤は使用していませんでした。当初、プラークコントロールレコードは60％と高かったのですが、数回の指導で20％以下になりました。

　1年後にデントカルトを用いて唾液検査した結果、ミュータンス菌数とラクトバチラス菌（乳酸桿菌）数が多いことがわかりました。唾液分泌量、緩衝能には問題は

症例
初診時

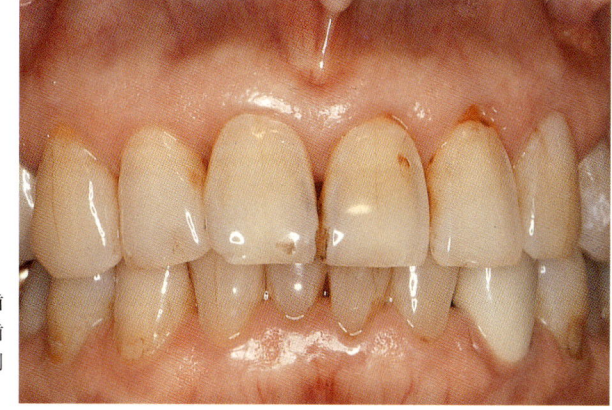

図1　1991年12月の正面観。|3は充填され、|1 2唇側歯肉辺縁歯頸部根面に初期う蝕が認められた。う蝕病変は、表面が粗造で歯質が軟化し薄茶色に着色している活動性の病変であった。3|唇側根面は露出していたがう蝕はみられなかった。

第7部 こんなときどうする？ フッ化物応用の実際

初診から1年後

ミュータンス菌数	ラクトバチラス菌（乳酸桿菌）数	唾液分泌量	唾液緩衝能
100万CFU/mℓ以上	10万CFU/mℓ	1.0mℓ/分	青

表1　1992年12月にデントカルトで行った唾液検査の結果

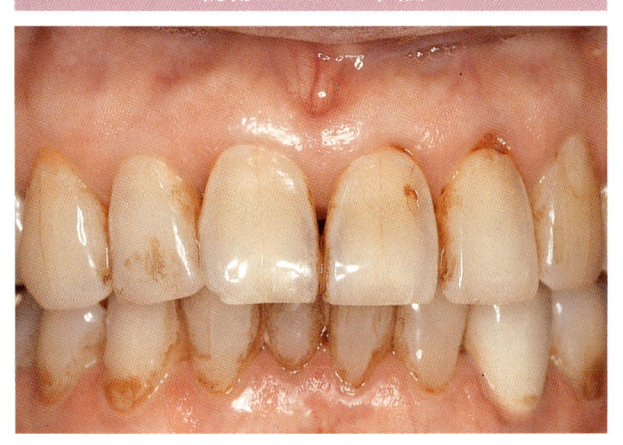

初診から2年後

図2　1993年12月来院時の正面観。3|唇側根面にう蝕は発生していなかったが、|1 2唇側歯頸部根面の初期う蝕は少し進行していた。

初診から5年後

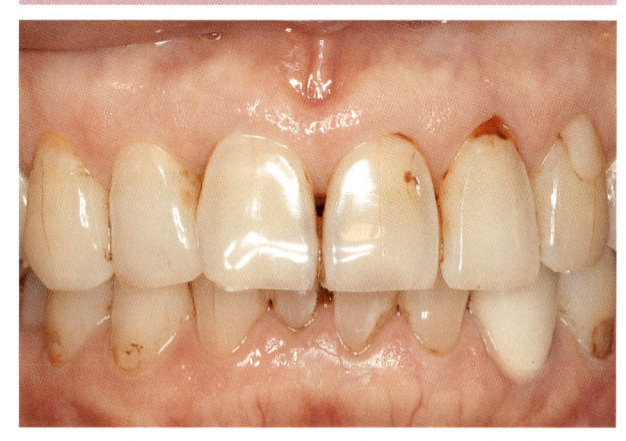

図3　1996年12月メインテナンス来院時の正面観。初期う蝕は平滑で歯質が硬く黒褐色の非活動性の病変になっていた。

ありませんでした（表1）。

　以上から、根面う蝕に対してリスクが高いと判断し、露出根面や初期う蝕部位にプラークが停滞しないようにプラークコントロールを徹底させること、ミュータンスレンサ球菌数を減少させ、歯質強化のためにフッ化第一スズペーストをホームユースで使用し、使用後はできるだけうがいを控えるようにすることを提案しました。しかし、プラークコントロールにはムラがあり、根面にプラークが付着しているときもありました。さらに、フッ化第一スズペーストも味が良くないとのことで使用していませんでした。

　初診時より2年後の来院時、3|唇側根面にう蝕は発生していませんが、|1 2唇側歯頸部根面の初期う蝕は少し進行していました（図2）。再度、う蝕予防プログラムの必要性を話したところ、それ以降、定期的に来院されるとともに、予防プログラムを継続しています。ただし、フッ化第一スズペーストはフッ化ナトリウム配合歯磨剤に変えました。

　1996年12月のメインテナンス時は、初期う蝕が平滑で歯質が硬く黒褐色の非活動性の停止性の病変になっていました（図3）。ラクトバチラス菌（乳酸桿菌）数は多かったのですが、砂糖の多い間食を控えるようにしていました。来院ごとにプラーク付着部位にはPMTCを行い、その後で高濃度のフッ化物ゲルを塗布しています（図4）。

　初診より14年後のメインテナンス来院時でも、3|唇側根面にう蝕はみられず、|1 2唇側歯頸部の初期う蝕の進行は停止しています（図5）。最近では禁煙し、キシリトールガムを頻繁に噛むようになっているそうです。それにより、加齢はしているものの唾液分泌量は減少しておらず、うまく管理されていると考えています。

　プラークがあってもう蝕になるとは限りませんが、う蝕活動性部位にはプラークがありますので、う蝕の進行停止のためにはプラークを除去する必要があります。また、プラークが存在しなければう蝕は発生しないので、発生予防のためにもプラークコントロールは重要になります。特に耐酸性の低い根面は、患者さん自身によるプラークコントロールを徹底させる必要があります。そしてフッ化物を応用することで、再石灰化が促進され歯質

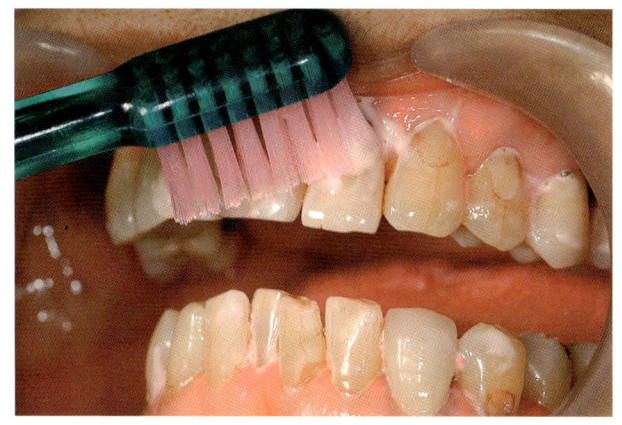

図4 2004年5月。来院ごとに|1|2|唇側歯頸部根面の初期う蝕部のプラークコントロールの重要性を意識するように、歯ブラシで0.9%フッ化物濃度のNaFゲルを塗布している。

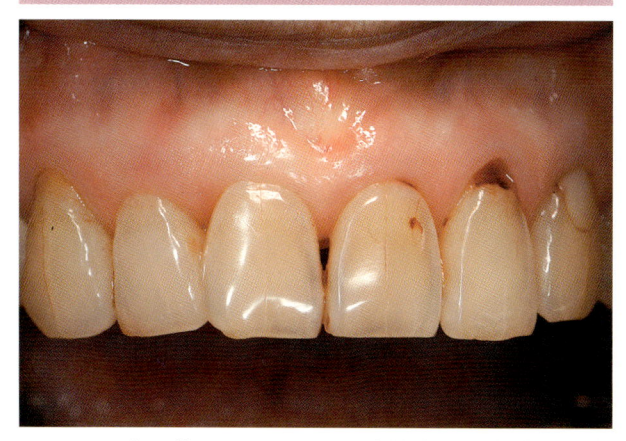

図5 2005年6月のメインテナンス来院時。|3|唇側根面にう蝕は見られず、|1|2|唇側歯頸部の初期う蝕の進行は停止している。

が強化されます。したがって、根面のう蝕予防にフッ化物を欠かすことはできません。フッ化物応用はホームユースが主体となりプロユースはあくまでも補助的なものとなります。ホームユースでは歯磨剤使用後の洗口をできるだけ控えて、より多くのフッ化物が根面に残るようにします。さらにハイリスク者の場合、歯磨剤の他にフッ化物洗口剤を追加する場合もあります。

第7部7（108ページ）で述べたように、補綴物材料への影響を考慮して、診療室で定期的に使用する高濃度のフッ化物は、酸性領域で作用する0.9%や1.23%フッ化物濃度のAPFAゲルは避け、中性領域で作用する0.9%フッ化物濃度のNaFゲル（個人輸入）や2.26%フッ化物濃度のNaFバーニッシュを使用した方が良いと思われます。

参考文献
1. Birkhed D, 大野純一, 弘岡秀明. Cariology-the Swedish way1 ― 臨床医に必要な根面カリエスの知識. 歯界展望 2001；97（3）：565-572.

コラム　スケーリング後のフッ化物応用について

薄井由枝●国立保健医療科学院口腔保健部・歯科衛生士

スケーリング後に知覚が過敏になることがあります。根面知覚過敏といわれるもので、露出した歯根表面の知覚の亢進です。

根面知覚過敏の症状は人によって異なり、ときには耐えられない苦痛を訴える場合もあるようです。この電撃的な不快感のために歯磨きなどのセルフケアが低下することも考えられ、スケーリングが逆効果にもなりかねません。スケーリング前に根面知覚過敏が起こる可能性を十分に説明する必要がありますが、処置後に適切なフッ化物を応用することにより、第三次象牙質形成促進や象牙細管封鎖が期待され、外部からの歯髄への過度な刺激が阻止されて過敏の症状を緩和する効果があるとされています。

また最近発表された論文では、歯周治療を行った後に露出した根面や歯周ポケットをクロルヘキシジン水溶液やフッ化物で洗浄・塗布すると、スケーリング・ルートプレーニングだけで後処置を行わなかったケースより、う蝕原因菌の再集落化を遅らせることができた、と細菌学的にも興味深い報告がされていました[1]。

参考文献
1. De Soete M, Dekeyser C, Pauwels M, Teughels W, van Steenberghe D, Quirynen M. Increase in cariogenic bacteria after initial periodontal therapy. J Dent Res 2005；84（1）：48-53.

ライフステージ別にみるフッ化物応用（9）—成人（知覚過敏症状）

小林明子 ● 小林歯科医院・歯科衛生士、歯科技工士

う蝕や歯の破折などの実質欠損がないのに、歯がしみるという症状を訴えることがよくあります。多くの場合、「冷たい水や風でしみる」「歯ブラシをあてるとしみる」といった象牙質知覚過敏症です。

スケーリング・ルートプレーニングや外科処置後、過剰なPMTC、また不適切なオーバーブラッシング、咬合によるアブフラクション（楔状欠損）により象牙質知覚過敏が発生するとされています（図1）。これら知覚過敏を引き起こす原因やそのメカニズムを把握することは重要であり、それにより的確な対応がなされるべきです。

その際の対処法として、

1）象牙質表層の石灰化を促進し、象牙細管の閉鎖を期待する
2）知覚過敏の原因となっている象牙細管の突起を変質凝固させる
3）象牙細管を積極的・物理的に封鎖させる

などがあります（表1）。

象牙質知覚過敏には硝酸カリウム、乳酸アルミニウムが即効性があり有効とされていますが、ここではもっとも身近に使用しやすいフッ化物応用を考えてみます。

知覚過敏が起きやすいケース

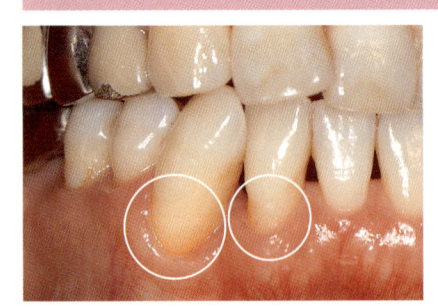

図1-a　ルートプレーニング後に起きた歯肉退縮で根面が露出している。

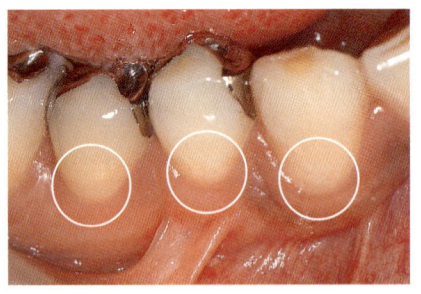

図1-b　オーバーブラッシングにより歯頸部が摩耗している。

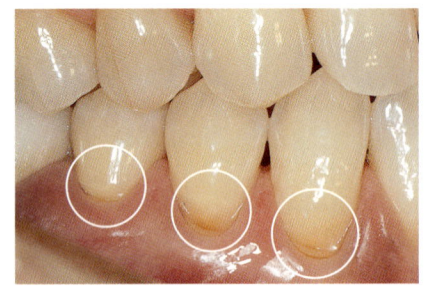

図1-c　咬合によるアブフラクション（楔状欠損）で歯頸部に鋭い欠損がおきている。

表1　知覚過敏に有効なフッ化物応用

石灰化を促進し象牙細管を閉鎖させるフッ化物	①フッ化ナトリウム塗布剤（2％NaF） ②フッ化ナトリウムバーニッシュ（5％NaF）
象牙細管を突起を変質凝固させるフッ化物	①フッ化ジアンミン銀液（38％、3.8％Ag(NH$_3$)$_2$F） ②タンニン・フッ化物合剤
物理的に象牙細管を被覆させるフッ化物	①フッ化物徐放性グラスアイオノマーセメント ②タンニン・フッ化物合剤 ③歯周パック（NaF配合パック）

フッ化ナトリウムの応用

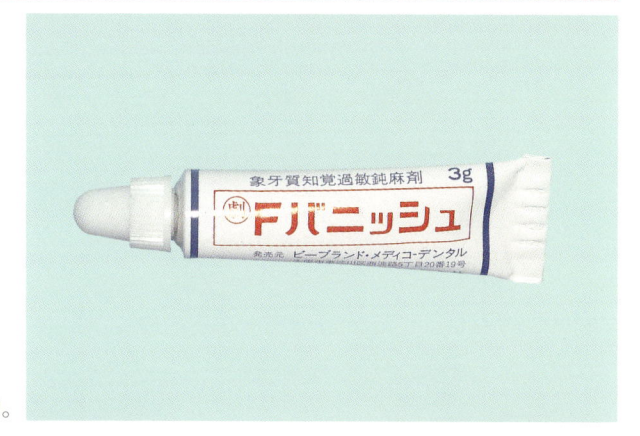

図2　知覚過敏に有効なフッ化物製剤。

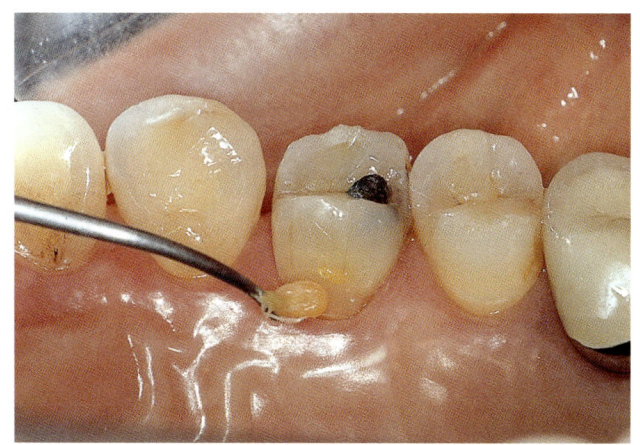

図3-a　楔状欠損部に「Fバニッシュ」を塗布。

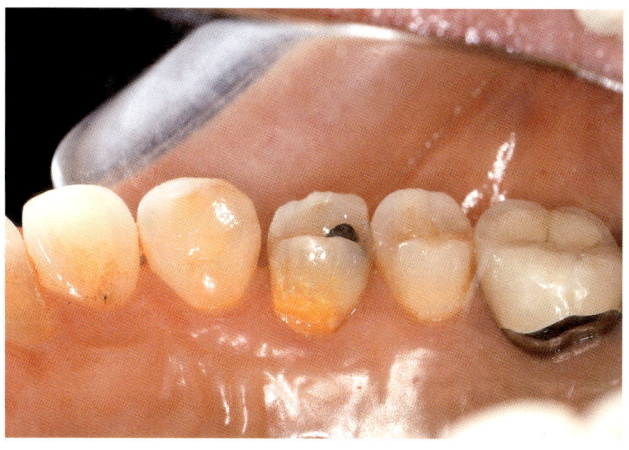

図3-b　塗布後の状態。Fバニッシュは粘着性が高く歯面への停滞がよい。

1　フッ化物の局所塗布――フッ化ナトリウムの応用

　フッ化物製剤の中で歯根面に有効なのはフッ化ナトリウム（NaF）です。フッ化ナトリウムを配合した「Fバニッシュ」（図2）は、日本国内で許可されているフッ化物の中で最高濃度のものであり、粘着性が高いため歯面への停滞がよいので、小さな楔状欠損部などへは利用が有効です（図3）。

　う蝕予防効果が高いとされているリン酸酸性フッ化ナトリウムは、酸性であるがために根面では象牙質に刺激となり、かえって知覚過敏を引き起こす危険があります。また、フッ化第一スズにおいても同様です。フッ化第一スズはう蝕予防に優れたフッ化物であり、歯根面にもっとも浸透率が高いといわれていますが、それゆえに象牙質、セメント質に使用すると容易に歯髄まで達してしまい、歯髄炎、歯髄壊死や、知覚過敏を引き起こす原因になると考えられているのです。

2　フッ化物の局所塗布――フッ化ジアンミン銀の応用

　本来乳歯のう蝕進行抑制としてフッ化ジアンミン銀が用いられますが、永久歯根面にも利用が可能です。しかし歯の着色を起こすという審美的な問題が懸念される部位では敬遠されます。また歯肉に接触すると上皮を腐食させる欠点があるため、塗布は慎重に行います。根管治療用製品（サホライドRC・3.8％サホライド）（次ページ図4）は、着色を起こすことが少なく永久歯根面に有効といえます。また、歯肉を腐食するという為害性が少なく比較的安全ですが、あくまでも本溶液を塗布する場合には歯肉への十分な配慮が必要です（次ページ図5）。

第7部　こんなときどうする？　フッ化物応用の実際

フッ化ジアンミン銀の応用

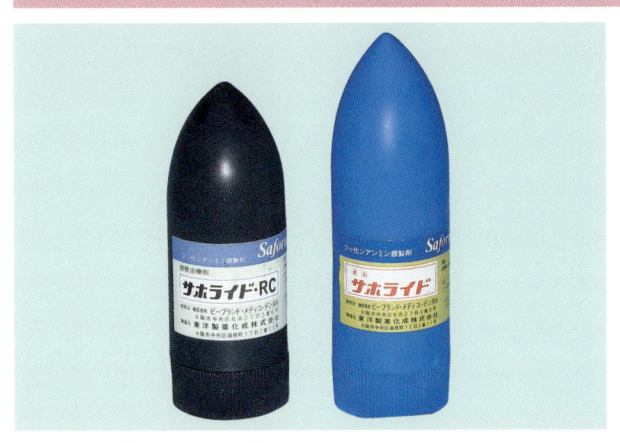

図4　フッ化ジアンミン銀。

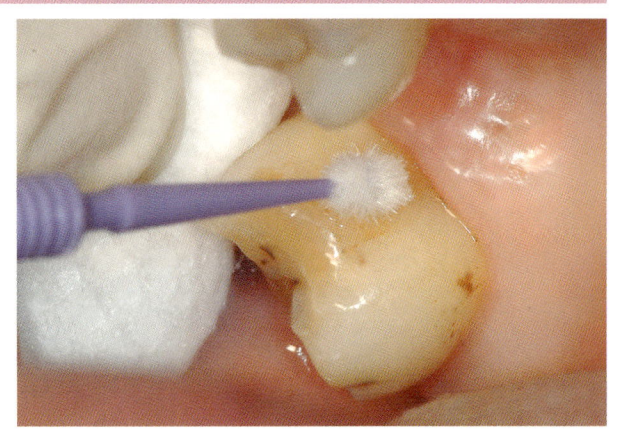

図5　フッ化ジアンミン銀の塗布。歯肉に接しないように小さなスポンジや綿球でていねいに塗布する。

タンニン・フッ化物合剤の応用

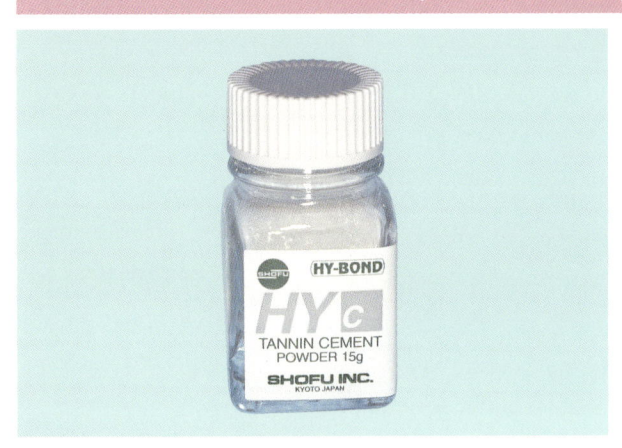

図6　タンニン・フッ化物合剤。

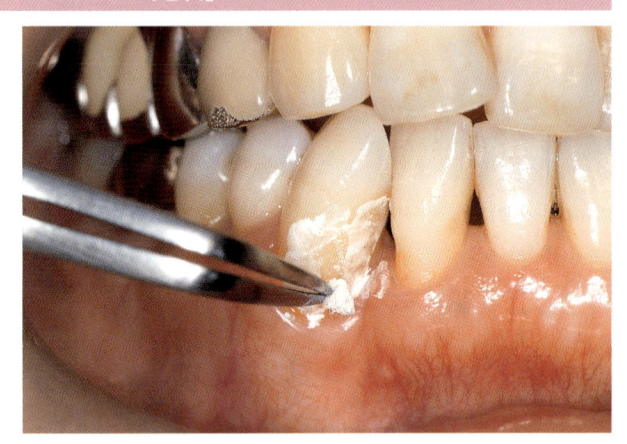

図7　タンニン・フッ化物合剤の粉を水で練って綿球で擦りつけると定着がよい。

3　フッ化物の局所塗布──タンニン・フッ化物合剤の応用

　タンニン・フッ化物合剤とは、タンニン、フッ化物、亜鉛、ストロンチウムが配合された合剤です（図6）。これは象牙細管を急速に封鎖し、さらに象牙質の歯質を強化する目的で開発されたものです。中性のため歯髄刺激がなく安全です。水で湿らせた歯根面にタンニン・フッ化物合材の粉末をふりかけ、スポンジや綿球で塗りつけたり、デンタルフロスで擦りつけて応用します（図7）。

4　フッ化物徐放性セメントの応用

　フッ化物が含有されて、フッ化物をリリース、リチャージさせる機能を持つ充填剤で、光硬化重合タイプとデュアルキュアタイプがあります。楔状欠損など実質欠損がある場合は、生体親和性、辺縁封鎖性に優れた製品を選ぶことが好ましく、充填後はホームユースにおけるフッ化物配合歯磨剤の応用により、さらにリチャージしていくことで効果が高まります。

5 知覚過敏症に対するフッ化物応用の際のポイント

知覚過敏症の患者さんの多くは、口腔ケアに熱心すぎて過剰な圧力をかけたり、長時間に及ぶブラッシングを行っている人に見受けられるため、ブラッシングのテクニックだけではなく、日頃感じている「磨かなければならない」「もっと磨きたい」といった脅迫概念的心理状態を緩和するようなカウンセリングを含めた適切な指導を行うことが必要です。術者側もオーバーインスツルメントや過激なPMTCは慎みましょう。また、フッ化物配合歯磨剤であっても研磨剤の入っているものは使用しないように患者さんに指導することは重要です。特に知覚過敏予防として発売されている製品の中にも研磨剤が入っているものがあるので注意が必要です。

プロフェッショナルケアで用いる研磨性の高い研磨ペーストの根面への適用は、慎重に判断しましょう。プロフェッショナルケア用の研磨ペーストに含まれる研磨剤は、研磨粒子が象牙細管より大きいため、ブラシの摩擦によりスメア層が除去され象牙細管が開口してしまいます。このようにプロフェッショナルケア用の研磨ペーストによっても知覚過敏を引き起こす原因となるのです。やむをえず研磨ペーストにてポリッシングを行う際は、ポリッシング後の処置にフッ化ナトリウム塗布をしっかり行いましょう。

ホームユースとしては、ゲルタイプやフォームなど研磨剤の配合されていないものが最適ですが、患者さんはどの製品が良いかなどはなかなか判断できません。おすすめできる製品を的確に紹介して差しあげたいものです。

これまでにフッ化物応用は、乳歯・幼若永久歯のう蝕予防として長い間研究されてきましたが、根面象牙質に対する調査・研究はまだ少ないようです。高濃度フッ化物がいいのか、低濃度フッ化物がいいのかも議論の余地があるところです。いずれにしても象牙質は、骨と同様にフッ化物の取り込みは減少することなく年々増加していく傾向にあることや、通常はエナメルやセメントに被覆されているが、ブラッシングやルートプレーニングにより露出した有髄象牙質は口腔内からもフッ化物の影響を一生受け続けることから、根面へのフッ化物の積極的応用はますます期待されるでしょう。ただし、フッ化物の知覚過敏抑制は即効性がないため、「痛い！」を主訴としている患者さんには不向きです。あくまでも知覚過敏を発生させないための予防的対応と捉えた方がよいでしょう。また、薬剤を取り扱うわけですから、歯科医師の治療方針に沿って指示を受けることが肝要です。

参考文献

1. 黒岩　勝．象牙質知覚過敏症の処置．東京：医歯薬出版，1993：103-114.
2. 中垣晴男，et al．根面齲蝕．セメント質とフッ化物．デンタルレビュー 1993；608：129-143.
3. 高江洲義矩（監修），眞木吉信（翻訳）．フッ化物と口腔保健．—WHOのフッ化物応用と口腔保健に関する新しい見解—（WHO Techical Report Serirs No. 846）．東京：一世出版，1995.
4. 山賀　保．歯根面齲蝕予防のためのメインテナンス時のポイント．別冊歯科衛生士 これ一冊でわかる歯根面齲蝕のすべて．東京：クインテッセンス出版，1999.
5. 加藤　熙，菅谷　勉．歯周病患者の知覚過敏への対応．日本歯科評論 1996；642（4）：101-114.

ライフステージ別にみるフッ化物応用(10)—唾液が出ない高齢者

河野正清●河野歯科医院・歯科医師

　高齢者のう蝕予防（う蝕を発症させないメインテナンス管理）は、通常は成人と同様の考え方・手法で十分に成果をあげることが可能です（図1）。しかし何らかの原因で唾液分泌量が減少した場合には、う蝕のリスクは急激に上昇し、通常の管理方法では不十分となる可能性が大きくなります。唾液分泌量を減少させる疾患に罹患した場合や、唾液分泌量を減少させる作用のある薬剤の服用を始めた場合には（表1）、メインテナンスプログラムの変更が必要になります。したがって、メインテナンスのたびに全身の健康状態に変化がなかったか、服薬している薬剤に変化がないかなどをチェックすることが重要です。唾液分泌の減少以外にもさまざまな機能の低下や生活環境の変化により口腔内環境が変化する場合があるので（表2）、その小さな変化にいち早く気づき対策を立てることも重要です。唾液分泌量が減少している場合のメインテナンスプログラムの変更点を表3に示します。

　ここからは症例を通して解説していきます。本症例（図2〜4）は、1984年初診の53歳女性です。治療終了後、1985年から1994年まで定期・不定期でしたがメインテナンスに来院されていて、その間2ヵ所の小さな充填処置を行った以外は、おおむね良好な経過でした。1995年に、急に7ヵ所のう蝕が発生し、驚いてその頃導入したサリバテストを実施しました。ミュータンス菌2、ラクトバチラス菌（乳酸桿菌）2、Buff黄色、唾液分泌量0.4mℓ/分

初診時

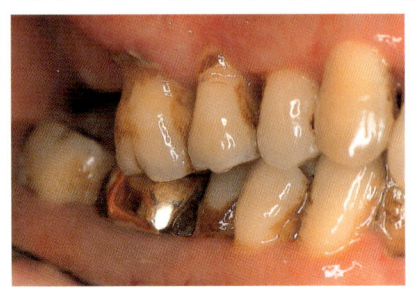

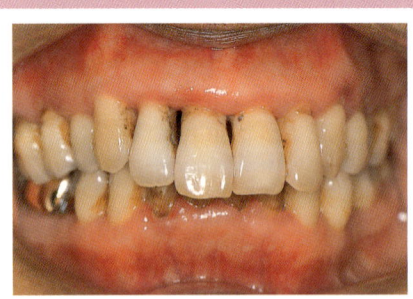

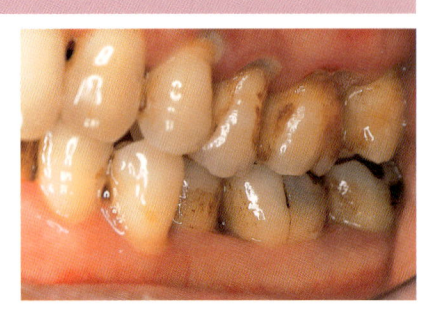

図1a〜c　1987年6月初診時（65歳）。プラーク付着が多量に認められ、全顎的に5mm以上のポケットがあり多量の縁上縁下歯石が認められる。

初診から15年後のメインテナンス時

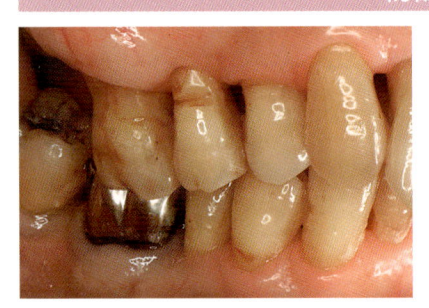

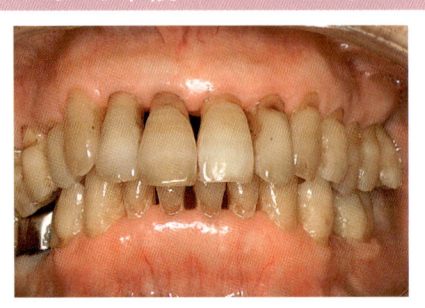

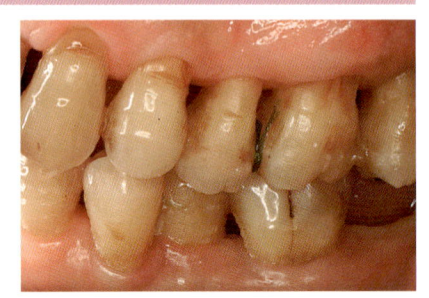

図1d〜f　2003年2月メインテナンス時（81歳）。治療終了後定期的にメインテナンスに来院している。15年経過中に|7を抜歯した以外の歯科治療はない。6ヵ月ごとのメインテナンスだけで良好な経過を得ている。

表1 唾液分泌減少の原因別分類

疾患によるもの	薬剤によるもの
・シェーグレン症候群 ・パーキンソン病 ・糖尿病 ・バセドウ氏病 ・うつ病 ・精神的緊張（ストレス） ・自律神経の失調、障害 ・放射線治療	・抗うつ剤 ・抗ヒスタミン剤 ・抗精神薬 ・鎮痛薬 ・抗てんかん薬 ・利尿薬 など現在600剤以上が知られている

表2 口腔内環境が変化する場合

機能低下	生活環境の変化による影響
・唾液分泌機能の低下（加齢、服薬、全身疾患によるもの）→う蝕リスクの増加 ・手指の運動機能の低下→口腔清掃能力の低下 ・口輪筋や舌の運動筋の機能低下→自浄作用低下による食物の貯留	・全身疾患 ・服薬による唾液分泌低下 ・飲食回数の増加 ・生活習慣の変化

表3 唾液分泌量が減少した場合のメインテナンスプログラムの変更点

ホームケア	プロフェッショナルケア
・フッ化物配合歯磨剤の使用 ・飲食回数のチェック（特に飲料）	・メインテナンス期間の短縮（1〜2ヵ月へ） ・メインテナンス時にPMTCの実施 ・メインテナンス時にフッ化物歯面塗布の実施 ・フッ化物洗口の指導

症例
治療終了時

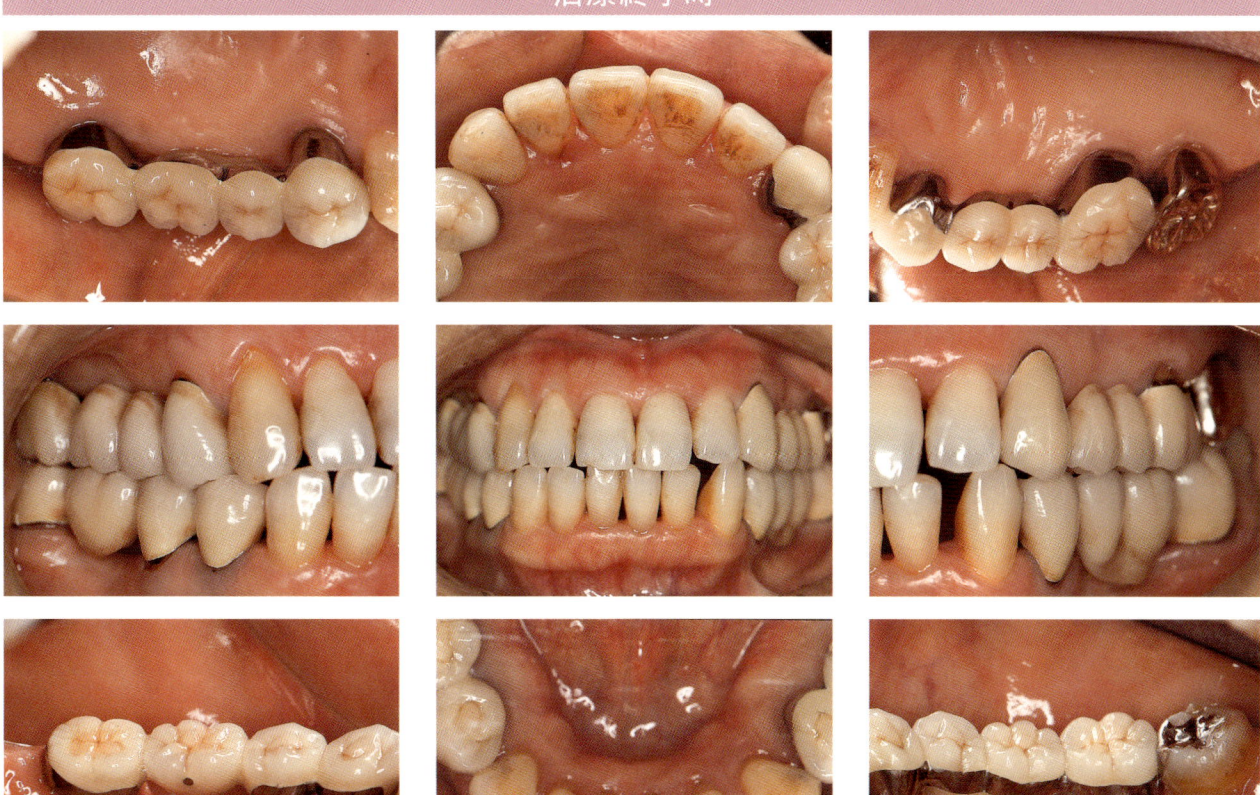

図2 1984年初診の当時53歳の女性の治療終了時（1985年11月）。口腔清掃状況は良好。

第7部 こんなときどうする？ フッ化物応用の実際

治療終了時から7年後のメインテナンス時

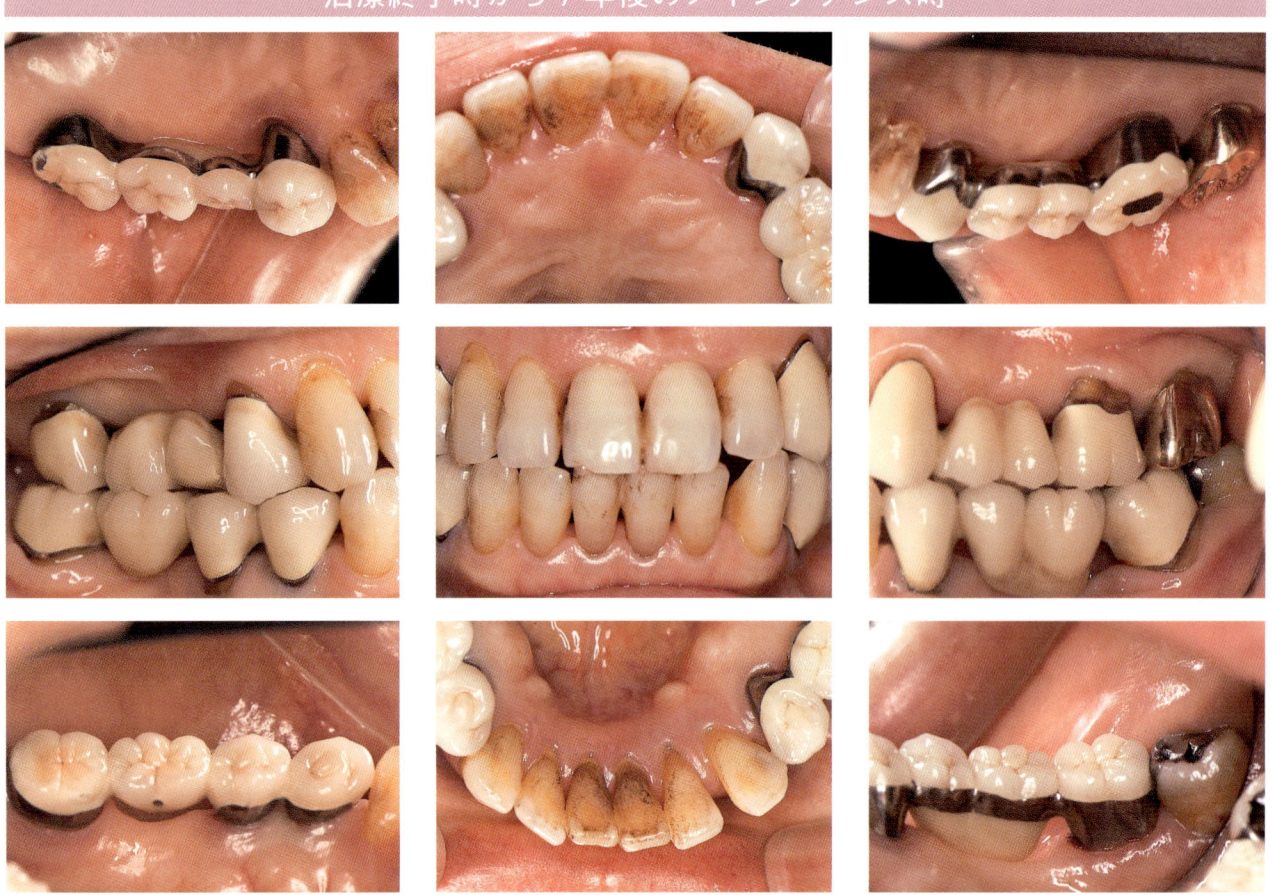

図3　1992年10月のメインテナンス時。口腔清掃状況は良好。歯根露出部も特に異常は認められない。骨粗しょう症によりブリッジポンティック部の骨吸収が著明。

とかなりのハイリスクであり、飲食回数3回、プラーク1、フッ化物1でトータルリスクスコア12でした。持病であったリウマチのステロイド剤に心臓疾患、動脈硬化、骨粗しょう症、胃腸疾患の9種類もの薬剤を追加していて、その3種類に口渇の副作用がありました。以前から自覚のあった口渇は、少し前にリウマチの薬が変わってからひどくなり、夜中に起きては飲むヨーグルトを愛飲していたとのことでした。

　早速、食生活の改善を指導し、メインテナンスプログラムに1ヵ月ごとのPMTCを追加することにしました。来院ごとのフッ化物歯面塗布もすすめましたが、1回実施した後からは気持ちが悪いから嫌とのことで、受け入れてもらえませんでした。それでは、せめてフッ化物洗口をホームユースで実施していただきたいとすすめましたが、やはり気持ちが悪いとのことでした。唾液分泌量が減少している患者さんは、味や感覚に敏感になっている場合が多く、フッ化物歯面塗布やフッ化物洗口を受け入れてもらえない場合が多いようです。口腔乾燥症に良いとされているバイオエクストラ®（ウエルテック社）やバイオティーン®（ティーアンドケー社）の使用をすすめても、味が嫌とか気持ち悪いといって使用できない場合も多いようです。このように優先順位の高い手段が実行できない場合が多く、悩まされます。さらにこの患者さんは、リウマチで手や手首の運動機能がかなり低下しているので口腔清掃も不十分です。電動歯ブラシならばうまく磨けるのではとお話をして購入していただきましたが、電動歯ブラシは重くて疲れてしまうので使えないとのことでした。その後、きちんと1ヵ月ごとのメインテナンスに来院されています。その間に2ヵ所充填物をやり直しましたが、新しいう蝕の発生は防止できています。

初診から20年後のメインテナンス時

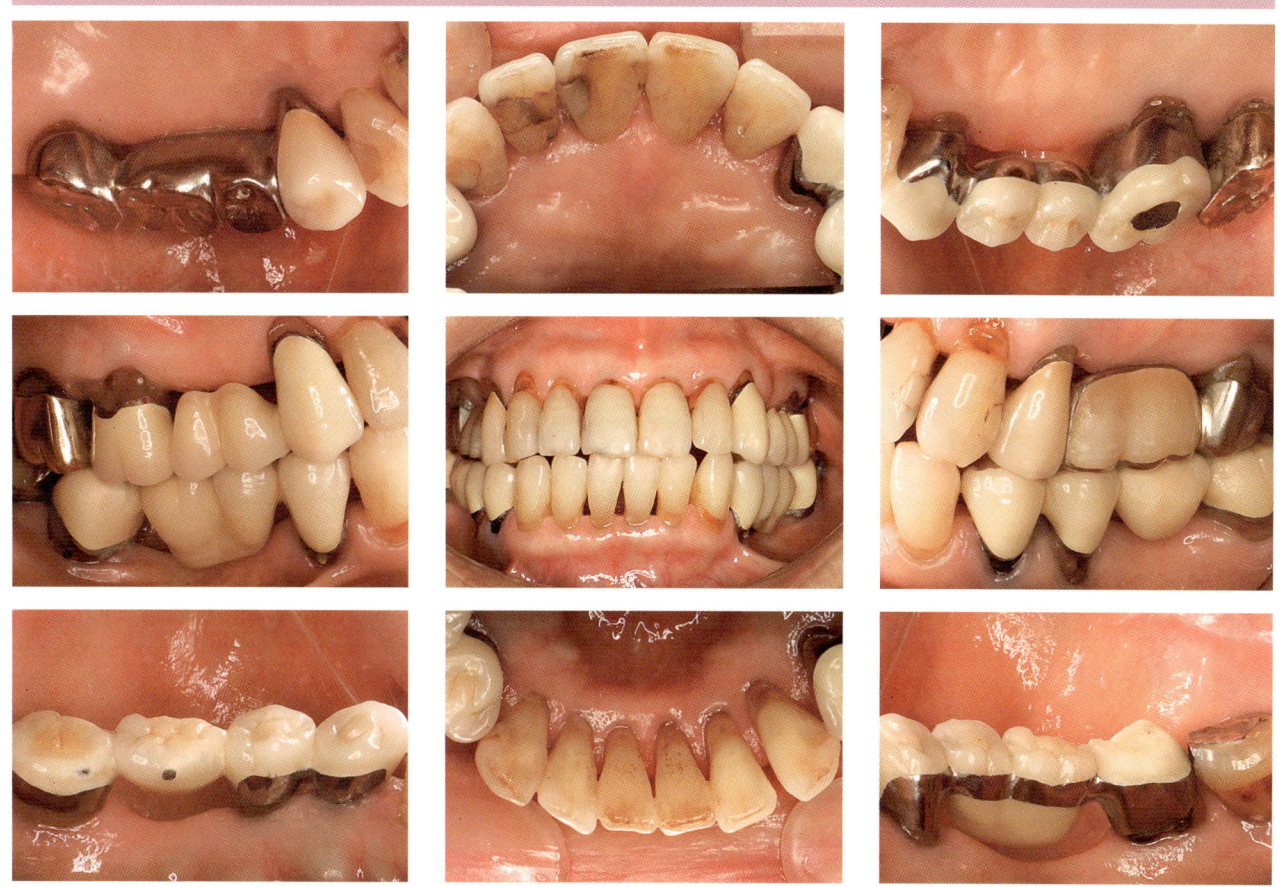

図4 2004年9月のメインテナンス時。歯頸部のプラーク付着が目立つ。根露出部や補綴物・充填物のマージンが着色している。う蝕リスクが高まっているが、なんとか予防できている。

この症例の場合には、1ヵ月ごとのフッ化物歯面塗布やフッ化物洗口が必須なのですが、患者さんが受け入れてくれずに、フッ化物の利用は1ヵ月ごとのPMTC時のペーストとホームケアでフッ化物配合歯磨剤を使用することだけでした。とても心配でしたが、定期的にメインテナンスに来院し続けていただけたことで良好に経過しています。フッ化物歯面塗布やフッ化物洗口を強要して来院が途絶えてしまうことより良かったのではないかと思っています。

高齢者へのフッ化物応用の際は、口腔内だけでなく、全身の健康状態や服薬している薬剤の状況にも十分に注意を払うこと、長いメインテナンス期間中にはいろいろな変化が起きるのでその変化を見逃さないこと、変化に気がついたらメインテナンスプログラムを再評価して修正すること、何よりも患者さんと良好な信頼関係を築き長期間にわたりメインテナンスに来院してもらうことなどが重要です。

参考文献

1. ドライマウス研究会(ed). ドライマウス診断・治療マニュアル. 神奈川：ドライマウス研究会, 2004；4.
2. 中川洋一, 斎藤一郎. ドライマウス臨床の実際――求められる新たな診療分野 上・下. 日本歯科評論 2004；63（6）：159-168, 2004；64（7）：163-171.
3. Axelsson P. 臨床予防歯科の実践. 東京：エイコー, 1992.

第7部 こんなときどうする？ フッ化物応用の実際

ライフステージ別にみるフッ化物応用（11）―在宅療養中の高齢者への口腔ケア時

尾形由美子●尾形歯科医院・歯科衛生士

　要介護者となっても、おいしく楽しく食べられる生活を望むのに変わりはありませんが、介護者にとって要介護者の身の周りの世話は大変です。そのような中で、口腔を清潔に保つケアは大切なことだと理解していても、体位交換やおむつ交換などと比べると後回しにされやすいものです。また、要介護者の歯科治療は困難な場合もあり、予防が最善の策であることはいうまでもありません。そこでフッ化物応用は、ご本人をう蝕の痛みから遠ざけ、歯を喪失から守るだけでなく、ひいては介護者の負担軽減にもつながります。

　要介護者のう蝕の進行は、ある期間を過ぎると階段を下りるように著しく速まることがあります。特に脳卒中などにより麻痺がある場合は、口腔内の動きが少なくなり唾液も減少し、口腔内の自浄作用が望めないうえに、義歯細部の清掃が困難で鉤歯のう蝕も増えます（図1）。そのあげく、歯の痛みにより食が進まなくても歯が原因と気づかずに経過することもあり、体重減少の原因にもなりかねません。そのためう蝕予防は重要で、できるだけ早期から（できれば健康なときから）の低濃度、高頻度のフッ化物応用が必要です。

1　フッ化物応用の選択

　具体的な方法としては、かかりつけ歯科として定期的な管理を継続しながらフッ化物を応用し、家庭ではオラブリス®、ミラノール®、ジェル状フッ化物配合歯磨剤、フッ化物配合歯磨剤などを使用します。それらの選択の指標は、口腔機能が大切なポイントとなります。というのも、要介護者のうがいは特徴的で、口に含んだかと思うとダラーと流れるように吐き出すようすをよく目にします。これは、うがいに必要な口唇の閉鎖、頬の筋力、舌の軟口蓋への圧迫、呼吸コントロールなどが、麻痺や

脳卒中後遺症がある患者の口腔内

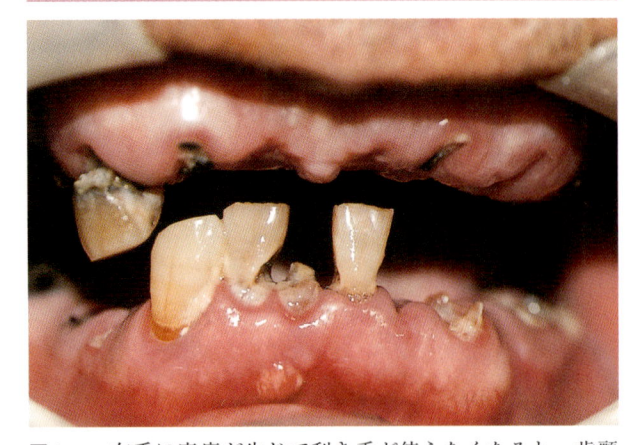

図1-a　右手に麻痺が生じて利き手が使えなくなると、歯頸部のような細部にはブラシが当たりにくい。そのため、根面う蝕を誘発しやすいのがわかる。在宅療養患者はこのような状況下でも歯科医院には行こうとせず、耐えている場合がある（なかなか毎日の継続が困難で、ジェル状フッ化物配合歯磨剤（Home GelやDENT. Check-UP gel、ジェルコートFなど）をホームユースとして利用）。

脳腫瘍がある患者の口腔内

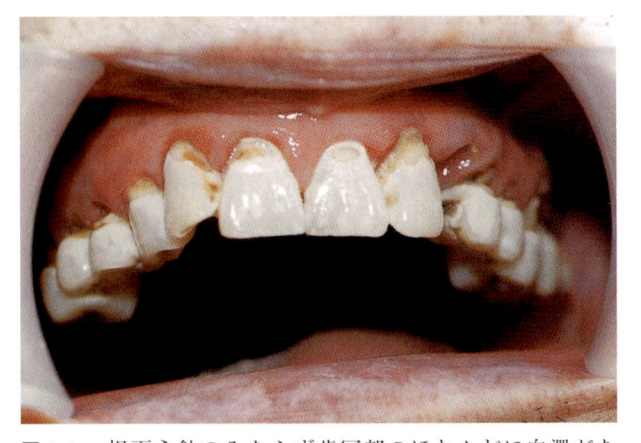

図1-b　根面う蝕のみならず歯冠部のほとんどに白濁がある。この方の根面う蝕は、いかにも「溶けました」という表現があてはまる。訪問し始めた頃、つねにう蝕の部分に食渣が張りついていた（認知能力に問題があり、ぶくぶくうがいは困難だったため、ホームユースとして、フッ化物配合フォームを利用し、週1回法フッ化物洗口液によるブラッシングを行う）。

プロユースによるフッ化物応用

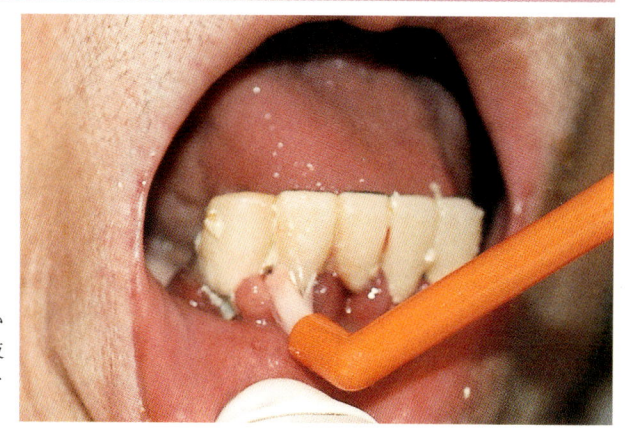

図2 重度の認知症患者へのフッ化物応用の例。ぶくぶくうがいが困難なため、食渣を除去後、歯周ポケット内にフッ化物洗口液が行きわたるように配慮して、週1回法フッ化物ブラッシングを行う。

加齢、認知症により低下しているためです。そのような状況の中で、フッ化物洗口の30秒間のぶくぶくうがいは困難です。しかし、ぶくぶくうがいの機能が残されているならば、その機能を維持し、頬や口輪筋の筋力低下の防止のためにもフッ化物洗口は役立ちます。それが摂食・嚥下機能の維持や明確な構音につながり、その先に、「口から食べ、楽しく語ることができる」という豊かな生活があるのですから。

つまり、その方の嚥下障害の有無や程度を知り、うがいの状況を観察し（危険をともなうときには、まず空気のぶくぶくうがいを行い、口腔の機能を観る）、認知症の場合には、理解の度合いを確認し、30秒〜1分間のうがいが困難であったり、口腔内に水分を保持することが困難で飲み込んでしまったり、誤嚥の危険性があるような場合には、フッ化物洗口液によるブラッシングやジェル状フッ化物配合歯磨剤、フォームの使用に切り替えていきます。

ジェル状は溶液に比べて比重が高いためポケット内やコンタクト直下に流れやすいといえ、う蝕予防効果が期待されます。またフォームタイプのフッ化物配合歯磨剤においては、咽頭へ流れ込むこともなく歯面に停滞し、きめ細かい泡により口腔内で素早く分散すること、洗口できないときも拭き取りでよいこと、泡膜の外と内の電位差で、溶液の場合に比べ歯質へのフッ化物イオンの吸着速度が約10倍早くなるということから[1]、ホームユースのフッ化物応用として使いやすいものです。

なお、根面う蝕の予防効果は、成人が1日に2回フッ化物配合歯磨剤を1年間使用した場合、歯冠部う蝕で41％、歯根面う蝕で67％と示されました[2]。また、フッ化物配合歯磨剤の使用にフッ化物洗口（225ppm）を組み合わせて3年間使用後、成人の歯根面う蝕に有意な予防効果が示されています[3]。これらから、歯を失う原因となりやすい歯根面う蝕の予防にもうってつけといえます。

唾液の分泌減少により口腔乾燥が著しく、う蝕リスクが高くなっている高齢者の歯面に対するフッ化物の取り込みが十分なのかについては、フッ化物溶液の作用時間や塗布後の洗口・飲食禁止時間の短縮の可能性を示唆する研究報告[4]からも有効であるものと推測されます。ただ、我国における成人や高齢者に対するフッ化物応用の研究報告はまだ少なく、実験的な検討を臨床に反映させた研究が今後なされていくことでしょう。

2 プロユース、ホームユース使用の際の注意事項

プロユースでフッ化物応用を行う際の注意事項は、

①歯冠部や露出した歯根面の他に、歯周ポケット内にも浸透するように塗布（ブラッシング）すること（図2）
②使用量への配慮、嚥下障害のある方へ水分を口腔内へ持ち込みすぎない配慮
③使用するフッ化物の味など本人の好みをできるだけ尊重することで拒否につなげない配慮

などがあげられます。

　ホームユースの際の注意事項は、介護者の高齢化や認知症にともない、理解が十分にできているかを確認し、フッ化物の管理に注意します。たとえば、フッ化物洗口の顆粒は水溶液にしたものを専用の容器に入れて渡したり、1ヵ月以内に使い切ることなどをわかりやすく確実に伝えます。うがいをするのだというあたりまえのことが理解できていないこともあるため、わかりやすいことばでゆっくり説明し、かつ説明書を作成すると安心していただけます。しかし、独居の高齢者で、理解やフッ化物の管理が困難であると判断される場合には、思いきってホームユースのフッ化物応用を中止したり、昔からなじみのある歯磨剤ならば問題なく利用できる場合には、フッ化物配合歯磨剤の利用のみに変える時期も来るでしょう。そのような意味でも、継続した管理が必要で、家族同居の場合には、家族にも必ず伝え、できれば一家でフッ化物洗口を行うと、口腔への関心も高まることでしょう。

参考文献

1. 田嶋和夫, et al. 泡状フッ化物製剤における泡の物理化学的性質. 口腔衛生会誌 2000；50（5）：740-750.
2. Jensen ME, Kohout F. The effect of a fluoridated dentifrise on root and coronal caries in an older adult population. J Am Dent Assoc 1988；117（7）：829-832.
3. Ripa LW, Leske GS, Forte F, Varma A. Effct of a 0.05% neutral NaF mouthrinse on coronal and root caries of adults. Gerodontology 1987；6（4）：131-136.
4. 西田晃子, et al. フッ化物歯面塗布法に関する研究. 口腔衛生会誌 1994；44（3）：277-285.

コラム　フッ化物バーニッシュ

薄井由枝●国立保健医療科学院口腔保健部・歯科衛生士

　高濃度のフッ化ナトリウム（NaF）のバーニッシュ（粘性の強いペースト状のフッ化物剤）のことです。ドイツなどのヨーロッパにおけるフッ化物バーニッシュ「デュラファット」（Duraphat）使用歴は50年以上あります。成分はNaFで、1g中にNaF50mgを含みます。現在では、日本でも同濃度のフッ化物製剤が発売されています（「ダイヤデント」（昭和薬品化工株式会社）、「フッ化物バニッシュ」（ビーブランド・メディコ・デンタル））。高濃度のNaFに象牙細管を封鎖する作用があることに着目し、知覚過敏抑制剤として認可を受けて使用されています。

　ここでは、う蝕リスク、特に根面う蝕リスクが高い対象者には、3～6ヵ月ごとの塗布に利用する方法を紹介します。塗布術式は簡単で、基本的に研磨などの清掃の必要はありません。

①チューブからフッ化物バーニッシュを綿棒などに取る
②歯面を乾燥させる
③ペイントするように局所に塗る

　フッ化物バーニッシュは、唾液と混じることにより黄茶色のコーティングとして歯面に長く付着し、フッ化物の効果を持続します。塗布後の飲食は可能ですが、できるだけ付着時間を長くするために6時間ほど歯磨きをしないように指示します。

第7部 こんなときどうする？ フッ化物応用の実際

13 治療別にみるフッ化物応用（1）——矯正治療時

秋本　進、佐氏朋美[*]、辻上博美[*]、田中味香[*]、宮田麻衣[*]●神奈川歯科大学成長発達歯科学講座歯科矯正学分野、[*]神奈川歯科大学附属病院・歯科衛生士

1 歯科矯正患者と歯科的リスク

歯科矯正治療では、叢生をともなう不正咬合患者が多くを占めており、口腔清掃が困難な環境にあります。さらに、治療に際してさまざまな矯正装置を口腔内に装着し、人工的な不潔域を提供することになります。矯正装置の中でもっとも複雑な装置はマルチブラケットです。チューブつきの帯環を歯にセメント合着したり、直接歯面にブラケットやチューブを接着したり、そのうえにさまざまな形態をしたアーチワイヤーを装着し、それを結紮するとともにエラスティックをかけることなどがあり、口腔内はより複雑になります。矯正装置は通常1〜2年、あるいはそれ以上口腔内に装着され、その間十分な口腔清掃を行うことが困難となり、う蝕や歯肉炎が発生しやすい環境になります（図1）。特に帯環においてはセメント溶解による間隙から、いわゆるバンドカリエスが発生することもあります（図2）。それゆえ、診療室での歯科衛生士によるプロフェッショナルケアと、家庭内におけるホームケアが重要となります。

歯科衛生士は、歯科矯正という特殊な診療内容を十分把握したうえで、口腔衛生指導・管理、口腔習癖の指導、歯科矯正治療の補助・介補などの役割を担うことになります。ここでは神奈川歯科大学矯正科におけるう蝕予防処置と歯科衛生士の役割の一端について紹介します。

2 歯科矯正治療開始前の説明・指導と処置

治療開始に先立ち、担当医と歯科衛生士は治療方針、装置や治療中の注意事項、リスクなどについて把握し、必要に応じて患者あるいは保護者に説明しています。特に口腔衛生指導管理については患者・保護者にインフォームド・コンセントを得ておく必要があります。矯正患者の清掃用具は、装置と手技に合わせて選択します。歯ブラシだけでなく、タフトブラシ（P-Cure®、EX onetuft®など）、歯間ブラシ、デンタルフロスなどを併用し、ときには音波歯ブラシ（Sonicare® Elite、PRINIA®）

矯正治療のリスク

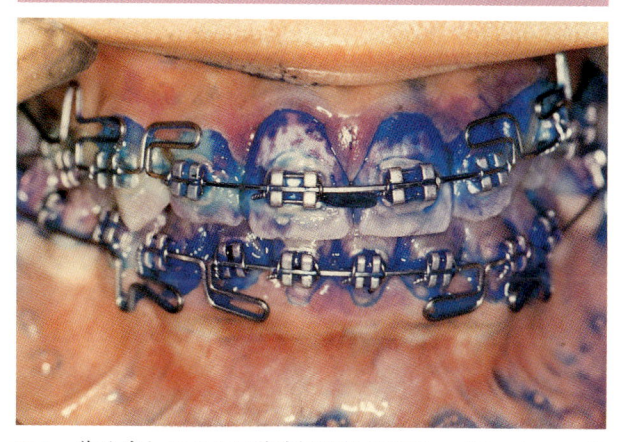

図1　染め出しによる口腔清掃状態の確認。プラークコントロールができていないことがわかる。

矯正治療のリスク

図2-a　図2-b

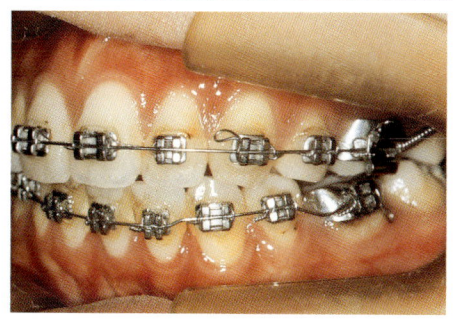

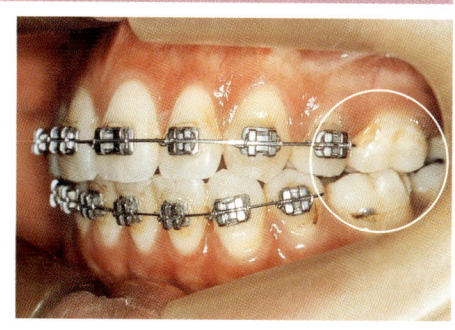

図2-a、b　帯環撤去時にみられたバンドカリエス。撤去前（図2-a）、撤去後（図2-b）。

矯正治療のリスク

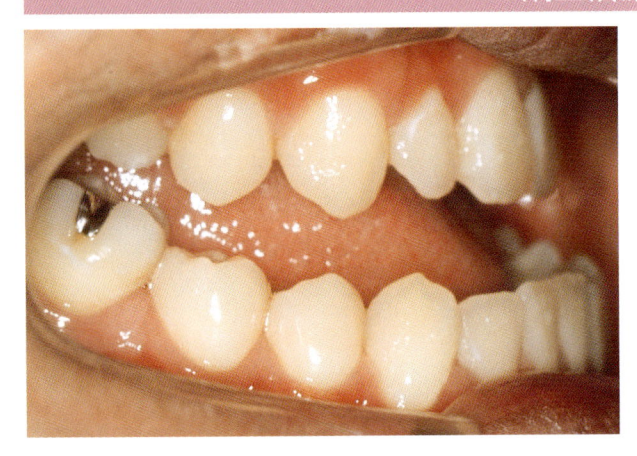

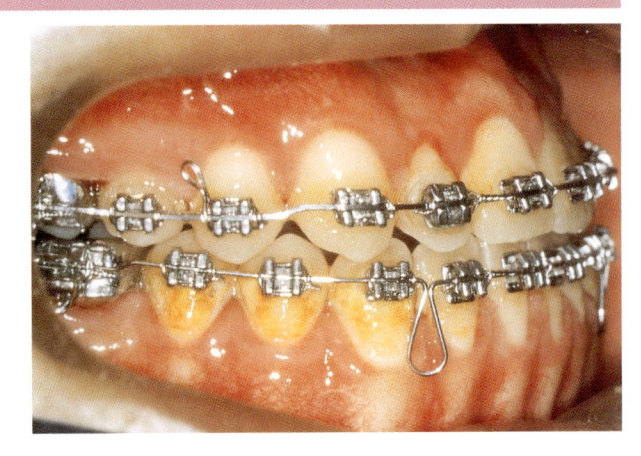

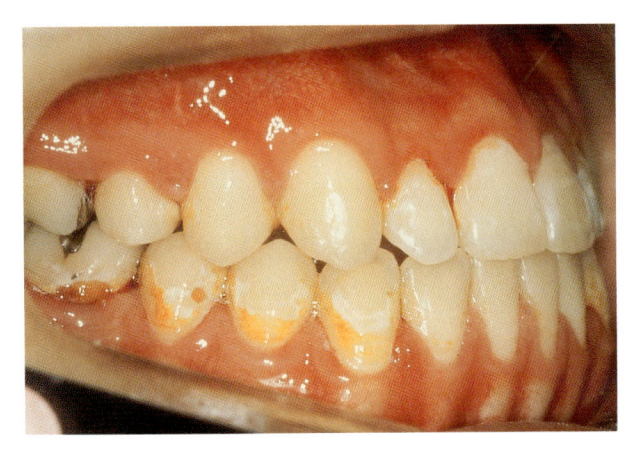

図3-a 図3-b
図3-c

図3 矯正治療開始前（図3-a）は歯面に脱灰はみられなかったが、治療中（図3-b）には清掃不良により歯頸部に脱灰がみられた。矯正装置撤去後（図3-c）には、バンドカリエスもみられた。

をすすめます。特にプラークが停滞しやすいブラケット周囲、ワイヤー下、帯環周囲に留意し、また治療期間中は、歯の移動にともなうスペースの形成、ワイヤーの形や装置の変化に応じた適切なTBIおよび清掃用具をアドバイスしていきます。

矯正装置装着前に、担当医および歯科衛生士が、
① 口腔清掃状態
② う蝕の有無
③ 歯周組織疾患の有無

などを診査します。問題があれば、装置装着前にTBI、PTCまたはPMTC（必要に応じてスケーリング）を行います。特に口腔清掃状態の不良やう蝕（初期う蝕）が認められればフッ化物の塗布や修復治療などを行い、口腔環境の改善を図ってから矯正装置を装着します。

3 矯正治療中のう蝕予防管理

矯正装置装着後のう蝕予防対策として、ブラッシング指導、間食・食餌指導、歯質強化としてのフッ化物歯面塗布、予防填塞などを行います。定期的（通常3〜4ヵ月ごと）に口腔内を診査するとともに、TBI、PTC（またはPMTC）、フッ化物塗布を装置撤去時まで継続し、ホームケアとしてのフッ化物利用もすすめていきます。ブラケットを接着するような装置においては、エッチング操作によって歯面が脱灰されるため、ブラケット装着当日にフッ化物を塗布しています。また、う蝕リスクの高い患者や、口腔清掃の不良な患者に対しては、通常よりも短い間隔（毎月あるいは2ヵ月ごと）でのTBIやその他の指導が望ましいです。さらにマルチブラケット装置においては、自浄作用が働きにくく口腔清掃が不十分になりやすいことから、食物残渣やプラークが停滞し、歯

矯正治療患者へのプロフェッショナルケア

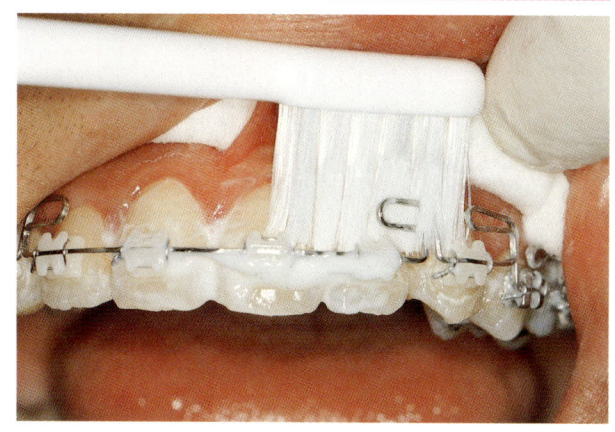

図4 矯正治療患者に対するプロフェッショナルケアとしてのフッ化物の応用例。

面の脱灰、う蝕、歯肉炎などが発生しやすい環境になります。特にブラケットやチューブなどが接着されている歯の歯頸部付近に注意します（図3）。

プロユースにおけるフッ化物歯面塗布は、複雑な装置付近に容易に塗布できるリン酸酸性2％フッ化ナトリウム（APF）のフッ化物ゲルを歯ブラシにて塗布しています（図4）。ホームユースにおけるフッ化物応用としては、フッ化物洗口剤（オラブリス®）、フッ化物配合歯磨剤（Check-UP®）、ジェル状フッ化物配合歯磨剤（Check-UP gel®）などを準備し、患者の年齢、生活環境、口腔内の状態、あるいは使用感の好みなどに合わせて使用上のアドバイスをしています。

矯正治療中の口腔管理は、治療室と家庭でのケアが両立することが重要です。矯正治療は長期間に及ぶため、患者への教育と患者管理が大切であり、ことにう蝕予防管理にフッ化物応用は不可欠です。

参考文献

1. 日本口腔衛生学会フッ化物応用研究委員会（ed）. フッ化物と健康―う蝕予防効果と安全性. 東京：口腔保健協会, 1998.
2. 日本口腔衛生学会フッ化物応用研究委員会（ed）. フッ化物ではじめるむし歯予防. 東京：医歯薬出版, 2002.
3. 保田好隆, 日高 修. 矯正歯科治療とオーラルハイジーン・コントロール. 東京：クインテッセンス出版, 2002.

コラム　3DS

薄井由枝●国立保健医療科学院口腔保健部・歯科衛生士

3DS（Dental Drug Delivery System）は、う蝕の主な原因菌であるとされているミュータンス菌が歯面だけにしか定着できないという特性に注目し、日本で近年開発された方法です[1]。つまり、PMTCによりバイオフィルムを除去した歯表面だけにクロルヘキシジンや比較的高濃度のフッ化物剤などをドラッグリテーナー（カスタムトレー）に入れて作用することができれば、う蝕原因菌だけを除くことができる可能性があるからです。ドラッグリテーナーを使用することで、唾液に希釈されることなく、安全で効率的に薬剤を塗布することができるとされています。この方法は、放射線治療や口腔状態がつねに清潔に保つことが困難なう蝕リスクの高い対象者にとって、補助的ケアとして期待されています。

参考文献

1. Takeuchi H, Fukushima K, Senpuku H, Nomura Y, Kaneko N, Yano A, Morita E, Imai S, Nisizawa T, Kono Y, Ikemi T, Toyoshima Y, Hanada N. Clinical study of mutans streptococci using 3DS and monoclonal antibodies. Jpn J Infect Dis 2001：54（1）：34-36.

第7部 こんなときどうする？ フッ化物応用の実際

14 治療別にみるフッ化物応用（2）──インプラントが埋入された口腔内

小林明子●小林歯科医院・歯科衛生士、歯科技工士

　かつてはインプラント材料にセラミック、サファイヤも使われましたが、現在インプラントの主流はチタン合金です（埋入されているインプラントの素材はエックス線写真で推測できます）（図1、図2）。問題となるのはインプラント体がチタンの場合です。

　本来チタンは耐食性に優れた金属ですが、フッ化物歯面塗布剤や洗口剤では容易にチタンが溶出し腐食変色するという報告があるため、チタン合金が存在する口腔内のケアは特に注意が必要です。もちろんインプラント自体にフッ化物による予防が必要ないのはいうまでもありませんが、残存歯のう蝕予防や、歯肉退縮による根面のケアの目的でフッ化物予防を積極的に行った場合、酸性のフッ化物や高濃度のフッ化物下ではチタンは不動態被膜*を維持することはできず、腐食変色を起こしてしまうということが数多く報告され[1]、現時点では、フッ化物配合予防剤とチタン・チタン合金との接触は避けるべきと示唆されています。このことからチタンインプラントが埋入された口腔内のケアでは、インプラント部と残存歯のメインテナンスを別に考えて行わなければなりません。

　したがってチタンインプラントを安定した状態で長期に維持させていくためには、材質を守ることも重要です。

インプラントの素材

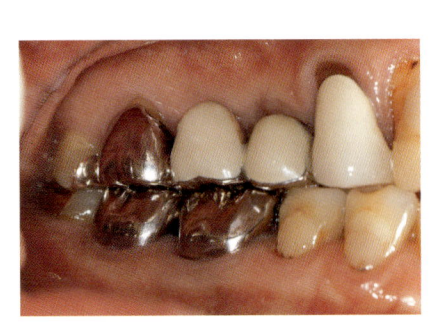

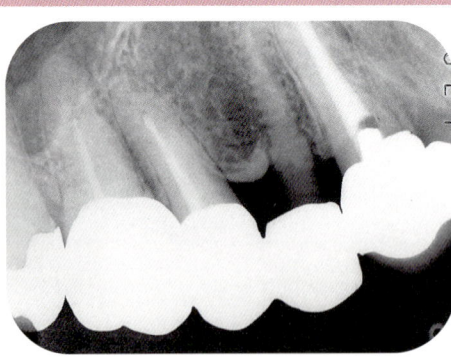

図1-a、b　4はポンティックのように感じたが、エックス線写真からサファイヤインプラントが埋入されていることがわかった。

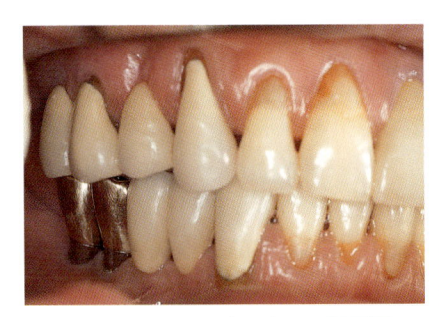

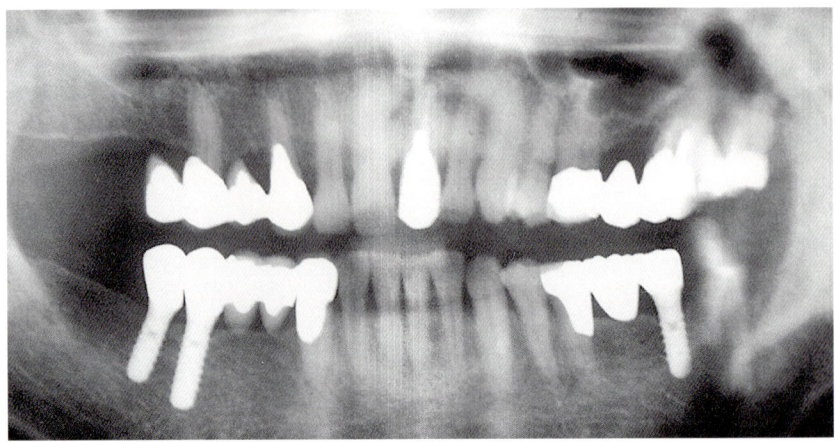

図2-a、b　エックス線写真から7 6|6にチタン合金インプラントが埋入されていることがわかる。

フッ化物の濃度とpH

表1 現在市販されているフッ化物製品でpHの低いものおよびその濃度

製品名または フッ化物の種類	販売元	pH	フッ化物濃度
フルオールN	ビーブランド・メディコ・デンタル	3.4〜3.6	9,000ppm
フローデンA	サンスター	3.4〜3.6	9,000ppm
ミラノール	ビーブランド・メディコ・デンタル	5.45	450ppm
ラカルトマイルド	ライオン	4.75	900ppm
ジェルティン	エイコー	2.95〜3.8	970ppm
ホームジェル	オーラルケア	3.5	970ppm
フッ化第一スズ		2.8	

インプラント部、天然歯に分けて相互の特徴を考慮したメインテナンスプログラムを立てる必要があるのです。ここでまずチタンインプラントの性質、特徴を整理しましょう。

現在、主流となっているチタンインプラントの特徴として以下の4つがあげられます。

1) チタンは表面にリン酸カルシウムや血清タンパクが付着しやすいため、骨結合性に優れるという性質を持っているとともに、口腔細菌の付着も起こりやすい。すなわちチタンは元来プラークが沈着しやすい。

2) 歯面塗布剤や洗口剤などフッ化ナトリウム（NaF）の濃度が0.1〜0.5％の範囲で耐腐食性が著しく低下する。また0.5％以上のフッ化ナトリウム2,250ppmより、変色と明らかな腐食溶解が起こる（小田らの研究では2％NaF5分浸漬で表面の粗造化も認められ、溶解反応に起因する変色とされることが報告されている（表1））[1]。

3) チタンは酸性フッ化物で腐食変色を起こす（高濃度フッ化物と同様、酸性のフッ化物中で腐食が激しいことが報告されている（表1））[2]。

以上これらのポイントをまず理解しましょう。また、上皮の結合機構を持たないインプラントは、頸部を鏡面研磨することで金属面と上皮の密閉性を期待します。そのためインプラントは、「インプラント周囲そして上部補綴物を傷つけることなくケアする」ということが基本

プロフェッショナルケアの注意事項

図3 ⁊|は根面が露出しておりう蝕リスクが高いが、隣在歯にインプラントが埋入されているため、プロフェッショナルケアでフッ化物を応用する場合は注意が必要。

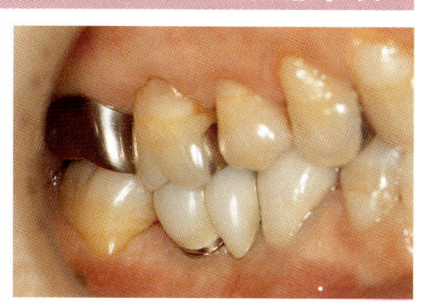

です。審美的にもインプラントはすべて歯肉縁下に埋入されているのが理想ですが、埋入部の骨や歯肉の厚みが薄い、埋入深度が浅い、付着歯肉の幅が狭いなどの場合には、埋入後に歯肉退縮を起こしインプラント頸部が露出してしまうことがあります。元来プラークが沈着しやすい性質を持っているチタンは、この頸部についたプラークは落としにくく、プロフェッショナルケアでポリッシングしがちです。

インプラント頸部を機械的にポリッシングしたり、研磨剤配合の歯磨剤の使用は、鏡面研磨された頸部に傷をつけてしまうことであり、さらにプラークが沈着しやすい状態を作り、インプラント周囲炎を発生する危険性を増加させる要因となります[3]。バイオフィルム除去の考えから、残存歯とともにフッ化物配合歯磨剤でPMTCなどの一連の操作を行いたくなりますが、インプラント

第7部 こんなときどうする？ フッ化物応用の実際

インプラントが埋入された口腔内のプロフェッショナルケア

図4-a ７６｜にインプラントが埋入してある。

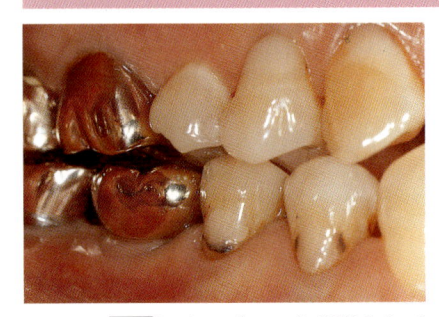

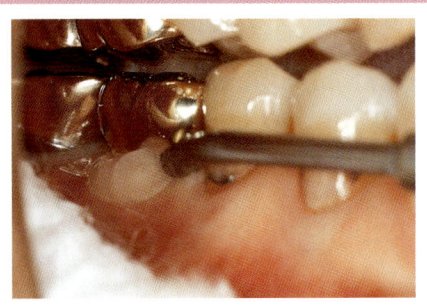

図4-b インプラント部をココアバターでコートする。

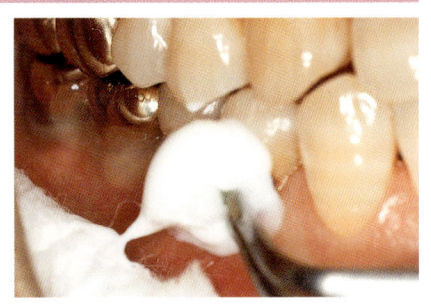

図4-c フッ化物（フッ化ナトリウム）を綿球などでていねいに塗布する。

部もフッ化物に浸されることになります。このようなことを避けるために、チタンインプラントが存在する口腔の場合は１口腔と考えるのでなく、残存歯とインプラントは別に対処すべきでしょう（図3）。

残存歯に根面露出、知覚過敏、楔状欠損が存在する場合やう蝕リスクが高いケースでは、フッ化物応用は欠かせません。高濃度フッ化物歯面塗布を5分間行い、その後30分は含嗽させないのが一般的なフッ化物の応用方法ですが、チタンとフッ化物との関係の研究では、9,000ppmフッ化物を浸漬した場合、5分ですでに表面の粗造化が、450ppm洗口剤で変色が認められるようです[4]。

歯磨剤や洗口剤は毎日使用されるため接触時間は長時間に及ぶことが考えられ、腐食に及ぼす影響の一要素といえるようです。ただし、フッ化物配合歯磨剤の影響は発表されていません。現在我国で許可されているフッ化物配合歯磨剤は1,000ppm以下であり、また含有されている界面活性剤がチタンの腐食抑制に有利に働いているようであり、変色も認められていません。

腐食変色の現象は、可徹性補綴物や、患者さんが上部構造を確認できる状態の場合、変色が起こったこと自体が患者さんに不安や不満を与える原因になりますし、長期間にわたれば腐食は破断の要因になりかねません。近年、腐食しにくいチタンの開発が急がれています。しかし現状のインプラント体自体を守るのがメインテナンス

の目的なので、現行ではチタン合金とフッ化物との接触はなるべく避けるとよいでしょう。フッ化物を使用する場合、チタンインプラントの存在する口腔では、残存歯のう蝕予防にはｐＨ中性で低濃度フッ化物製剤がよいといえます。フッ化物応用においても、１口腔内であってもインプラント部と残存歯部と操作を分けることが好ましいでしょう。

以下にインプラントが埋入された口腔内でのフッ化物応用の注意点をまとめました。

- 接近した残存歯に高濃度フッ化物歯面塗布を行う場合、インプラント部の粘膜露出チタン部はココアバターなどで被い、直接接触を避ける（図4）[5]
- 2,250ppm以上の高濃度のフッ化物製剤はチタン部に直接接触させない
- ｐＨが酸性のフッ化物歯磨剤はすすめない
- 3Dシステムに高濃度・酸性フッ化物の利用は避ける
- フッ化物配合歯磨剤は問題ない

これらを踏まえ、個々の症例に合わせたメインテナンスプログラムを立てたいものです。

*不動態被膜とは、金属が酸素と反応することで形成される酸化膜のことをいう。これは薄く、均一な膜で金属光沢には影響を与えない。この膜が形成されることで外部環境との接触ができなくなり、金属は腐食しにくくなる[6]。

参考文献
1. 小田 豊．チタンおよびチタン合金の腐食に及ぼすフッ素イオン濃度の影響．歯科材料・器械 1996；15（4）：317-322．
2. Katsuhisa Ide. The Influence of Albumin on Corrosion Resistance of Titanium Fluorid Solution.Dent Mater J 2003；22（3）：359-370．
3. 吉成正雄．歯科治療と生体材料チタンインプラントの表面改質．DE 2000；134．
4. 小瀬木克英，小田 豊．フッ化物配合齲蝕予防剤によるチタン及びチタン合金の腐食に関する研究．歯科学報 1996；96（4）．
5. 小林明子．補綴物を考えたPMTC．歯科衛生士 2000；26（9）：23-34．
6. 日本歯科理工学会（ed）．歯科理工学教育用語集．東京：医歯薬出版，2005．

付録

適切なフッ化物応用のための資料集

1　フッ化物配合製剤一覧　　　　　　　　　磯崎篤則
2　フッ化物に関するコクランライブラリーの
　　情報紹介　　　　　　　　　　　　　　　薄井由枝
3　厚生労働省健康政策局歯科衛生課のデータから
　　　　　　　　　　　　　　　　　　　　　薄井由枝

付　録　適切なフッ化物応用のための資料集

付録 1 適切なフッ化物応用のための資料集

フッ化物配合製剤一覧

磯崎篤則●朝日大学歯学部口腔感染医療学講座社会口腔保健学分野・教授

1　フッ化物配合歯磨剤

フッ化物配合歯磨剤に用いられているフッ化物は、モノフルオロリン酸ナトリウム（MFP）とフッ化ナトリウム（NaF）です。歯科医院専用の子ども用歯磨剤にはフッ化第一スズ（SnF_2）も用いられています。

フッ化物配合歯磨剤中のフッ化物濃度は、一覧表にあるように、成人用はおおむね900〜1,000ppmF、子ども用は100ppmF、500ppmFもありますが、多くは成人と同じフッ化物濃度です。フッ化物配合歯磨剤1,000ppmFの1gには1mgのフッ化物が含まれています。

フッ化物配合歯磨剤◎市販商品・子ども向け一覧（図1）

（2005年10月現在）

商品名	容量	形状	配合フッ化物の種類	濃度	メーカー・販売元
ライオンこどもハミガキ	50g	ペースト	モノフルオロリン酸ナトリウム	950ppmF	ライオン
キシリデントライオン こども	60g	ペースト	フッ化ナトリウム	950ppmF	ライオン
ムシ歯リスクをケアするクリニカライオン Kid's	60g	ペースト	フッ化ナトリウム	950ppmF	ライオン
Doクリア こども ハミガキ	70g、50g	ペースト	フッ化ナトリウム	1,000ppmF以下	サンスター
ガム デンタルペースト こども用	70g	ペースト	モノフルオロリン酸ナトリウム	1,000ppmF以下	サンスター
こどもクリアクリーン	60g	ペースト	モノフルオロリン酸ナトリウム	1,000ppmF以下	花王
こども薬用デンタルペースト	60g	ペースト	モノフルオロリン酸ナトリウム	450ppmF	赤ちゃん本舗
こども薬用デンタルジェル	60g	液状	モノフルオロリン酸ナトリウム	450ppmF	赤ちゃん本舗
レノビーゴ*	35ml	液体	フッ化ナトリウム	100ppmF	ゾンネボード製菓

*レノビーゴは、フッ化物が配合されている唯一の液体歯磨剤です。

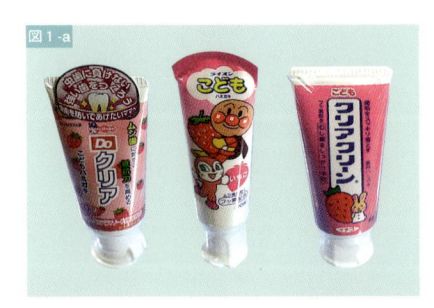

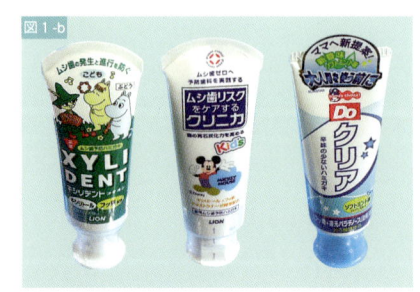

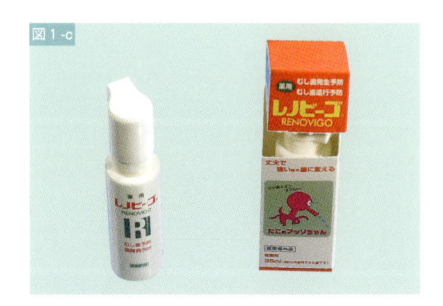

図1-a〜c　子ども向けフッ化物配合歯磨剤（市販商品）の例。

フッ化物配合歯磨剤◎市販商品・成人向け一覧（図2）

（2005年10月現在）

商品名	容量	形状	配合フッ化物の種類	濃度	メーカー・販売元
ミクロクリーンライオン	130g	ペースト	フッ化ナトリウム	950ppmF	ライオン
プライムステインオフ	130g	ペースト	フッ化ナトリウム	950ppmF	ライオン
ホワイト&ホワイトライオン	50g、170g	ペースト	モノフルオロリン酸ナトリウム	950ppmF	ライオン
PCクリニカハミガキ	40g、150g	ペースト	モノフルオロリン酸ナトリウム	950ppmF	ライオン
ムシ歯リスクをケアするクリニカハミガキ	130g	ペースト	フッ化ナトリウム	950ppmF	ライオン
キシリデントライオン	120g	ペースト	フッ化ナトリウム	950ppmF	ライオン
デンターaminoライオン	160g	ペースト	モノフルオロリン酸ナトリウム	950ppmF	ライオン
デンターaminoライオン ウィンターグリーン	160g	ペースト	モノフルオロリン酸ナトリウム	950ppmF	ライオン
デンターシステマ	130g	ペースト	フッ化ナトリウム	950ppmF	ライオン
ハイテクト	90g	ペースト	フッ化ナトリウム	950ppmF	ライオン
クリスタ	110g	ペースト	モノフルオロリン酸ナトリウム	950ppmF	ライオン
ガム デンタルペースト	40g、140g、180g	ペースト	モノフルオロリン酸ナトリウム	1,000ppmF以下	サンスター
ガム デンタルペースト センシティブ	140g	ペースト	フッ化ナトリウム	1,000ppmF以下	サンスター
電動ハブラシ用 ガム デンタルジェル	65g	ペースト	フッ化ナトリウム	1,000ppmF以下	サンスター
ガム 歯間ケアジェル	13mℓ	液状	フッ化ナトリウム	1,000ppmF以下	サンスター
薬用APホワイトニングペースト	40g、110g	ペースト	モノフルオロリン酸ナトリウム	1,000ppmF以下	サンスター
Ora²ホワイト スポットケアペースト	40g、145g	ペースト	モノフルオロリン酸ナトリウム	1,000ppmF以下	サンスター
Ora²ステインクリアペースト	40g、140g	ペースト	フッ化ナトリウム	1,000ppmF以下	サンスター
Ora²エッセンス イン ペースト	40g、140g	ペースト	モノフルオロリン酸ナトリウム	1,000ppmF以下	サンスター
ピュアハーブペースト	160g	ペースト	モノフルオロリン酸ナトリウム	1,000ppmF以下	サンスター
クリアクリーン	80g、150g	ペースト	モノフルオロリン酸ナトリウム	1,000ppmF以下	花王
クリアクリーン エクストラクール	150g	ペースト	モノフルオロリン酸ナトリウム	1,000ppmF以下	花王
クリアクリーン さわやかシトラス	150g	ペースト	モノフルオロリン酸ナトリウム	1,000ppmF以下	花王
クリアクリーンプラス キシリトール	130g	ペースト	モノフルオロリン酸ナトリウム、フッ化ナトリウム	1,000ppmF以下	花王

次ページへ続く

付　録　適切なフッ化物応用のための資料集

商品名	容量	形状	配合フッ化物の種類	濃度	メーカー・販売元
クリアクリーンプラスホワイトニング	130g	ペースト	フッ化ナトリウム	1,000ppmF以下	花王
ガードハロー	165g	ペースト	モノフルオロリン酸ナトリウム	1,000ppmF以下	花王
つぶ塩 薬用ハミガキ	180g	ペースト	モノフルオロリン酸ナトリウム	1,000ppmF以下	花王
薬用デンタルペースト	160g	ペースト	モノフルオロリン酸ナトリウム	1,000ppmF以下	スモカ歯磨
薬用デンタルスモカホワイト10	135g	ペースト	モノフルオロリン酸ナトリウム	1,000ppmF以下	スモカ歯磨
ジェルコートF	90g	液状	フッ化ナトリウム	950ppmF	ウエルテック
プロハーブEMホワイト薬用AV20ゲルはみがき	138g	液状	モノフルオロリン酸ナトリウム	1,000ppmF以下	スモカ歯磨
NID薬用ハミガキ	160g	ペースト	モノフルオロリン酸ナトリウム	1,000ppmF以下	スモカ歯磨
アクアフレッシュ	40g、160g	ペースト	モノフルオロリン酸ナトリウム	1,000ppmF以下	グラクソ・スミスクライン
アクアフレッシュアイスクール	160g	ペースト	モノフルオロリン酸ナトリウム	1,000ppmF以下	グラクソ・スミスクライン
デントウェルⅡ（薬用）VC	40g、70g	ペースト	モノフルオロリン酸ナトリウム	1,000ppmF以下	大正製薬
ハノンデンタル	100g	ペースト	モノフルオロリン酸ナトリウム	1,000ppmF以下	スモカ歯磨

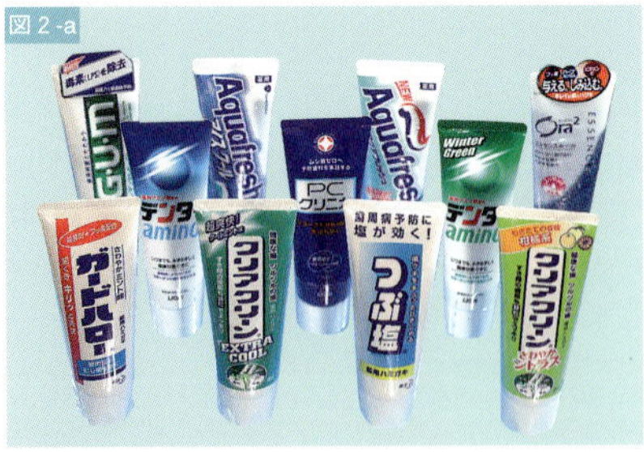

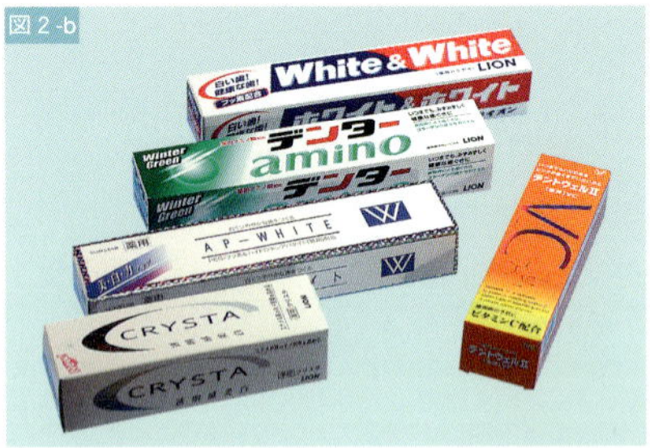

図2-a、b　成人向けフッ化物（モノフルオロリン酸ナトリウム）配合歯磨剤（市販商品）の例。

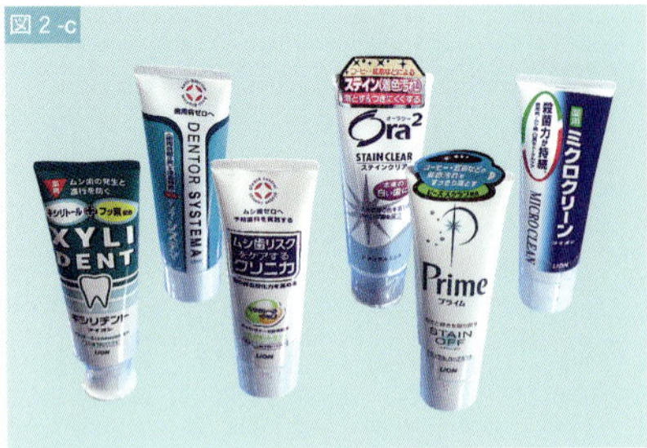

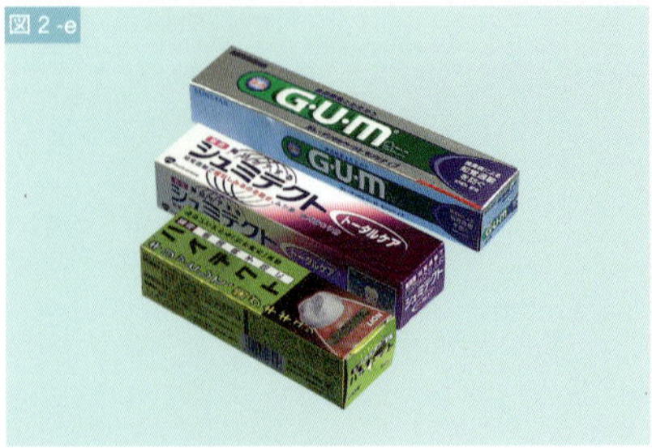

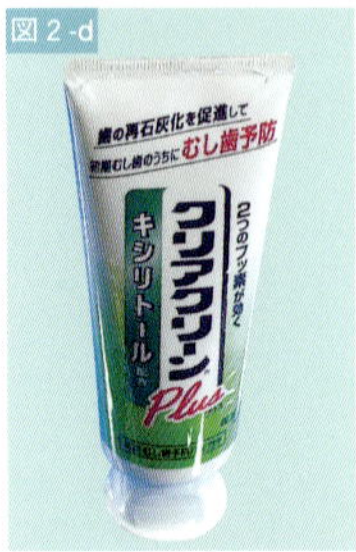

図2c～e　成人向けフッ化物配合歯磨剤（市販商品）の例。図2-cはフッ化ナトリウム配合、図2-dはモノフルオロリン酸ナトリウムとフッ化ナトリウム配合、図2-eは知覚過敏専用。

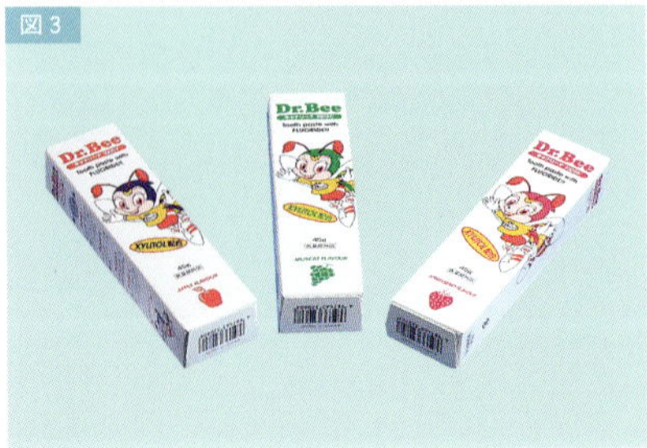

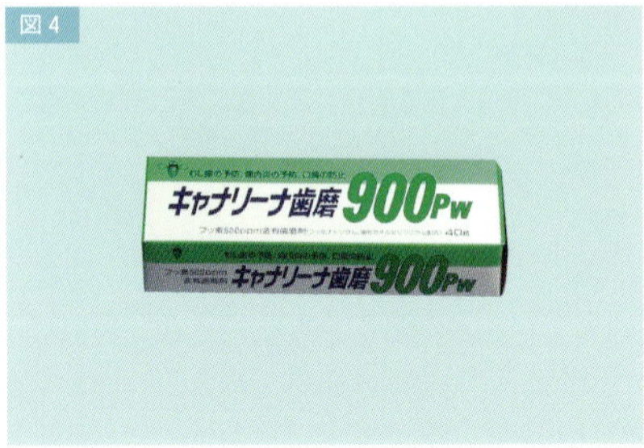

図3　子ども向けフッ化物配合歯磨剤（歯科専売）の例。
図4　成人向けフッ化物配合歯磨剤（歯科専売）の例。

フッ化物配合歯磨剤◎歯科医院専売・子ども向け一覧（図3）

（2005年10月現在）

商品名	容量	形状	配合フッ化物の種類	濃度	メーカー・販売元
DENT. Check-UP kodomo	60g	ペースト	フッ化ナトリウム	950ppmF	ライオン
DENT. Check-UP gel バナナ	60g	液状	フッ化ナトリウム	500ppmF	ライオン
DENT. Check-UP gel レモンティー	60g	液状	フッ化ナトリウム	950ppmF	ライオン
DENT. Check-UP foam	100mℓ	フォーム	フッ化ナトリウム	950ppmF	ライオン
バトラーデンタルケアペースト こども	50g	ペースト	フッ化ナトリウム	500ppmF	サンスター
ブロクトこどもペースト	70g	ペースト	モノフルオロリン酸ナトリウム	925ppmF	サンスター
ciチャイルドケア	70g	ペースト	フッ化ナトリウム	970ppmF	歯愛メディカル
キャナリーナ100S	45g	ペースト	フッ化ナトリウム	100ppmF	ビーブランド・メディコ・デンタル
ニュートラガード（ストロベリー）	60g	液状	フッ化ナトリウム	980ppmF	白水貿易
ジーシーこども用はみがき	40g	ペースト	フッ化ナトリウム	900ppmF	ジーシー
ジェル状歯みがき	40mℓ	液状	フッ化ナトリウム	100ppmF	ピジョン

フッ化物配合歯磨剤◎歯科医院専売・成人向け一覧（図4）

（2005年10月現在）

商品名	容量	形状	配合フッ化物の種類	濃度	メーカー・販売元
DENT. Check-UP standard	120g	ペースト	フッ化ナトリウム	950ppmF	ライオン
DENT. Check-UP gel	60g	液状	フッ化ナトリウム	950ppmF	ライオン
システマデンタルペースト	90g	ペースト	フッ化ナトリウム	950ppmF	ライオン
バトラーデンタルケアペースト	70g	ペースト	フッ化ナトリウム	950ppmF	サンスター
ブロクト・サンスター	75g	ペースト	フッ化ナトリウム	925ppmF	サンスター
バトラーデンタルリキッドジェル	70mℓ	リキッド	フッ化ナトリウム	925ppmF	サンスター
プロスペック歯みがきペースト	65g	ペースト	フッ化ナトリウム	900ppmF	ジーシー
音波＆電動歯ブラシ用歯みがきペースト	65g	ペースト	フッ化ナトリウム	900ppmF	ジーシー
プロスペックジェルテクト	122g	液状	フッ化第一スズ	970ppmF	ジーシー
ジェルティン	120g	液状	フッ化第一スズ	970ppmF	エイコー

次ページへ続く

付録　適切なフッ化物応用のための資料集

商品名	容量	形状	配合フッ化物の種類	濃度	メーカー・販売元
ジェルクリン	121.9g	液状	フッ化第一スズ	970ppmF	エイコー
Home Gel	56.6g	液状	フッ化第一スズ	970ppmF	オーラルケア
スタンガード	122g	液状	フッ化第一スズ	970ppmF	白水貿易
キャナリーナ歯磨900Pw	40g	ペースト	フッ化ナトリウム	900ppmF	ビーブランド・メディコ・デンタル
P・クリーンクリスタルジェル	90g	液状	モノフルオロリン酸ナトリウム	950ppmF	モリタ
ルミノソノンアブレイシブジェル	100g	液状	フッ化ナトリウム	970ppmF	フィード
ビドケア	50g	液状	フッ化第一スズ	980ppmF	フィード
電動歯ブラシ用ジェル HT-GEL2	100g	ペースト	フッ化ナトリウム	500ppmF	オムロン
ConCool ジェルコートF	90g	液状	フッ化ナトリウム	950ppmF	ウエルテック
デンタルパールW	108g	ペースト	フッ化ナトリウム	190ppmF	三宝製薬

2　フッ化物洗口剤

現在、市販されているフッ化物洗口剤は、顆粒の形状をしており、「劇」の取り扱いです。これを水に溶解し、洗口液にして使用します。

ミラノールは、2種の顆粒剤をそれぞれ200mℓに溶解し、250ppmF、450ppmFの洗口液として使用します。オラブリスは、1種の顆粒剤をそれぞれ300mℓ、167mℓに溶解し、250ppmF、450ppmFの洗口液として使用します。

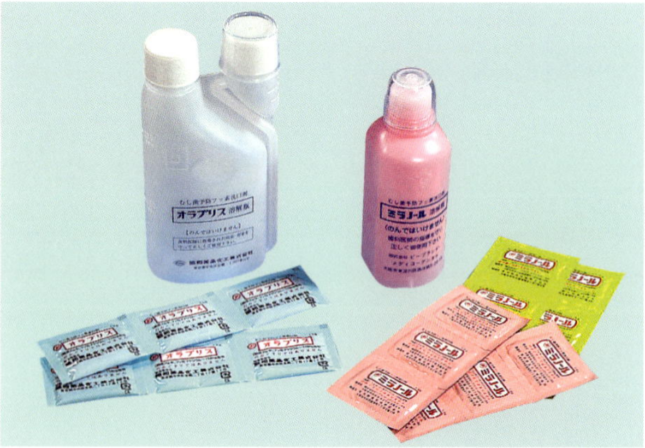

図5　フッ化物洗口剤の例。

フッ化物洗口剤（図5）

（2005年10月現在）

商品名	容量	形状	配合フッ化物の種類	濃度	メーカー・販売元
ミラノール（劇）（イエロー）	1g	顆粒	フッ化ナトリウム	200mℓ、250ppmF	ビーブランド・メディコ・デンタル
ミラノール（劇）（ピンク）	1.8g	顆粒	フッ化ナトリウム	200mℓ、450ppmF	ビーブランド・メディコ・デンタル
オラブリス（劇）	1.5g	顆粒	フッ化ナトリウム	300mℓ、250ppmF 167mℓ、450ppmF	昭和薬品化工

3 フッ化物歯面塗布

　フッ化物歯面塗布法は、綿球法ではAPF溶液とAPFゲル、トレー法では液状のAPFゲルと泡状フッ化ナトリウムを用いて行われています。また、イオン導入法ではフッ化ナトリウム溶液が用いられています。最近では、乳幼児のう蝕予防に歯ブラシ・ゲル法が用いられ、高いう蝕予防効果をあげています。このことからフッ化物歯面塗布法にゲル状の製品がよく用いられています。いずれにしても、日本で使用されているフッ化物歯面塗布液のフッ化物濃度は9,000ppmFです。

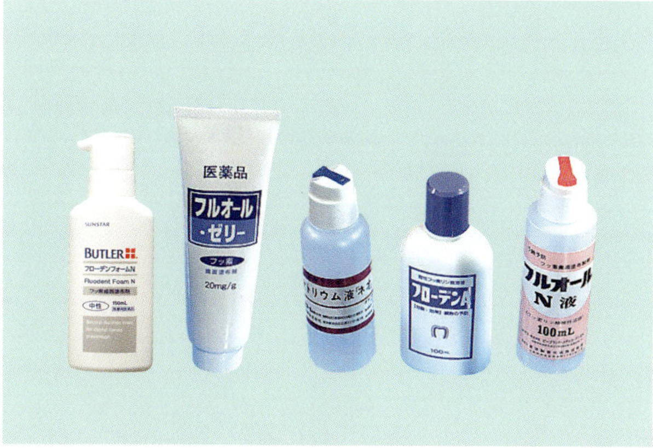

図6　フッ化物歯面塗布剤の例。

フッ化物歯面塗布剤（図6）

（2005年11月現在）

商品名	容量	形状	配合フッ化物の種類	濃度	メーカー・販売元
弗化ナトリウム液「ネオ」	100mℓ、300mℓ	液状	フッ化ナトリウム	9,000ppmF	ナルコーム
フルオールN液	100mℓ	液状	フッ化ナトリウム	9,000ppmF	ビーブランド・メディコ・デンタル
フルオール・ゼリー	100g	ゲル状	フッ化ナトリウム	9,000ppmF	ビーブランド・メディコ・デンタル
フローデンA	100mℓ、1,000mℓ	液状	フッ化ナトリウム	9,000ppmF	サンスター
バトラーフローデンフォームN	150mℓ	泡状	フッ化ナトリウム	9,000ppmF	サンスター

4 フッ化物配合予防填塞（シーラント）材

　最近、フッ化物ポリマーが開発され、フッ化物徐放性のシーラント材が臨床応用されるようになりました。

フッ化物配合予防填塞材

（2005年10月現在）

商品名	配合フッ化物の種類	メーカー・販売元
フジⅢ	フロロ・アルミノ／シリケートガラス	ジーシー
フジⅢ LC	フロロ・アルミノ／シリケートガラス	ジーシー
ティースメイトF-1（セット）	MF-MMA-共重合体	クラレメディカル

次ページへ続く

付録　適切なフッ化物応用のための資料集

商品名	配合フッ化物の種類	メーカー・販売元
クリアシールF（TC色）	MF-MMA-共重合体、フッ化ナトリウム	クラレメディカル
クリアシールF（レッド色）	MF-MMA-共重合体、フッ化ナトリウム	クラレメディカル
ヘリオシールF（5本入）	フロロ・アルミノ／シリケートガラス	白水貿易
ウルトラシールXTプラス	フロロ・アルミノ／シリケートガラス	ヨシダ
フルオロシーラント	プレアテッド・グラスアイモノマー（PRG）（ポリ酸とフロロ／アルミノ・シリケートガラスの反応物）	松風
エスティーシールF	フッ化バリウムアルミニウム、ホウ酸シリケート、ガラス	ヘレウスクルツァージャパン

5　フッ化物配合バーニッシュ

象牙質知覚過敏の部位に貼付することにより、フッ化物配合バーニッシュ中のフッ化物が徐々に溶解し、象牙質知覚を鈍麻させ、知覚過敏症を抑制します。

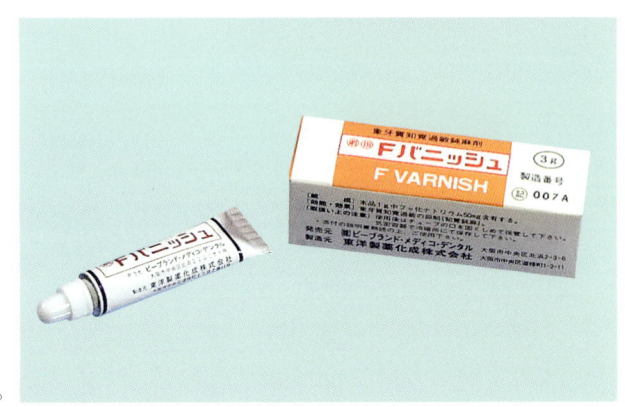

図7　フッ化物配合バーニッシュの一例。

フッ化物配合バーニッシュ（図7）

（2005年10月現在）

商品名	容量	効能・効果	配合フッ化物の種類	濃度	メーカー・販売元
Fバニッシュ	3g	象牙質知覚過敏抑制（知覚鈍麻）	フッ化ナトリウム	50mg／1g	ビーブランド・メディコ・デンタル
ダイアデント	3g	象牙質知覚過敏抑制（知覚鈍麻）	フッ化ナトリウム	50mg／1g	昭和薬品化工

6　フッ化ジアンミン銀製剤

乳歯のう蝕進行抑制を目的に用います。ジアンミン銀がう蝕歯質のタンパク質に作用し、タンパク銀（黒変）を形成することにより乳歯う蝕の進行を抑制します。

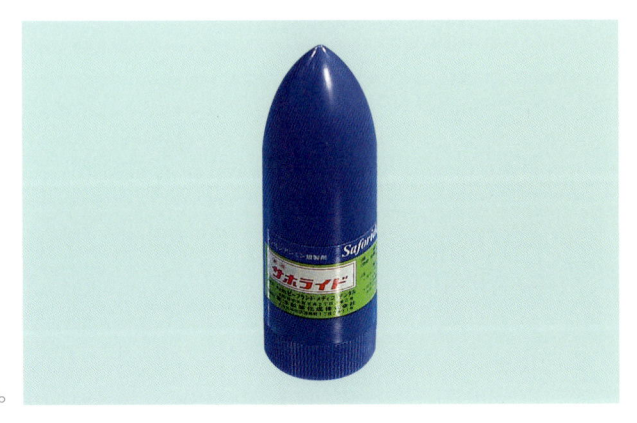

図8　フッ化ジアンミン銀製剤の一例。

フッ化ジアンミン銀製剤（図8）

商品名	容量	効能・効果	配合フッ化物の種類	濃度	メーカー・販売元
サホライド	5mℓ	初期う蝕進行抑制、二次う蝕抑制、象牙質知覚過敏抑制	フッ化ジアンミン銀	380mg／1mℓ	ビーブランド・メディコ・デンタル
サホライド・RC	5mℓ	根管治療（根管消毒）	フッ化ジアンミン銀	38mg／1mℓ	ビーブランド・メディコ・デンタル

7 フッ化物配合研磨ペースト

近年、根面う蝕予防、歯周疾患患者のメインテナンスでのPMTCあるいはPTCのときに用いられています。実際には、粒子の小さい低磨性の製剤を用いて仕上げ研磨することが推奨されます。

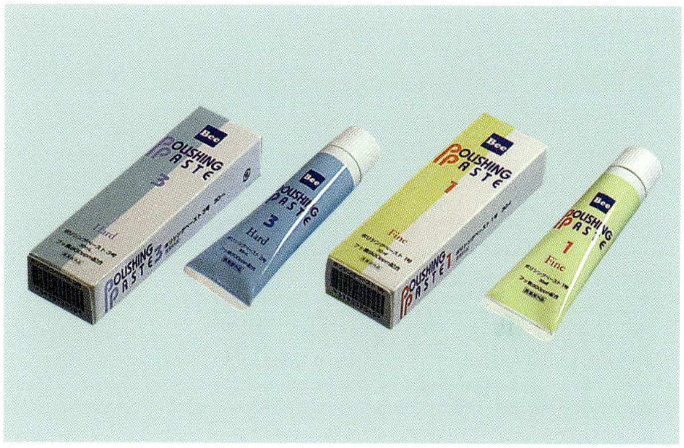

図9　フッ化物配合研磨ペーストの例。

フッ化物配合研磨ペースト（図9）

（2005年10月現在）

商品名	容量	形状	配合フッ化物の種類	濃度	メーカー・販売元
プロフィーペースト RDA 40	60mℓ	ペースト	フッ化ナトリウム	1,000ppmF	井上アタッチメント
プロフィーペースト RDA 120	60mℓ	ペースト	フッ化ナトリウム	1,000ppmF	井上アタッチメント
プロフィーペースト RDA 170	60mℓ	ペースト	フッ化ナトリウム	1,000ppmF	井上アタッチメント
プロフィーペースト RDA 250	60mℓ	ペースト	フッ化ナトリウム	1,000ppmF	井上アタッチメント
プロキシット RDA7 ピンク	55mℓ	ペースト	-	500ppmF	白水貿易
プロキシット RDA36 グリーン	55mℓ	ペースト	-	500ppmF	白水貿易
プロキシット RDA83 ブルー	55mℓ	ペースト	-	500ppmF	白水貿易
メルサージュレギュラー	40g	ペースト	モノフルオロリン酸ナトリウム	500ppmF	松風
メルサージュファイン	40g	ペースト	モノフルオロリン酸ナトリウム	500ppmF	松風
メルサージュプラス	38g	ペースト	モノフルオロリン酸ナトリウム	950ppmF	松風
ポリシングペースト1号	30mℓ	ペースト	フッ化ナトリウム	900ppmF	ビーブランド・メディコ・デンタル

次ページへ続く

付録 適切なフッ化物応用のための資料集

商品名	容量	形状	配合フッ化物の種類	濃度	メーカー・販売元
ポリシングペースト3号	30mℓ	ペースト	フッ化ナトリウム	900ppmF	ビーブランド・メディコ・デンタル
ジーシー PTCペースト レギュラー	40g	ペースト	モノフルオロリン酸ナトリウム	900ppmF	ジーシー
ジーシー PTCペースト ファイン	40g	ペースト	フッ化ナトリウム	900ppmF	ジーシー
P.クリーンポリッシングペーストFDファイン	40g	ペースト	モノフルオロリン酸ナトリウム	950ppmF	モリタ
Ciプロクリア	90g	ペースト	フッ化ナトリウム	950ppmF	歯愛メディカル

8 フッ化物配合補助的清掃用具

デンタルピックにフッ化物を染み込ませることにより、使用時に歯間部からフッ化物を隣接面に作用させます。

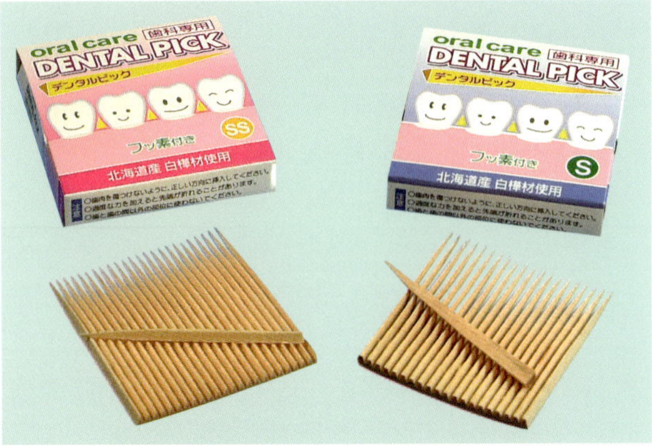

図10 フッ化物配合補助的清掃用具の一例。

フッ化物配合補助的清掃用具（図10）

（2005年10月現在）

商品名	容量	効能・効果	配合フッ化物の種類	メーカー・販売元
デンタルピックS	60本入り	歯間清掃とマッサージ	フッ化ナトリウム	オーラルケア
デンタルピックSS	60本入り	歯間清掃とマッサージ	フッ化ナトリウム	オーラルケア
デンタルフロス フッ素配合ミントフレーバー	50m	歯間清掃とマッサージ	フッ化ナトリウムコーティング	ジョンソン・エンド・ジョンソン

付録 適切なフッ化物応用のための資料集

2 フッ化物に関するコクランライブラリーの情報紹介

薄井由枝●国立保健医療科学院口腔保健部・歯科衛生士

「コクランライブラリー」(Cochrane Library)は、日本の歯科関連雑誌にもEBMの実践に不可欠なリソースとして、すでに何回も紹介されています。1992年に英国のNational Health Service (NHS)の一環として「Cochrane Collaboration（コクラン共同計画）」（http://www.cochrane.org/index0.htm）が発足しました。治療、予防に関する臨床試験を系統的な方法で吟味し、臨床家に現時点での標準的な治療と、予防に関する情報を提供することを目的とした医療の評価調査プロジェクトです。多くの臨床試験の報告を収集してデータベースにし、それらを総合的に評価した「システマティック・レビュー」をインターネットとCD-ROMにおいて有料で公開していますが、アブストラクトは無料で閲覧することができます。

2005年7月現在、公開されているレビュー数は3,900編を越えていますが、その中で歯科関連のレビュー数は約180編あり、フッ化物応用とう蝕抑制効果に関するレビューは下記の8編があります。そのタイトルと要約を紹介します。

Fluoride toothpastes for preventing dental caries in children and adolescents. Marinho VC, Higgins JP, Sheiham A, Logan S. Cochrane Database Syst Rev 2003；(1)：CD002278.

今までに行われた研究の中から74研究が選ばれ、システマティック・レビューを行った（対象者総数：142,300名の子ども）。半世紀以上にわたる研究によって、フッ化物配合歯磨剤のう蝕抑制効果は十分に確立されている。

Fluoride varnishes for preventing dental caries in children and adolescents. Marinho VC, Higgins JP, Logan S, Sheiham A. Cochrane Database Syst Rev 2002；(3)：CD002279.

今までに行われた研究の中から9研究が選ばれ、システマティック・レビューを行った（対象者総数：2,709名の子ども）。その結果、フッ化物配合バーニッシュは永久歯と乳歯両方に実質的なう蝕抑制効果を発揮することが推測されたが、より明確なエビデンスのために質の高い研究を行う必要があることが示された。

Fluoride gels for preventing dental caries in children and adolescents. Marinho VC, Higgins JP, Logan S, Sheiham A. Cochrane Database Syst Rev 2002；(2)：CD002280.

今までに行われた研究の中から25研究が選ばれ、システマティック・レビューを行った（対象者総数：7,747名の子ども）。その結果、フッ化物ゲルのう蝕抑制効果が明らかにされた。フッ化物ゲルのう蝕抑制効果の推定では、最大でD(M)FS数21％減であった。

Fluoride mouthrinses for preventing dental caries in children and adolescents. Marinho VC, Higgins JP, Logan S, Sheiham A. Cochrane Database Syst Rev 2003；(3)：CD002284.

　今までに行われた研究の中から36研究が選ばれ、システマティック・レビューを行った（対象者総数：14,600名の子ども）。その結果、管理下で定期的に行われるフッ化物洗口は、フッ化物濃度と洗口頻度が、明らかにう蝕抑制効果に関係していることが示された。

One topical fluoride (toothpastes, or mouthrinses, or gels, or varnishes) versus another for preventing dental caries in children and adolescents. Marinho VC, Higgins JP, Sheiham A, Logan S. Cochrane Database Syst Rev 2004 (1) CD002780.

　今までに行われた研究の中から15研究が選ばれ、システマティック・レビューを行った（対象者総数：約3,800名）。その結果、フッ化物配合歯磨剤使用はフッ化物洗口法やフッ化物ゲルと同等にう蝕を予防する効果があることがわかった。

Combinations of topical fluoride (toothpastes, mouthrinses, gels, varnishes) versus single topical fluoride for preventing dental caries in children and adolescents. Marinho VC, Higgins JP, Sheiham A, Logan S. Cochrane Database Syst Rev 2004；(1)：CD002781.

　今までに行われた研究の中から11研究が選ばれ、システマティック・レビューを行った（対象者総数：4,026名の子ども）。その結果、フッ化物配合歯磨剤使用に加えて、フッ化物洗口もしくはフッ化物ゲルやフッ化物配合バーニッシュを併用した方が、フッ化物配合歯磨剤使用単独より、う蝕抑制効果が大きくなることがわかった。

Topical fluoride (toothpastes, mouthrinses, gels or varnishes) for preventing dental caries in children and adolescents. Marinho VC, Higgins JP, Logan S, Sheiham A. Cochrane Database Syst Rev 2003；(4)：CD002782.

　今までに行われた研究の中から144研究が選ばれ、システマティック・レビューを行った（対象者総数：169名の子どもたち）。その結果、フッ化物配合歯磨剤、フッ化物洗口、フッ化物ゲル、もしくはフッ化物バーニッシュなどの歯面塗布用フッ化物の効果は十分に立証されていた。一方、フッ化物歯面塗布剤の有害な有害性については、データが欠乏しているために、結論を述べることはできなかった。

Fluorides for the prevention of white spots on teeth during fixed brace treatment. Benson PE, Parkin N, Millett DT, Dyer FE, Vine S, Shah A. Cochrane Database Syst Rev 2004；(3)：CD003809.

　今までに行われた研究の中から15研究が選ばれ、システマティック・レビューを行った（対象者総数：約723名の子ども）。その結果、矯正治療中にさまざまなフッ化物製剤の局所応用法またはフッ化物配合ボンディング剤を使用することにより、エナメル質上の白斑病変の形成や進行を抑制することができることが明らかとなった。ただし、どちらの方法がより効果的か、あるいは組み合わせた方が有効性がより大きくなるかという点に関する証拠はほとんどなかったが、白斑病変を防ぐためにフッ化物局所応用法の中でも特にブラケットを装着している患者は、0.05％NaFで毎日洗口することをすすめている。

付　録
適切なフッ化物応用のための
資料集

厚生労働省健康政策局歯科衛生課のデータから

薄井由枝●国立保健医療科学院口腔保健部・歯科衛生士

　6年ごとに行われている厚生労働省の歯科疾患実態調査の中に、私たちの住んでいる地域が日本全体と比べて疫学的にどういう状態にあるのかを知るうえで、参考になるデータがあります。

　前回の1999年に行われた歯科疾患実態調査の概要による「フッ化物の塗布状況」(http://www.mhlw.go.jp/topics/0105/tp0524-1.html)では、15歳未満でフッ化物塗布を受けたことのある者は42.03%となっており、1993年の調査と比較すると、3.87ポイント高くなっています。実施場所別では、市町村保健センター等17.75%、その他医療機関24.28%となっています(図1)。また、「歯の寿命」では、男女とも犬歯の寿命が最長で、下顎第二大臼歯が最短と解析され、年次推移でみると、いずれの歯種でも12年間で、歯の寿命が5～9年伸びていると結論されています。「8020について」の項目では、75～79歳および80～84歳での1人平均現在歯数は、それぞれ9.01本および7.41本となっていることから、80歳での1人平均現在歯数は、8.21本と推定される(単純平均)としています(図2)。また、75～79歳および80～84歳で20本以上自分の歯を有する者の割合は、それぞれに17.5%および13.0%であることから、80歳で自分の歯を20本以上有する者の割合は、15.25%と推定される(単純平均)とまとめられています(図3)。

	図1
図2	図3

図1　歯科疾患実態調査における1969～1999年のフッ化物の塗布状況。
図2　歯科疾患実態調査における1987～1999年の1人平均現在歯数。
図3　歯科疾患実態調査における1987～1999年の自分の歯を20本以上有する者の割合。

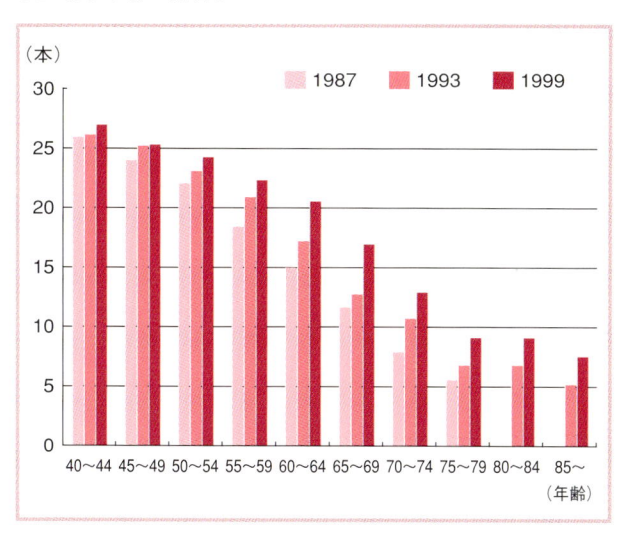

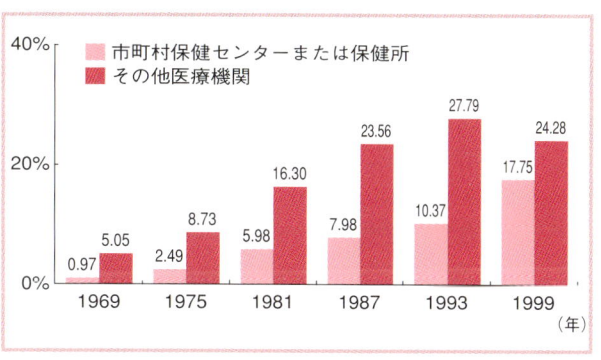

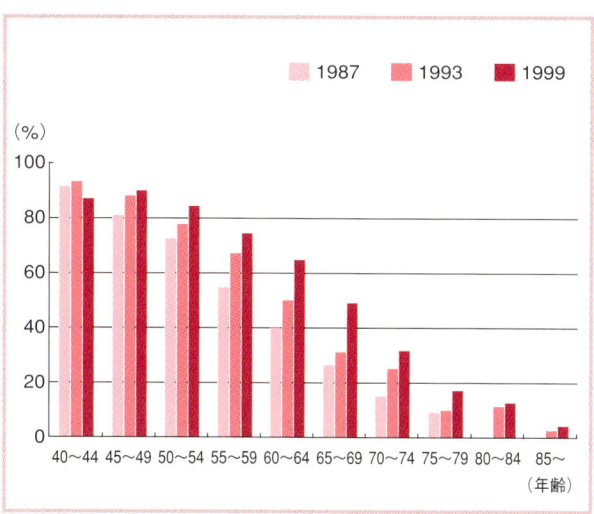

オーラルケアの先進国である米国とスウェーデン。
日本臨床歯周病学会に来日された機会に、
歯周治療の世界的権威であるDr.ネビンスとDr.リンデに
ソニッケアーについて伺いました。

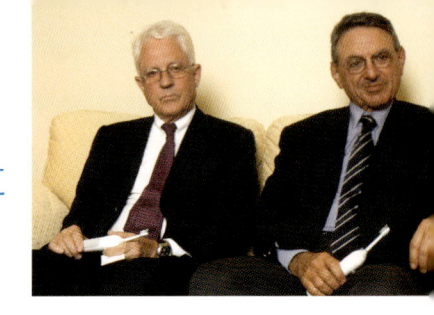

なぜ患者さんにソニッケアー（電動歯ブラシ）をお奨めするのですか？

Dr.ネビンス 患者さんにソニッケアーを薦めるのは、私自身がソニッケアーを使っているからです。ソニッケアーはとてもよいと思っています。患者さんの多くが常に手磨きできちんと磨けているわけではありません。ソニッケアーならその高速振動で毛先が歯間部に届きます。もちろんデンタルフロスのようにはいきませんが…。患者さんは時々デンタルフロスを使うことを忘れます。手磨きできちんと磨けない患者さんにとっては電動歯ブラシはとても簡単な方法です。大きな不満は初めてソニッケアーを使うとき、口を閉じることを忘れ、洗面所の前の鏡をベタベタにすることぐらいでしょうか？（笑）

Dr.リンデ 私が電動歯ブラシを患者さんに薦めるのは、患者さんが電動歯ブラシを使えばよりよく歯垢を落とすことができるということを、さまざまな臨床結果から知ったからです。ちょっと音はうるさいかもしれませんが私の患者さんの多くが本当に電動歯ブラシを喜んで使っています。そして彼らはまた手磨きに比べ、よりきれいになった実感を持っています。そのほかにも手磨きに比べ電動歯ブラシが好まれる理由はたくさんあります。

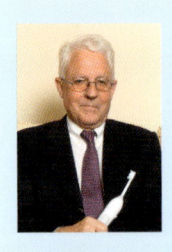

Jan T. Lindhe, LDS, OD, Odont.Dr.(hc), MD(hc)
臨床データや文献が証明する高いレベルでの歯垢除去。自信をもって推奨します。

自信をもって推奨します。私が患者さんに推奨する理由は、手磨きよりもはるかに高いレベルで歯垢除去ができることが臨床データや文献で証明されているからです。電動歯ブラシの優位性は近い将来とても重要視されてくると思います。

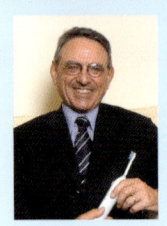

Myron Nevins, D.D.S.
理想的なブラッシングができるソニッケアー。もちろん私も愛用しています。

熱心に歯磨き指導をおこなっても手磨きではなかなか完璧なブラッシングはできません。誰にでも簡単に使えるソニッケアーは、毛先の届かない歯間部まで作用し口腔内をくまなくクリーニングします。納得できるからこそ、患者さんにも積極的に推奨しています。

ソニッケアーに（または患者さんに対して）どのような効果を期待しますか？

Dr.ネビンス ソニッケアーを使えば歯磨きを上手にできない多くの患者さんが歯垢から解放されたり、優位に歯垢を落とせるようになると思います。3ヶ月ごとの歯の検診時でも優位に歯磨きの改善が見られ、歯科衛生士がよりよい仕事ができるようになっています。

Dr.リンデ ネビンス先生がおっしゃった内容に付け加えるとすれば、過去30年間われわれは患者さんにインプラント治療を行ってきました。最初の20年間はバクテリアがインプラントに悪い結果を招くという報告はありませんでしたが、今日われわれはインプラントの中にバクテリアスポットが形成されるという問題を抱えています。それらの多くは粘膜やインプラントを取り囲む骨の組織に炎症症状がみられたり、歯周囲の骨吸収や審美的な問題などもおこっています。それらの状況を考えたとき、電動歯ブラシはインプラント患者さんにとって将来、より重要なものになると思います。

実際に患者に使用させて、どのような改善がみられましたか？

Dr.リンデ 私自身の経験などそれほど重要ではありません。多くの臨床データがあることが重要です。それらのデータをみれば電動歯ブラシが手磨きより歯垢除去において優れていることは明らかです。口腔衛生という観点で言えば、たとえ手磨きが上手な患者さんでさえ、電動歯ブラシを使うことによってより口の中を清潔に保てるという明らかなアドバンテージがあります。

Dr.ネビンス 何人かの患者は本当に深刻な問題を抱えており、私は彼らにはソニッケアーをプレゼントしたいぐらいなのです。彼らは電動歯ブラシを使えば明らかな改善が見られるようになります。彼らが電動歯ブラシを喜んで使っているのか、また手磨きとの違いを認識して使っているかどうかはわかりませんが、彼らはソニッケアーを使うことが近道だということがわかっています。私自身一人の歯科医としてソニッケアーが患者さんの歯周病予防に役立っていると思います。

---

sonicare
the sonic toothbrush

世界の権威も推奨

毛先の届きにくい歯間部や歯周ポケットのバイオフィルムを効果的に除去。

毎分31,000回という超高速振動と、左右約5mmの幅広い振幅がパワフルな液体流動力を引き起こし、毛先の届かない歯間部や歯周ポケットのバイオフィルムまでより効果的に除去します。*

＊）Clark M. Stanford. J Clin Dent 1997: Special Issue Vol. VIII.

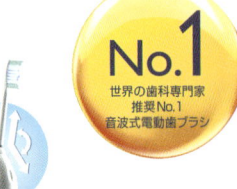

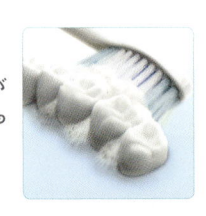

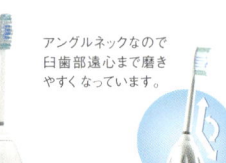

アングルネックなので臼歯部遠心まで磨きやすくなっています。

No.1
世界の歯科専門家推奨No.1
音波式電動歯ブラシ

ソニッケアー
エリート 7800
プロフェッショナル

●セット内容：ハンドル1本、ブラシ1本、充電台1台、トラベルケース、ブラシスタンド、説明用CD-ROM●患者参考価格：17,640円（消費税込）○別売品：替えブラシ●患者参考価格：3,150円（消費税込）

PHILIPS

発売元 株式会社ヨシダ 〒110-8507 東京都台東区上野7-6-9 TEL.03-3845-2931（OHC部） 製造元 PHILIPS 総輸入元・総発売元 三井物産株式會社

ぴったりフィット パロティスロール
形状保持 ロング ワッテ

プラスチック芯入り

凹凸なし／浮きあがりなし／プラスチック芯入り

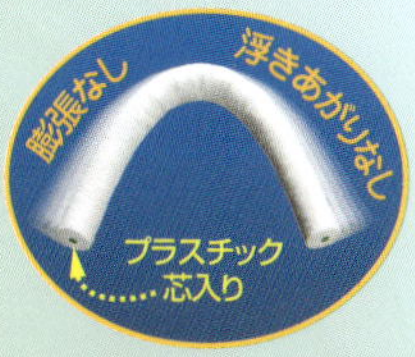

- フッ素・漂白・PMTC 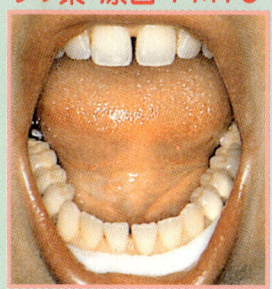
- 安全な小児治療に
- 口唇を排除
- スプリング開口
- 舌圧排・超吸収
- 矯正・歯頸部に

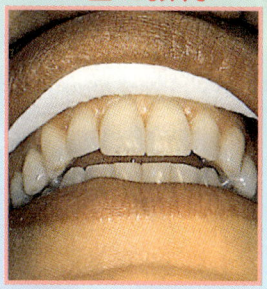

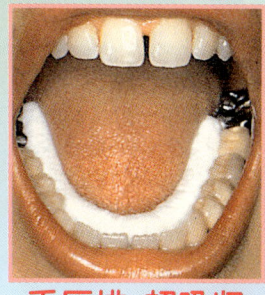

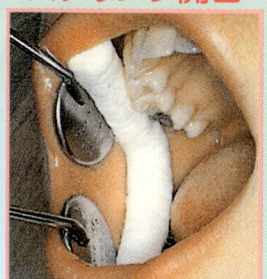

交換が不要
吸収した水分をバキュームで除去 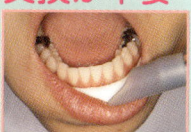

写真：木村卓哉 先生

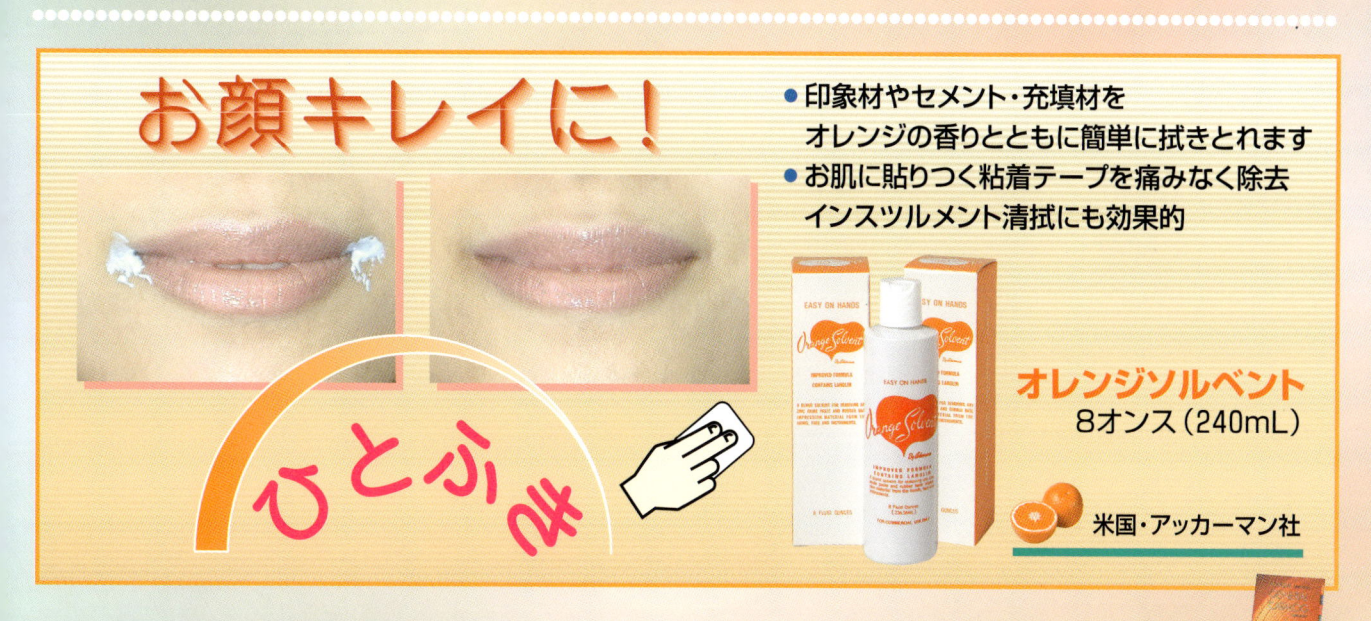

デンタルフラッシュ
光と音で伝えるコミュニケーションツール

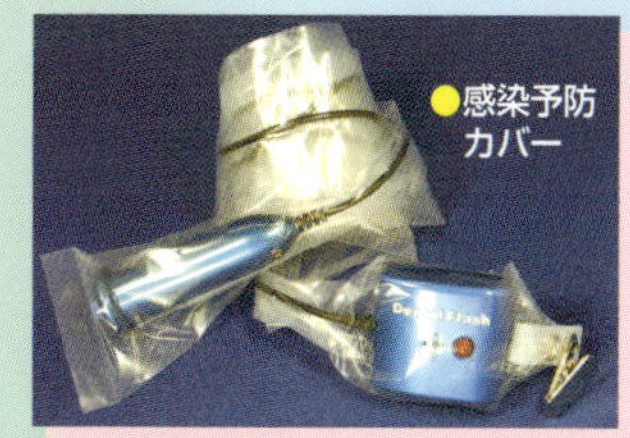

●感染予防カバー

■例えばこんな時■
- 手を上げてもらう必要がなくなります
- アイコンタクトのとれないドレーピング時（インプラント・外科・SRP・PMTCなど）
- 唾液や洗浄水がたまった時
- 吐き気や喉のつまり等の不快感
- 小児・老人・身障者の方々への思いやり
- 歯髄診断時への応用など

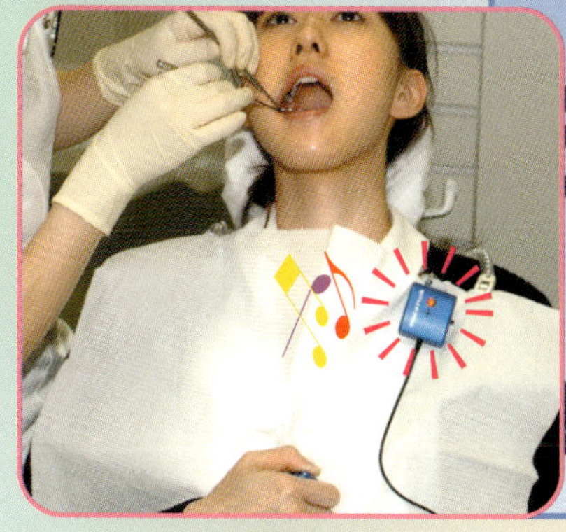

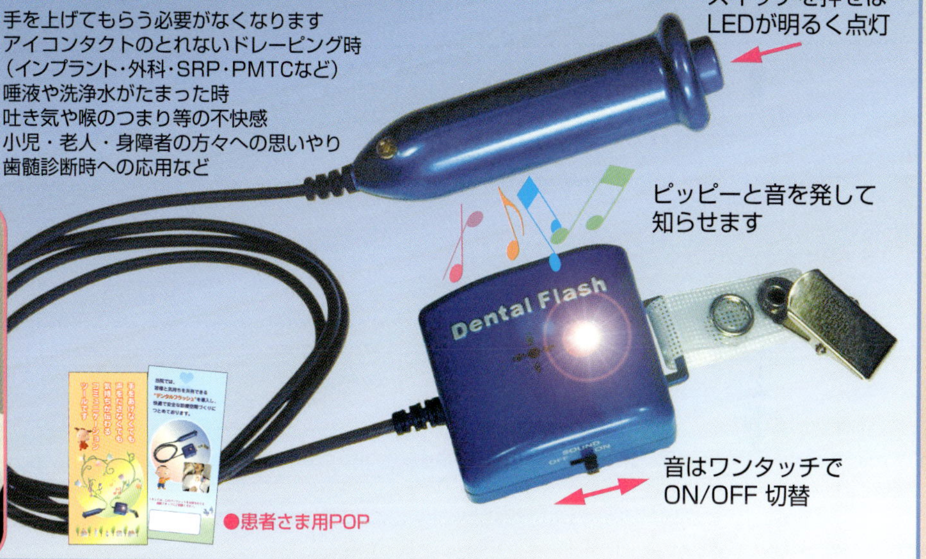

スイッチを押せばLEDが明るく点灯

ピッピーと音を発して知らせます

音はワンタッチでON/OFF切替

●患者さま用POP

お顔キレイに！

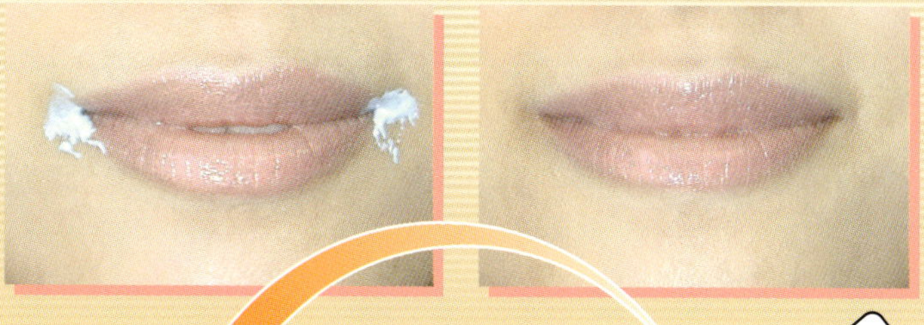

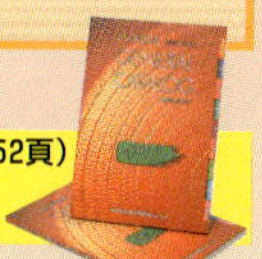

- 印象材やセメント・充填材をオレンジの香りとともに簡単に拭きとれます
- お肌に貼りつく粘着テープを痛みなく除去 インスツルメント清拭にも効果的

ひとふき

オレンジソルベント
8オンス（240mL）

米国・アッカーマン社

MOKUDA DENTAL Co., Ltd. KOBE,JAPAN TEL(078)-251-1243 FAX(078)-251-1479
E-mail:info@mokuda.co.jp http://www.mokuda.co.jp/

ご注文および総合カタログ（A4カラー・152頁）ご請求は、お出入りのディーラー様にお申しつけ下さい。

別冊歯科衛生士
歯科衛生士のためのフッ化物応用のすべて

2005年12月10日　第1版第1刷発行

監　修　者　　荒川　浩久
　　　　　　　あらかわ　ひろひさ

発　行　人　　佐々木　一高

発　行　所　　クインテッセンス出版株式会社
　　　　　　　東京都文京区本郷3丁目2番6号　〒113-0033
　　　　　　　クイントハウスビル　電話（03）5842-2270（代表）
　　　　　　　　　　　　　　　　　　　（03）5842-2272（営業部）
　　　　　　　　　　　　　　　　　　　（03）5842-2278（編集部）
　　　　　　　web page address　　http://www.quint-j.co.jp/

印刷・製本　　サン美術印刷株式会社

ⓒ2005　クインテッセンス出版株式会社　　　　　　禁無断転載・複写
Printed in Japan　　　　　　　　　　　　　　落丁本・乱丁本はお取り替えします
　　　　　　　　　　　　　　　　　　　　　　ISBN4-87417-884-7 C3047

定価は表紙に表示してあります